免疫学の基礎
第5版

入村達郎 監修　辻　勉 編著
築地　信・永井重徳・永田喜三郎
東　伸昭・渡辺恵史 著

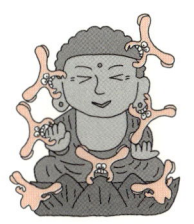

東京化学同人

表紙画像：Daria Iva/Shutterstock.com

序

　1989年に小山次郎先生と大沢利昭先生（いずれも故人）の執筆により本書の初版が刊行され，その後3回の改訂を重ねた．この間，免疫学は絶え間なく発展を続け，そのなかで本書は免疫学の基礎を学ぶための入門書として高い評価を受けてきた．今回，大沢先生を師と仰ぐ監修者（入村）と編集者（辻）が中心となり，弟子と孫弟子たちが共同で全面的な改訂を行った．

　免疫学が医学生物学における最も重要な学問領域の一つであることは20世紀を通して変わることがなかった．21世紀になって，その位置づけはさらに高まり，健康を維持してあらゆる種類の病気を予防し，診断し，治療するうえで，免疫学の理解が不可欠であることを誰しもが認めるところとなった．2019年からの新型コロナウイルス感染症（COVID-19）のパンデミックは，多くの人の免疫学への関心をさらに高めた．一方で，花粉症などのアレルギーに苦しむ人々の数は増加の一途をたどり，また多くの難病が免疫の不具合による自己免疫疾患であることがわかってきたが，根本的な治療法は開発されていない．免疫学のさらなる発展に大きな期待がかけられているゆえんである．生活習慣病や神経変性疾患の発症機構を理解し，治療法を開発するうえでも免疫の理解が必須であることが明らかにされてきた．また，スポーツと健康，栄養と健康，加齢と健康といった周辺の学問領域への免疫学の貢献も顕著になってきた．

　今後さらに深まり，広がり，発展する免疫学の，最も本質的な基礎をわかりやすく伝えることを本書は目指している．免疫学に関わる研究や教育に携わっている方々が歴史的な背景や全体像を確認するためにも，これから免疫学や周辺領域に関わろうという方々が基礎を学ぶためにも，また免疫学のエッセンスを知識として身につけたい方にも，ぜひお役に立てていただきたい．入門書の範囲を超える発展的な内容や応用的な側面についても，新たに各章に設けたコラムで少し紹介した．全面的な改訂ではあるが，本書の目指す"やさしさ"，"わかりやすさ"の趣旨は変えず，章立ても小山・大沢両先生による旧版を踏襲した．お二人の先見の明に改めて敬意を表したい．

　免疫学は現在も急速に発展し続けており，その基礎的な部分を取捨選択して簡潔に記載することは実は容易ではない．今後，基礎的な事項とみなされる内容も変化することが予想される．そのような場合にも，世代を超えて本書をひき継ぎ，磨きをかける継続的な取組みのきっかけが今回の全面改訂である．

　本書の特徴の一つは，各章に登場する親しみやすいイラストである．旧版にひき続き原田良信先生が快くひき受けてくださった．あらためて厚く御礼申し上げたい．最後に，本改訂にあたって多大なご尽力をいただいた東京化学同人橋本貴子氏，井野未央子氏，住田六連氏に深く感謝申し上げたい．

2022年9月

著者を代表して　入村達郎

監 修 者

入 村 達 郎　　順天堂大学医学部 客員教授，東京大学名誉教授，薬学博士

編 集 者

辻　　　勉　　星薬科大学名誉教授，薬学博士

執 筆 者

築 地　　信　　星薬科大学薬学部 准教授，博士(薬学)［6, 7 章］

辻　　　勉　　星薬科大学名誉教授，薬学博士［1～3, 8, 9 章］

永 井 重 徳　　東京医科歯科大学大学院医歯学総合研究科 准教授，
　　　　　　　　　　　　　　　　　　　　　　博士(医学)［13～16 章］

永 田 喜三郎　　東邦大学理学部 教授，博士(薬学)［17, 18 章］

東　　伸 昭　　星薬科大学薬学部 教授，理学博士［10～12 章］

渡 辺 恵 史　　武蔵野大学薬学部 客員教授，武蔵野大学名誉教授，
　　　　　　　　　　　　　　　　薬学博士［4, 5, 19, 20 章］

(五十音順，［ ］は担当箇所)

第 1～4 版 執 筆 者

大 沢 利 昭　　元東京大学薬学部 教授，薬学博士

小 山 次 郎　　元北海道大学薬学部 教授，理学博士

原 田 良 信（イラスト）
量子科学技術研究開発機構
量子生命・医学部門人材育成センター
農学博士

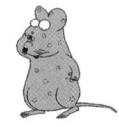

目 次

1章 免疫学のあらまし ……………………………………………………………… 1
- 1・1 免疫学の流れ …………………………… 1
- 1・2 免疫系は自己と非自己を識別する ……… 3
- 1・3 免疫系は二重の防衛システムで構成される …… 3
- 1・4 免疫系は敵を記憶する ………………… 5
- 1・5 免疫を担う細胞は白血球とその仲間である …… 5
- 1・6 免疫系の二つのタイプ：体液性免疫と細胞性免疫 …… 5
- 1・7 抗原は特定のリンパ球クローンを選択的に増殖・分化させる …… 7
- 1・8 適度な強さの免疫応答が大切である …… 8

2章 免疫を担うさまざまな細胞群 …………………………………………… 10
- 2・1 免疫機能を担う白血球とその仲間たち …… 10
- 2・2 防衛軍の最前線を守る好中球 ………… 12
- 2・3 マクロファージと樹状細胞 …………… 13
- 2・4 リンパ球はT細胞とB細胞に分けられる …… 14
- 2・5 ナチュラルキラー細胞による細胞傷害 …… 18
- 2・6 アレルギーに関わるマスト細胞と好塩基球 …… 19
- 2・7 免疫系の組織と器官 …………………… 19

3章 食細胞による異物の排除：自然免疫から獲得免疫への橋渡し …… 23
- 3・1 食作用による異物排除 ………………… 23
- 3・2 活性酸素や一酸化窒素による殺菌 …… 24
- 3・3 病原微生物の特徴的な構造パターンを認識する受容体 …… 25
- 3・4 Toll様受容体からの細胞内へのシグナル …… 28
- 3・5 好中球は血管外に遊走し感染局所へ集積する …… 30
- 3・6 細胞接着分子 …………………………… 31

4章 抗体の働き：抗原に結合する多機能タンパク質 ………………… 34
- 4・1 抗体とは何をするタンパク質か ……… 34
- 4・2 免疫で得られる抗体は多様な抗体分子の集団である …… 35
- 4・3 抗体は多様性のある構造部分と均一な構造部分から成る …… 36
- 4・4 抗体は抗原のエピトープを認識して特異的に結合する …… 37
- 4・5 抗体の多彩な機能 ……………………… 39

5章 抗体の構造と種類：多様な機能を支えるタンパク質の構造 …… 42
- 5・1 タンパク質としての抗体 ……………… 42
- 5・2 抗体は三つの構造部分からつくられている …… 43
- 5・3 抗体の構造はさらにドメインとよばれる単位に分けられる …… 44
- 5・4 抗原結合部位を形成するドメイン …… 45
- 5・5 エフェクター作用を担うドメイン …… 46
- 5・6 抗体のクラスとエフェクター作用 …… 47

6章 抗体を得る方法：アジュバント，ワクチン，モノクローナル抗体 …… 51
- 6・1 実験動物で抗体をつくる ……………… 51
- 6・2 アジュバントは抗体産生を増強する …… 53
- 6・3 ワクチンは感染症の予防に貢献してきた …… 54
- 6・4 ポリクローナル抗体とモノクローナル抗体 …… 57
- 6・5 モノクローナル抗体の作製法（細胞融合法と単一細胞分離法） …… 58

7章 抗体の生合成：多様な抗体を生み出す遺伝子 …………………… 61
- 7・1 抗体をつくるのはB細胞である ……… 61
- 7・2 抗体の遺伝子は多数の遺伝子断片から成る …… 63
- 7・3 B細胞の分化の過程で抗体の遺伝子の組換えが起こる …… 65
- 7・4 抗原刺激によってB細胞は膜結合型IgMの代わりに分泌型抗体を産生する …… 69

8章　補体系の働き：抗体に協力する血液タンパク質 ········ 72
- 8・1　補体系とは ········ 72
- 8・2　古典経路による補体活性化 ········ 74
- 8・3　第二経路による補体活性化 ········ 76
- 8・4　レクチン経路による補体活性化 ········ 79
- 8・5　補体活性化の過程で生物活性をもつフラグメント（断片）が生成する ········ 80

9章　抗体と抗原の結合反応：検査試薬としての応用 ········ 82
- 9・1　抗原抗体反応の特徴 ········ 82
- 9・2　凝集反応と沈降反応 ········ 84
- 9・3　抗体は抗原の構造のわずかな相違を識別する ········ 86
- 9・4　検査用試薬としての抗体の利用 ········ 87
- 9・5　ウェスタンブロット法 ········ 90
- 9・6　フローサイトメトリー ········ 92

10章　抗体産生におけるT細胞とB細胞の相互作用 ········ 94
- 10・1　抗体産生にはT細胞が必要である ········ 94
- 10・2　ヘルパーT細胞の働き ········ 98
- 10・3　T細胞レセプター（TCR） ········ 99
- 10・4　ヘルパーT細胞因子 ········ 100
- 10・5　さまざまなヘルパーT細胞集団 ········ 101

11章　抗体産生とマクロファージ・樹状細胞 ········ 104
- 11・1　抗体産生への粘着細胞の関与 ········ 104
- 11・2　マクロファージはT細胞活性化に必要である ········ 105
- 11・3　マクロファージから放出される可溶性因子：インターロイキン1 ········ 106
- 11・4　マクロファージによる抗原提示 ········ 106
- 11・5　組織適合抗原 ········ 107
- 11・6　MHCクラスIIの抗原提示での役割 ········ 109

12章　免疫担当細胞間のネットワークとサイトカイン ········ 111
- 12・1　サイトカインとは ········ 111
- 12・2　サイトカインの特徴 ········ 112
- 12・3　サイトカインは免疫系を調節する：ヘルパーT細胞因子 ········ 112
- 12・4　サイトカインは炎症をひき起こす：炎症性サイトカイン ········ 114
- 12・5　サイトカインは細胞の運動性を高める：ケモカイン ········ 115
- 12・6　サイトカインは免疫細胞を産み出す：コロニー刺激因子 ········ 116
- 12・7　サイトカインはウイルスを排除する：インターフェロン ········ 118
- 12・8　サイトカイン受容体 ········ 119

13章　細胞性免疫の機構（I）：キラーT細胞の働き ········ 121
- 13・1　細胞性免疫とは ········ 121
- 13・2　アロ抗原特異的キラーT細胞 ········ 122
- 13・3　主要組織適合抗原系（MHC）に拘束されたキラーT細胞 ········ 125
- 13・4　キラーT細胞による細胞傷害性 ········ 128

14章　細胞性免疫の機構（II）：細胞内寄生菌との闘い ········ 130
- 14・1　ヘルパーT細胞とマクロファージが関わる細胞性免疫 ········ 130
- 14・2　ヘルパーT細胞による食細胞の活性化 ········ 132
- 14・3　肉芽腫の形成 ········ 134
- 14・4　敗血症と全身性炎症反応症候群 ········ 136

15章　アレルギー：免疫による身体の傷害 ········ 137
- 15・1　アレルギーとは ········ 137
- 15・2　アレルギーの分類 ········ 137
- 15・3　I型アレルギー反応 ········ 137
- 15・4　II型アレルギー反応 ········ 139
- 15・5　III型アレルギー反応 ········ 141
- 15・6　IV型アレルギー反応 ········ 142

16章　自己免疫：自己が自己を攻撃する病気 … 147
- 16・1　自己成分への免疫寛容 … 147
- 16・2　自己免疫疾患とは … 149
- 16・3　自己免疫疾患の発症機構 … 150
- 16・4　自己抗体による傷害機序 … 153

17章　移植と拒絶反応：自己と非自己を区別する主要組織適合抗原 … 156
- 17・1　移植に伴う拒絶反応とは … 156
- 17・2　拒絶反応を支配する組織適合抗原 … 158
- 17・3　主要組織適合抗原をコードする遺伝子 … 159
- 17・4　クラスⅠおよびクラスⅡ抗原（分子）の構造 … 162
- 17・5　クラスⅠおよびクラスⅡ分子の機能 … 163

18章　免疫不全症とエイズ：免疫系の障害による重篤な病気 … 166
- 18・1　免疫不全とは … 166
- 18・2　先天性免疫不全症 … 166
- 18・3　後天性免疫不全症 … 170
- 18・4　エイズ … 170

19章　がんと免疫 … 174
- 19・1　がんの排除に免疫は有効か … 174
- 19・2　がんに特異的な抗原があるか … 175
- 19・3　がんを攻撃する細胞群 … 177
- 19・4　がんによる免疫系の回避 … 179

20章　抗体医薬と免疫療法 … 182
- 20・1　抗体医薬とは … 182
- 20・2　抗体医薬はどのように実現したか … 183
- 20・3　次世代抗体医薬 … 184
- 20・4　抗体医薬により激変した免疫療法 … 186

参考図書 … 191
索　引 … 193
付録　まとめと問題 … 東京化学同人ウェブサイトの本書ページ

コラム目次

1. ジェンナーと天然痘ワクチン … 2
2. 自然免疫の能力は"訓練"によって高められる？ … 9
3. CD分類 … 16
4. リンパ球の再循環 … 21
5. 自然免疫に関する研究に贈られたノーベル賞 … 27
6. レクチンとは … 29
7. ヘビ毒に対する抗血清療法 … 41
8. 母子の血液型不適合 … 50
9. 新型コロナウイルスに対抗するmRNAワクチン … 56
10. 抗体遺伝子の再構成に関わる酵素 … 67
11. クラススイッチと親和性成熟 … 70
12. 補体活性化におけるチオエステル結合の役割 … 77
13. ブロット法の（東）西南北 … 91
14. 抗体はT細胞がなくても産生される？ … 97
15. 制御性T細胞が受け入れられるまで … 103
16. 抗CD28抗体製剤の臨床試験で起こったこと … 110
17. サイトカイン研究はつらいよ… … 118
18. 細胞の自爆スイッチ "細胞死誘導受容体"の発見 … 129
19. 抗酸菌の"抗酸"とは … 132
20. クォンティフェロン検査 … 135
21. 食物アレルギー … 146
22. 関節リウマチとTh17細胞 … 154
23. 免疫抑制薬による拒絶反応の制御 … 158
24. さまざまな原因によって免疫不全症が起こる … 169
25. ジキルとハイド？ Th17細胞と誘導型Treg細胞 … 181
26. 動物抗体：ダチョウ抗体とラクダ抗体（ナノ抗体） … 189

1 免疫学のあらまし

　免疫学は"疫（悪性の感染症）を免れる"という医療の目的から出発した歴史の古い学問である．それぞれの時代の潮流と生命科学の進歩を反映しながら，"疫を免れる"という目的を超えて，生体の自己認識および自己以外のものから自身の生命を守り，維持するための機能を解明する科学として医学・生物学の重要な分野を占めている．

1・1 免疫学の流れ

　免疫学の歴史をたどれば，18 世紀末の E. ジェンナー[*1]の種痘あるいは 19 世紀末の L. パスツール[*2]の**ワクチン**による予防免疫法の確立に至る．感染症の予防に果たした予防接種の役割がきわめて大きかったことは天然痘[*3]の例でも明らかである．現代においても，乳幼児期の 4 種混合ワクチン（ジフテリア，百日咳，破傷風，ポリオ），結核予防のための BCG，高齢者を対象とする肺炎球菌ワクチン，毎年秋に話題となるインフルエンザワクチンをはじめとしてさまざまな予防接種が推奨され，感染症の予防に大きな貢献をしている．2019 年からの新型コロナウイルス感染症（COVID-19）[*4]に対するワクチンの有効性については記憶に新しい．免疫学が医療に貢献したもう一つの例は**血清療法**（抗血清療法）である．血清療法とは，過去に感染症を経験した人からの血清（血液の液体成分），あるいは毒性を失わせた病原体や毒素を投与した動物からの血清（抗血清・抗毒素とよばれる）を用いる感染症治療法である．その後の研究で，病原体の活動を抑制したり毒素を中和したりする効果をもつ血清中の本体が，**抗体**とよばれるタンパク質であることが明らかにされた．抗体は，免疫系が異物を識別し攻撃するための強力な武器の一つである．血清療法の歴史では，北里柴三郎[*5]と E. ベーリング[*6]の貢献が大きく，二人の共著の論文"動物におけるジフテリアと破傷風の血清療法について"（1890 年）が治療法の基礎となっている．

　このように免疫学は感染症の予防と治療を目的として進歩してきた．さらに，医学・生物学の進歩に伴い，感染症ばかりでなく，血液型不適合輸血による障害反応，異なる個体から移植された臓器（移植片）に対する拒絶反応，さまざまな環境物質に対するアレルギー反応なども免疫系の機能に基づくことが証明された．また，身体の中でときどき生じる異常な細胞，特に細胞増殖のコントロールが効かなくなったがん細胞に対して，免疫系がこれらを排除するように働くことも明らかにされてきた．つまり，免疫系は外界から侵入する細菌やウイルスばか

[*1] E. ジェンナー（E. Jenner, 1749〜1823）: 英国の医学者．天然痘予防のためのワクチン開発の基礎を築いた（コラム 1 参照）．

[*2] L. パスツール（L. Pasteur, 1822〜1895）: フランスの細菌学・生化学者．R. コッホと並んで近代細菌学の祖とよばれる．

[*3] 天然痘: 世界各地で流行を繰返したウイルス感染症．1950 年代に世界保健機関（WHO）が中心となりワクチン接種が計画・実施された．

[*4] 新型コロナウイルス感染症（coronavirus disease 2019, COVID-19）の世界的な拡大（パンデミック）が起こった．原因ウイルスは SARS-CoV-2（重症急性呼吸器症候群コロナウイルス 2）と命名された（§6・3, p. 54 参照）．

[*5] 北里柴三郎（1853〜1931）: 日本の細菌学者．ペスト菌の発見者．

[*6] E. ベーリング（E. Behring, 1854〜1917）: ドイツの細菌学者．北里柴三郎と血清療法研究に従事．1901 年第 1 回ノーベル生理学・医学賞を受賞．

コラム 1　ジェンナーと天然痘ワクチン

英国の医師であったE.ジェンナー（1749～1823）は天然痘ワクチン開発の先駆者として知られている．当時，天然痘は感染力が強く，死亡率の高い感染症として恐れられていた．ジェンナーの暮らす村は，たくさんの乳牛が放牧されている酪農が盛んな地域であった．その村では，古くから"牛痘にかかると天然痘にかかりにくい"と言い伝えられていた．牛痘は，天然痘によく似たウシの感染症でありヒトにも感染するが，天然痘に比べ症状が軽く，命を落とすことはほとんどなかった．確かに，乳牛の乳搾りに従事する女性はしばしば牛痘には罹患するが，天然痘にかかりにくいことが知られていた．ジェンナーは，これを天然痘の予防に応用できるのではないかと考えた．そして，牛痘にかかった女性の手にできた水膨れの中の液体を取出し8歳の男児の腕に接種した．これが天然痘の予防接種の起源である．この男児がジェンナーの息子であったという説もあるが，実際には使用人の子供でジェームズ・フィップスという名の男児であったという説が有力である．

牛痘を意味するラテン語 variolae vaccinae がワクチン接種（vaccination）の語源になっているという．ジェンナーの業績は，当初あまり評価されず，論文も学術誌に掲載してもらえなかったが，しだいに認められるようになり，多くの人に接種されるようになった．その後も天然痘ワクチンは改良が重ねられた．1958年に世界保健機関（WHO）による"世界天然痘根絶計画"が開始され，ついに1980年に"天然痘根絶宣言"が発せられた．現在，天然痘ウイルスは，自然界には存在せず，米国とロシアの研究施設に厳重に保管されているものだけになった．

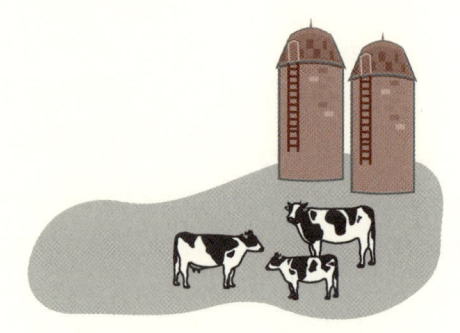

免疫監視機構
immune surveillance

りでなく，体内のさまざまな異常を感知し，生体恒常性を維持する仕組みであると理解されるようになったことから**免疫監視機構**という言葉もよく使われている．

1960年代になると免疫学は新たな展開をみせ始める．生物学・医学のさまざまな領域と同様に，免疫現象を細胞レベルや分子レベルで研究する流れが台頭してきた．多様な免疫細胞の特性の解析，免疫細胞間の協同作用とネットワークを構築するシグナル分子やそれらの受容体分子の解明，免疫系による異物認識の分子機序などを含む免疫系の営みについて詳しい解析が進んだ．そして新たな免疫学は，生体恒常性の維持およびその破綻による疾病の発症の理解に大きな貢献をしてきた．免疫学の著しい進展は，それ自身のめざましい発展に加え，基盤となる生化学，分子生物学，遺伝学，細胞生物学の進歩，特に遺伝子工学や細胞工学の著しい進歩によるところが大きい．免疫学は，周辺の科学の成果と研究方法を積極的に導入することによって，細胞レベルや分子レベルでの理解を可能とすると同時に，免疫学の成果が生命科学のさまざまな領域の進歩を促す基盤ともなった．免疫学の顕著な発展を反映して，免疫学領域の多くの研究者がノーベル賞を受賞した．わが国の免疫学者も，1987年に利根川 進博士が"多様な抗体を生成する遺伝的原理の解明"の功績で，また2018年には本庶 佑博士が"免疫抑制の阻害によるがん治療法の発見"でそれぞれノーベル生理学・医学賞を受賞した．前者については7章，後者については20章でそれぞれ紹介する．

現代免疫学の基礎を築いた一人であるF.M.バーネット*は，"免疫系を要領よ

* F.M.バーネット
（F. M. Burnet, 1899～1985）：オーストラリアの免疫学・微生物学者．免疫理論としての"クローン選択説"（7章参照）を提唱した．1960年ノーベル生理学・医学賞を受賞．

く理解しようとすると，その機能は途方もない難問を含んだ多次元の宇宙と考えざるをえない"と述べている*．その後も免疫学は飛躍的な発展を続け，膨大な情報が蓄積されてきた．本書では，免疫に関する膨大な量の情報を取捨選択し，できるだけやさしく解説し，それらを組合わせて多次元的な宇宙を構成する免疫系の全体像を伝えたい．

* 小山次郎訳，"免疫・老化・がん――医学からみた突然変異と適者生存"，共立出版（1978）．

1・2 免疫系は自己と非自己を識別する

　もともと免疫学は，病原性の微生物から生体を守る防衛機構として研究されてきた．しかし前節で述べたように，輸血や臓器移植など他人の組織に対しての拒絶反応や異種タンパク質に対しての反応であるアレルギーも同じ仕組みによって起こることがわかった．したがって，免疫反応は"自分（自己）と自分でないもの（非自己）を識別し，非自己を排除する仕組み"と考えられる．免疫反応の標的と認識される物質はしばしば**抗原**とよばれる．また，体内で不要になった組織や細胞の処理あるいはがん細胞などの異常な細胞の除去にも免疫系が関与していることが明らかにされてきた．

抗原　antigen

　自己と非自己の識別は，免疫応答において，最も重要な過程といってもよいだろう．免疫細胞には，非自己の認識に関わる受容体であるリンパ球の**抗原受容体**（2, 10章）や微生物特有の構造のパターンを認識する受容体（3章）などが存在し，自己と非自己の識別に重要な働きを果たしている．

抗原受容体
(antigen receptor)：抗原レセプターともいう．

　もう一つの重要な分子は組織適合抗原である．組織適合抗原はその名称が示すように，移植された組織の移植先での生着の可否を決める分子である．A型，B型，O型，AB型などの血液型も輸血に際しては血液型の一致が必要とされ，一種の組織適合抗原と考えられる．組織適合抗原の中で最も重要なものは**主要組織適合抗原**とよばれる．これは白血球をはじめ，体内のほとんどの細胞の表面に存在するタンパク質である．主要組織適合抗原は個々の細胞に付けられた自分のマークといえるかもしれない．個人ごとに少しずつ構造が異なり，その構造によって型が決定される．人類全体では，その型はきわめて多種類となり，膨大な数の多様性が存在する．臓器移植が成功するためには，臓器の供与者と受容者の間で型の一致または一致に近づけることが必要である．これらの抗原は遺伝子の支配を受けており，いくつかの遺伝子の集合体であることから**主要組織適合遺伝子複合体**とよばれる（11, 17章）．この遺伝子複合体からつくられたタンパク質は，細胞表面に表出され，"組織適合"すなわち，自己と非自己を区別する基盤となっている．

主要組織適合抗原
major histocompatibility antigen

主要組織適合遺伝子複合体
major histocompatibility complex, MHC

1・3 免疫系は二重の防衛システムで構成される

　われわれの身体には免疫系の防御体制が備わっているので，病原性の細菌やウイルスに出会っても必ず発病するわけではないし，かぜをひいても静養していればたいてい治癒し快復する．このような防御の仕組みである免疫系は，二重の防衛システムで構成されている．一つは**自然免疫**とよばれるシステムであり，外界からの異物の侵入を防ぐ最初の防衛線となる．もう一つのシステムは**獲得免疫**と

自然免疫（innate immunity）：生まれつき備わっている免疫能なので**先天性免疫**ともいわれる．

獲得免疫（acquired immunity）：個体が誕生してから免疫能を獲得していくことから**後天性免疫（適応免疫）**ともいわれる．

よばれ，個体が誕生してから経験を重ねることによって強くなっていく（図1・1）．自然免疫の例としては，体内でつくられる抗菌物質による殺菌作用，白血球による細菌の食作用（3章），補体系による細菌の殺滅（8章）などがあげられる．これらの反応は，侵入してきた異物（抗原）に対して非特異的，つまり大まかな識別であり，下等動物にも広く備わっている能力である．一方，獲得免疫

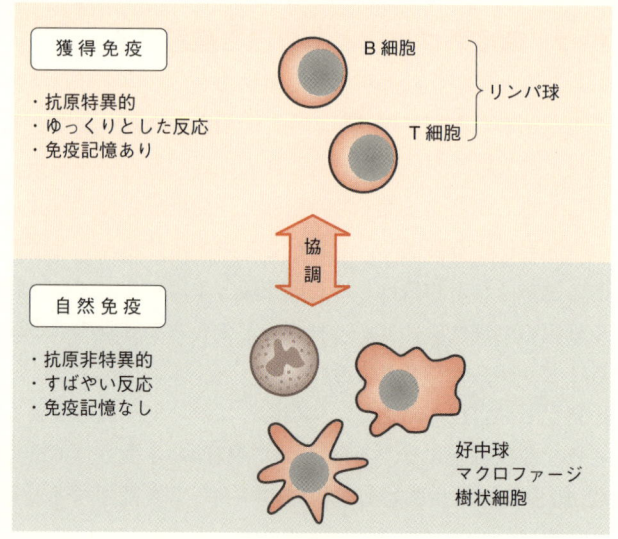

図1・1 **自然免疫と獲得免疫** 免疫系は自然免疫および獲得免疫の二重の防衛システムで構成される．それぞれを担当する免疫細胞は大まかに決まっているが，両システムは独立したものではなく，互いに協調して働いている．

は，動物の進化の過程で築かれてきたものであり，哺乳類や鳥類など高等動物に備わった能力である．獲得免疫による応答は，自然免疫に比べ，個々の異物に特異的であり，厳しい識別が行われる．たとえば免疫系がつくるタンパク質である**抗体**は抗原に特異的に結合する．"特異的"という言葉は，たとえば，麻疹（はしか）のウイルスに対する抗体は，麻疹のウイルスには結合するが，インフルエンザウイルスには結合せず，それぞれの抗原（ウイルス）に対してのみに特別に反応することを表す．獲得免疫のもう一つの特徴は，一度侵入した異物を記憶し，再び同じものに出会った場合には，初回のときに比べ，すばやく強力な防衛

抗 体（antibody）: 免疫細胞がつくるタンパク質で，免疫系の標的となる物質（抗原）に結合する（4章参照）．

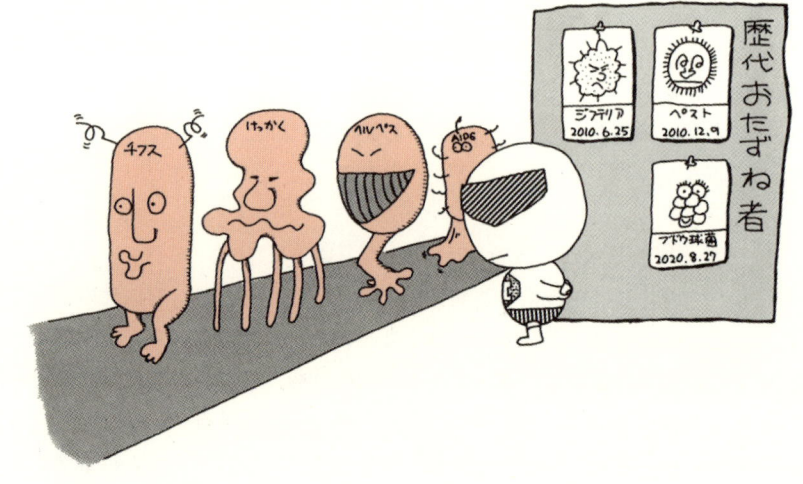

反応が起こることである．この現象を**免疫記憶**とよんでいる．このように免疫系は，自然免疫という基盤の上に獲得免疫が加わる二重の構造により構築され，それぞれが協調して生体防御を担っている．

免疫記憶
immunological memory

1・4　免疫系は敵を記憶する

麻疹や風疹に一度かかると再びかかりにくくなるのは，免疫系が一度出会った抗原に対する抵抗力（免疫力）を保持するからである．ある抗原に対して免疫を保持した状態になると，数年，場合によっては数十年後に同じ抗原に遭遇しても効果的に除去する能力を維持し続ける．"免疫系は一度反応した抗原を記憶している"という意味で，脳による記憶にたとえることができる．免疫系の場合には記憶細胞とよばれる細胞によって担われる．

このような免疫の特徴を利用したのがワクチンによる予防接種である．§1・1で述べたように，弱毒化あるいは死滅させた病原体や病原体がつくる毒素を無毒化し動物や人間に投与することによって，体内に免疫記憶を成立させておき，本物の病原体が侵入したときに，過去の記憶をよび起こし，強化された防衛機構を速やかに発動させるのが目的である．詳しくは6章で述べる．

1・5　免疫を担う細胞は白血球とその仲間である

血液中には，赤血球，白血球，血小板と命名された3種類の細胞が存在することはよく知っているだろう．その中で赤血球は，全身に酸素を運搬する役割を担い，また血小板は，血管の損傷などによる血液の流失を防ぐために止血や血液凝固の役割をもっている．残りの**白血球**が免疫を担う細胞である．白血球を含めて，すべての血液細胞は骨髄の幹細胞から分化する．免疫に関わる細胞についての詳細は2章で述べるとして，ここでは大まかな説明をしたい．白血球は1種類の細胞ではなく，大別するとリンパ球，顆粒球，単球に分類される（図2・1参照）．免疫系の主役はリンパ球であるとよくいわれる．特に獲得免疫系（§1・3参照）ではリンパ球が重要な役割を果たす．リンパ球はさらに，抗体をつくるように分化する**B細胞**と，異常な細胞を攻撃したり免疫反応を調節したりする**T細胞**に分けられる．顆粒球の中で最も数の多い細胞は**好中球**であり，外界からの異物を食作用で除去するのが得意な細胞である．自然免疫系に大きな貢献をしている．また単球は，血流からさまざまな臓器に移動し，そこで**マクロファージ**とよばれる細胞に分化し定着する．マクロファージは好中球と同様に食作用が活発であるとともに，敵の情報をリンパ球に伝えることでリンパ球と協力関係があるので，自然免疫と獲得免疫を連携させる役割をもっているといえる（2, 11章）．

白血球　leukocyte

B細胞（B cell）：リンパ球の一つのグループ（2章参照）．

T細胞（T cell）：リンパ球の一つのグループ（2章参照）．

好中球（neutrophil）：食作用の強い免疫細胞（2章参照）．

マクロファージ（macrophage）：さまざまな組織に存在し，食細胞として活躍するとともにリンパ球と協力して獲得免疫にも参画する（2章参照）．

1・6　免疫系の二つのタイプ：体液性免疫と細胞性免疫

免疫系の反応は，大まかに**体液性免疫**と**細胞性免疫**とよばれる二つのタイプに分けられる．体液性免疫は，血清療法（§1・1参照）のように，ある動物に備わった免疫の能力を，血液の液体成分である血清によって別の動物に移せるようなタイプの免疫反応を示す．大まかにいえば，B細胞が外界からの敵に反応して

体液性免疫
humoral immunity

細胞性免疫
cellular immunity, cell-mediated immunity

つくる抗体が免疫応答の主役となるような反応である．一方，細胞性免疫は，免疫能を獲得した動物の血清では免疫能を別の動物に移すことができず，免疫細胞そのものを移すことによってはじめて免疫能が移せるようなタイプの免疫反応である．このタイプの免疫反応では，T細胞とマクロファージが主役となる．体液性免疫および細胞性免疫の代表的な例を図1・2に示す．この図に基づいて簡単に説明しよう．

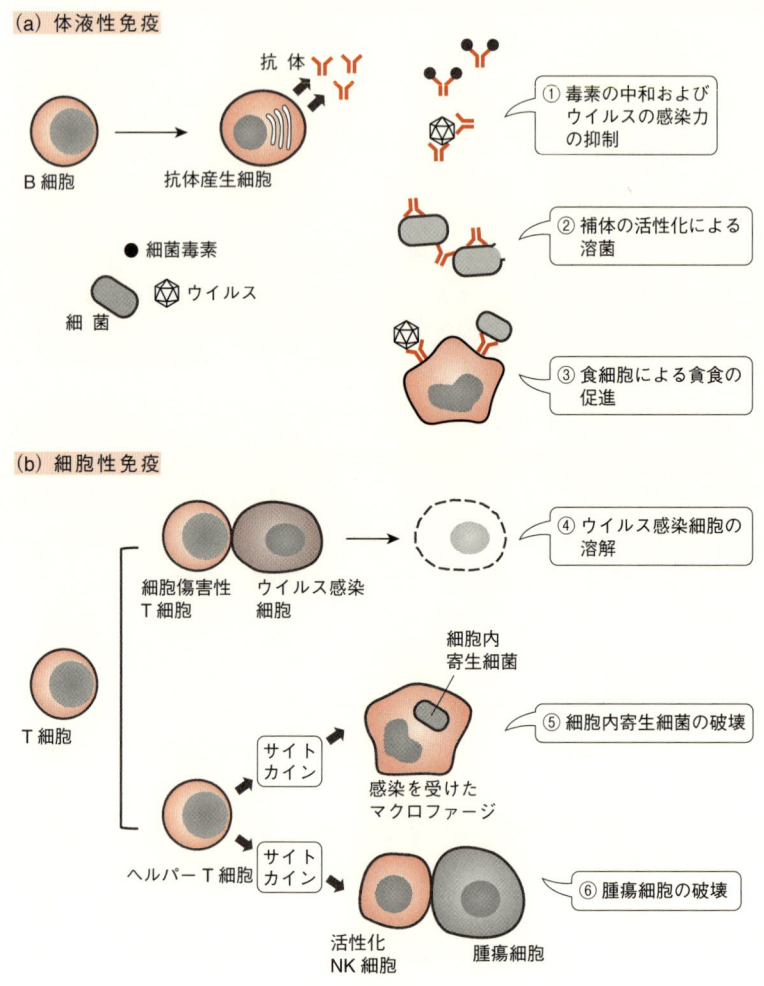

図1・2　体液性免疫(a)と細胞性免疫(b)の代表的な反応

まず体液性免疫の例は，以下の①〜③などである．
① B細胞が分化した後につくる抗体が，細菌毒素に結合し毒素を中和したり，体内に侵入したウイルスに結合し感染力を失わせたりする．
② 細菌に結合した抗体が血液中の補体を活性化し溶菌する（補体については8章で述べる）．
③ 抗体が細菌やウイルスに結合することにより，食細胞による貪食の効率が高められる．食細胞の標的となる異物に抗体により目印をつけていると考えられる．このような貪食作用の促進を**オプソニン作用**という（4章）．

オプソニン作用
opsonization

細胞性免疫の例としては，以下の④〜⑥などが知られる．
④ ウイルス感染細胞に表出されたウイルス抗原を細胞傷害性T細胞（キラーT細胞）が認識し，これを破壊する（13章）．
⑤ T細胞の分泌する**サイトカイン**[*1]によりマクロファージが活性化され，細胞内に寄生する細菌を死滅させる（14章）．
⑥ T細胞が分泌するサイトカインの中に，ウイルス感染細胞や腫瘍細胞を破壊する**ナチュラルキラー細胞**[*2]（NK細胞）の細胞傷害作用を強めるものがある（2, 19章）．

体液性免疫はB細胞，細胞性免疫はT細胞がそれぞれ主役となるというように，リンパ球の分業体制を簡略化して説明したが，実際にはB細胞とT細胞が互いに協力して免疫応答を進行させている．たとえば，B細胞が抗体を産生する細胞に分化するときには，T細胞の介助が必要であるし，キラー細胞が**抗体依存性細胞性細胞傷害**[*3]とよばれる機序でがん細胞を破壊するときには抗体の役割が大きい．

1・7　抗原は特定のリンパ球クローンを選択的に増殖・分化させる

B細胞でもT細胞でも，個々のリンパ球がどの抗原と特異的に反応するかは免疫系が発達する段階の早期に決められている．B細胞やT細胞が対応する抗原を認識して反応するのは，それぞれの細胞表面に存在する抗原受容体（抗原レセプター）を介して行われる．B細胞の抗原受容体は細胞膜結合型の抗体である．T細胞も構造は異なるが，同様の受容体をもつ（2, 11章）．一つのB細胞またはT細胞は，1種類の抗原とのみ選択的に結合する抗原受容体をもっている．免疫系が自己以外の途方もなく多種類の抗原を認識することを考えれば，異なる抗原受容体をもつB細胞やT細胞が多種類存在することになる．同じ抗原受容体をもつリンパ球集団のことを**クローン**[*4]とよぶ．細胞分裂によって細胞数が多くなっても，同じ抗原受容体をもつ細胞の集団は一つのクローンである．動物の1個体には，数千万から数億種類のクローンがあると推定されているので，免疫系は無限といってよいほどの抗原に応答することができる．

免疫系がどのようにして，多種類の抗原に対して臨機応変に応答できるかについては，さまざまな議論が行われた．1950年代にF. M. バーネット（§1・1参照）は**クローン選択説**を提唱した．B細胞についての模式図である図1・3に沿って簡単に説明したい．

まずB細胞が骨髄で成熟する過程で，異なる抗原受容体をもつ多様なB細胞クローンが生成する．この過程ではB細胞内の抗体遺伝子の組換え（7章）が重要な役割を果たし，抗原が存在しない状況下で起こる（抗原に依存しないB細胞の分化）．B細胞は，これから遭遇するかもしれないさまざまな抗原と結合できるB細胞クローンの集団を準備しておくのである．そして，個体が誕生し外界から抗原が体内に入ってくると，抗原に結合する受容体をもつB細胞（図1・3の中段左から2番目および右から3番目）が抗原と反応する．受容体を介して

[*1] **サイトカイン** (cytokine)：免疫細胞の機能を調節するホルモン様タンパク質（10, 12章参照）．

[*2] **ナチュラルキラー細胞** (natural killer cell)：NK細胞（NK cell）ともいう．細胞傷害作用をもつ自然免疫を担うリンパ球の一種．

[*3] **抗体依存性細胞性細胞傷害** (antibody-dependent cell-mediated cytotoxicity, ADCC)：標的となる細胞に結合した抗体が，攻撃をしかける免疫細胞との間を橋渡しすることにより，効率のよい細胞傷害反応が起こる（2, 4, 16章参照）．

[*4] **クローン** (clone)：単一の細胞に由来し，同じ性質をもつ細胞集団のことをいう．本章でのリンパ球の場合には，同じ抗原受容体をもつ細胞集団を意味する．

クローン選択説
clonal selection theory

抗原を結合したB細胞は増殖を繰返し，細胞表面のものと同じ結合特異性をもつ抗体を産生する細胞へと分化する（抗原に依存するB細胞の分化）．すなわち，"多数のB細胞クローンの中から，抗原に特異的に結合する受容体をもつクローンが選択される"という意味で"クローン選択説"とよばれる．現在も，この説は免疫の多様性と特異性を説明する説として支持されている．T細胞の場合も概ね同様であると考えられている．

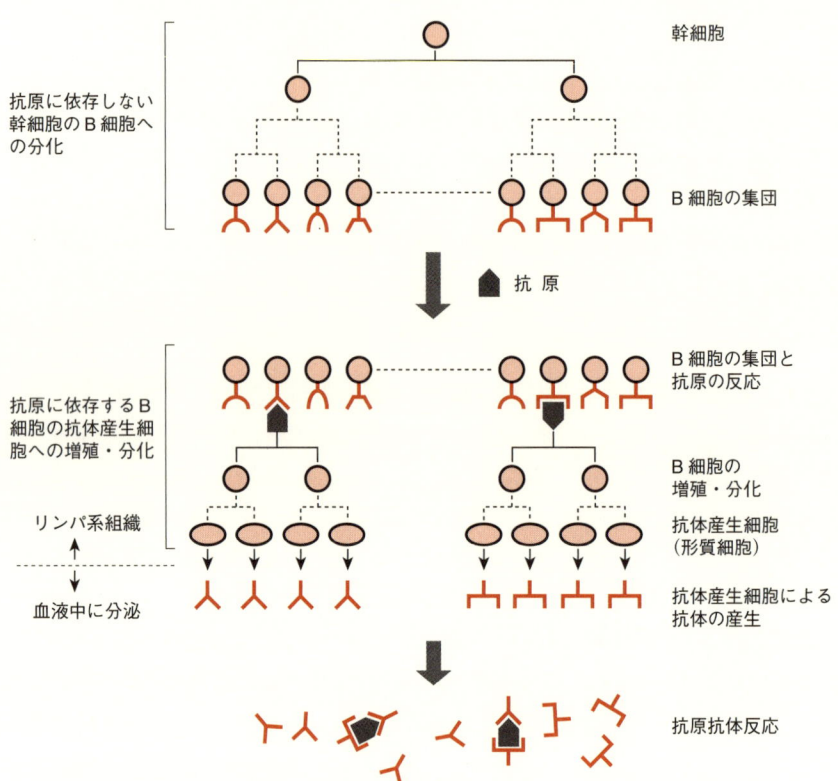

図1・3　多様な抗原受容体をもつB細胞の生成と抗原によるクローンの選択（クローン選択説）　B細胞の分化は"抗原に依存しない分化"および"抗原に依存する分化"の2段階を経て進行する．

1・8　適度な強さの免疫応答が大切である

免疫系の機能が病的現象として現れることは身近な日常生活でもよくみられる（図1・4）．たとえば，多くの人に対しては無害な花粉，食品成分，薬物が一部の人に異常な作用を及ぼし，花粉アレルギー，食物アレルギー，薬物アレルギー

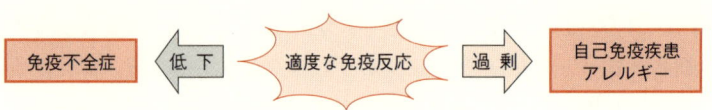

図1・4　免疫の異常は疾病の原因となる

を起こす．このような有害作用は，免疫機構が過剰に働くために起こり，**過敏症**あるいは**アレルギー**とよばれ，多くの国民を悩ます疾病となっている（15章）．また，自己を守るべき免疫系が混乱を来し自己を攻撃してしまう**自己免疫疾患**という異常事態が発生することもある（16章）．関節リウマチ，重症筋無力症，糖尿病（1型），バセドウ病などが自己免疫疾患として知られるほか，原因不明の難病のなかにも自己免疫が疑われているものも多い．一方で，免疫機構に何らかの欠陥が生じれば**免疫不全症**を発症し，病原微生物の感染にさらされる．免疫系で働くタンパク質をコードする遺伝子に障害がある原発性（先天性）免疫不全症およびエイズ（acquired immunodeficiency syndrome, AIDS）のようなウイルス感染による後天性免疫不全症がある（18章）．

過敏症　hypersensitivity
アレルギー　allergy
自己免疫疾患
autoimmune disease

免疫不全症
immunodeficiency disease

以上，1章では免疫系の概要を簡単に述べた．免疫系をよりよく理解するために次章より19の章にわたり詳しく記述する．しかし，いずれの章も大きな課題を含み，また情報量も膨大であるので，"免疫学の基礎"に必要な部分に限って解説した．さらに詳しく知りたい読者のために巻末に参考図書をあげる．

コラム2　自然免疫の能力は"訓練"によって高められる？

本章で"免疫記憶が成立するのは獲得免疫"であって，"自然免疫には記憶の能力がない"ことを述べた．しかし，"自然免疫も訓練によって鍛えられる"ことが提唱され，"訓練免疫（trained immunity）"という用語も生まれている．たとえば，結核の予防ワクチンとして使われるBCG（弱毒化ウシ型結核菌）の投与によって，結核とは無関係の感染症予防にも効果が現れるという調査結果が示され，このような考え方が生まれてきた．最近では，新型コロナウイルス感染症（COVID-19）の重症化率や死亡率と過去のBCG接種とに関係があるのではないかとの議論もある．いわゆるワクチンの"オフターゲット効果"（目指す疾患以外にも効果を発揮すること）であり，自然免疫系が強化された結果と考える研究者も多い．このような例は，BCGだけではなく他のワクチンについてもいくつか報告されている．

ワクチン〔あるいはワクチンに含まれるアジュバント（§6・2）〕が自然免疫を活発にするサイトカイン産生を高める効果についてはよく知られているが，その効果がワクチン接種後十年以上も維持されることについては疑問をもつ研究者もいる．好中球やマクロファージなど自然免疫を担う細胞が長期にわたって活性化状態を維持することは考えにくいのではないかとの意見である．このような意見に対しては，自然免疫を担う細胞のもととなる骨髄中の前駆細胞に何らかの持続的な変化が誘起され，"訓練"状態が保持されている成熟細胞が生み出されるのではないかとの考え方が提唱されている．今後の研究によって明らかにされていくことが期待される．

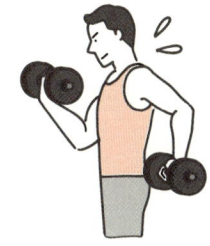

2 免疫を担うさまざまな細胞群

免疫系で働く細胞は免疫担当細胞（免疫細胞）と総称され，その多くは血液中の白血球とその仲間である．免疫担当細胞は，すべて骨髄の多能性の造血幹細胞から分化した細胞である．性質が異なるさまざまな免疫担当細胞の間で繰広げられる複雑な相互作用により免疫応答が生み出される．本章では免疫の舞台の主役となって登場する細胞たちを紹介する．

2・1 免疫機能を担う白血球とその仲間たち

血液細胞のうち，赤血球と血小板以外が白血球であり，性質の異なる細胞の集団である．図2・1に血液中の白血球の種類と割合を示す．また，免疫を担う細胞を表2・1に示す．白血球は，大まかに**顆粒球**，**リンパ球**および**単球**の三つのグループに分類される．最も数の多い細胞は**好中球**とよばれる白血球で，細胞内に顆粒をたくさん含む顆粒球のグループに属する．人によっても異なるが，全白血球のおおよそ50～70 %を占める．食作用が強い細胞であり自然免疫の主役を担う．顆粒球には，好中球のほかに，顕微鏡観察のときに使う色素に対する染色性が異なる**好酸球**と**好塩基球**が存在するが，数はずっと少ない．好中球などの顆

顆粒球　granulocyte
リンパ球　lymphocyte
単　球　monocyte
好中球　neutrophil
好酸球　eosinophil
好塩基球　basophil

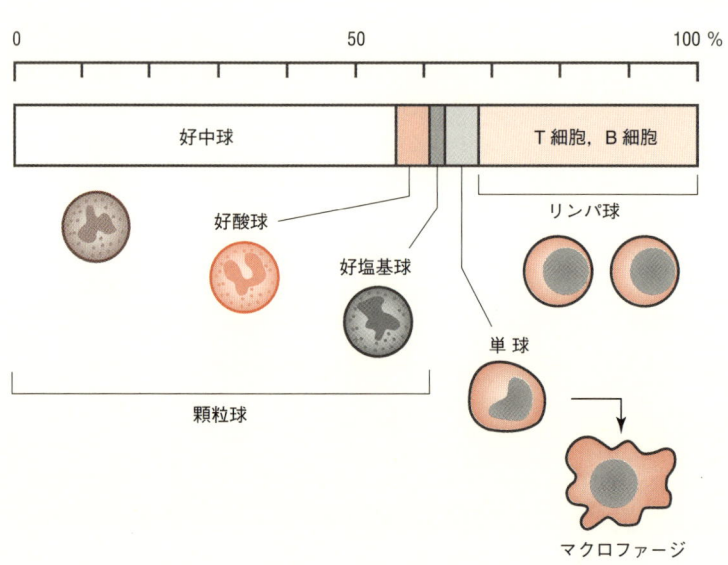

図2・1　血液中の白血球の種類とその割合

2. 免疫を担うさまざまな細胞群

表2・1 免疫を担う細胞の種類

細胞の種類			おもな働き
白血球	リンパ球	T細胞	免疫の調節や細胞性免疫に関与
		B細胞	抗体産生細胞に分化
		ナチュラルキラー細胞（NK細胞）	がん免疫およびウイルス感染細胞の傷害作用
	顆粒球	好中球	異物貪食，殺菌
		好酸球	寄生虫感染
		好塩基球	炎症誘起物質の産生
	単球		食作用（マクロファージに分化）
組織の免疫細胞	マクロファージ†		食作用，抗原提示作用
	マスト細胞（肥満細胞）		アレルギーに関与（粘膜，結合組織）
	樹状細胞		抗原提示作用

† 組織によってクッパー細胞，破骨細胞，ミクログリアなどの名称でよばれる（§2・3参照）．

粒球は，核がいくつかに分かれた複雑な形に見えるので**多形核白血球**ともよばれる．好中球の次に多いのはリンパ球である．後で詳しく述べるが，骨髄で成熟する**B細胞**と胸腺で成熟する**T細胞**とに大別される．両者とも獲得免疫の主役となる細胞群である．**ナチュラルキラー（NK）細胞**もリンパ球に属するが，おもに自然免疫で活躍する．単球は**単核食細胞**ともよばれ，好中球と同様に食作用が活発である．単球は，ふだんは血液中を流れているが，体内のさまざまな組織に定着し**マクロファージ**とよばれる細胞に分化し，各組織での異物や不要物の処理作業を担う．またリンパ球と協力し獲得免疫の一部にも関わる．単球がマクロファージの前駆細胞であることから，単球・マクロファージ系細胞とまとめられることもある．マクロファージのように組織に分布する**樹状細胞**や**マスト細胞**とよばれる細胞も重要な役割をもつ．樹状細胞はT細胞との協同作用で重要であ

多形核白血球
polymorphonuclear leukocyte

B細胞 B cell

T細胞 T cell

ナチュラルキラー細胞
（natural killer cell）: NK細胞（NK cell）と略される．

単核食細胞
mononuclear phagocyte

マクロファージ
macrophage

樹状細胞 dendritic cell

マスト細胞（mast cell）:
肥満細胞ともいう．

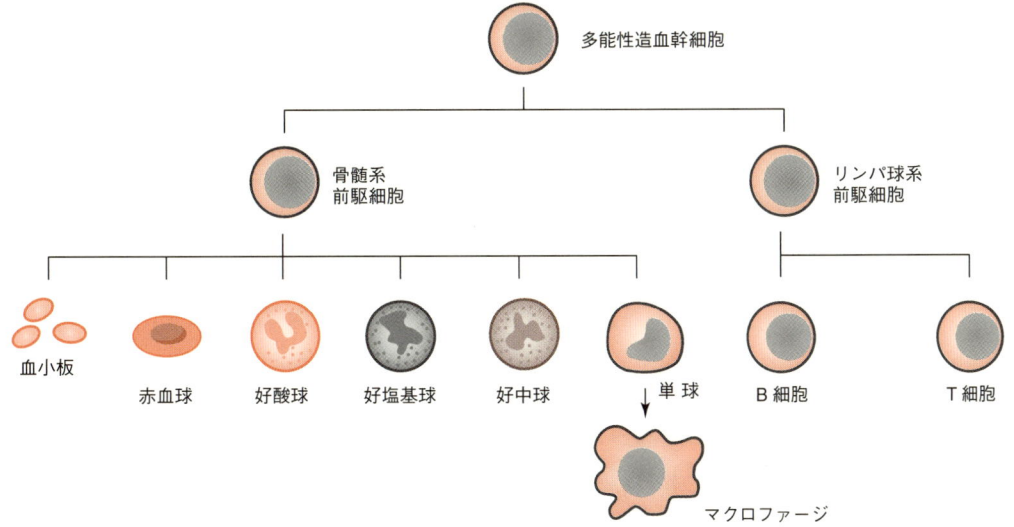

図2・2 免疫担当細胞は骨髄の多能性造血幹細胞から分化する

り，マスト細胞はアレルギー反応に重要な役割を果たしている．

これらの免疫担当細胞はすべて骨髄に存在する多能性造血幹細胞に由来する．図2・2のように多能性造血幹細胞は，まずリンパ球系前駆細胞と骨髄系前駆細胞へと分化する．リンパ球系前駆細胞からはリンパ球（T細胞，B細胞，NK細胞）が，また骨髄系前駆細胞からは顆粒球（好中球，好酸球，好塩基球），単球・マクロファージのほか，血小板や赤血球も生成する．これらの細胞の分化は，コロニー刺激因子[*1]などのさまざまな造血因子やサイトカインによって調節される．

*1 **コロニー刺激因子**
(colony-stimulating factor)：血液細胞や免疫細胞の前駆細胞に対して増殖と分化を刺激する一群のサイトカインをいう（12章参照）．

2・2 防衛軍の最前線を守る好中球

好中球は，血液中で最も多い白血球であり，顆粒球の90％以上を占めることから，多形核白血球を好中球の意味で使うこともある．外界から細菌などの病原体が侵入すると，局所にいち早く駆けつけ，食作用により細菌を貪食し殺菌する．細胞内には殺菌のための活性酸素の産生系をもち，異物の消化のための加水分解酵素を含むリソソームを多数保有している（3章参照）．けがをしたときに傷口から出てくる膿には，細菌と闘った好中球の死骸が含まれている．

病院での血液検査で"白血球が多いですね"と言われるときには，たいてい好中球の数が増えている．このような場合には，細菌と闘うために好中球が動員されていると考えられ，細菌感染が疑われる．感染・炎症部位に早期に現れるのが好中球である．好中球は走化性因子[*2]により局所にひき寄せられる．走化性因子としては，補体の活性化によって生成するC5aやC3aなどのアナフィラトキシン[*3]，炎症に伴って放出されるアラキドン酸代謝物であるロイコトリエンB_4

*2 **走化性因子**
(chemotactic factor)：化学物質の濃度勾配があるときに，高い濃度に向かって（あるいは低い濃度に向かって）生物個体や細胞が移動する現象のことを走化性（ケモタキシス chemotaxis）という言葉で表わし，このような化学物質を走化性因子とよぶ．

*3 **アナフィラトキシン**
(anaphylatoxin)：補体活性化に伴い生成する炎症メディエーター（8章参照）．白血球誘引や血管透過性亢進などの作用がある．

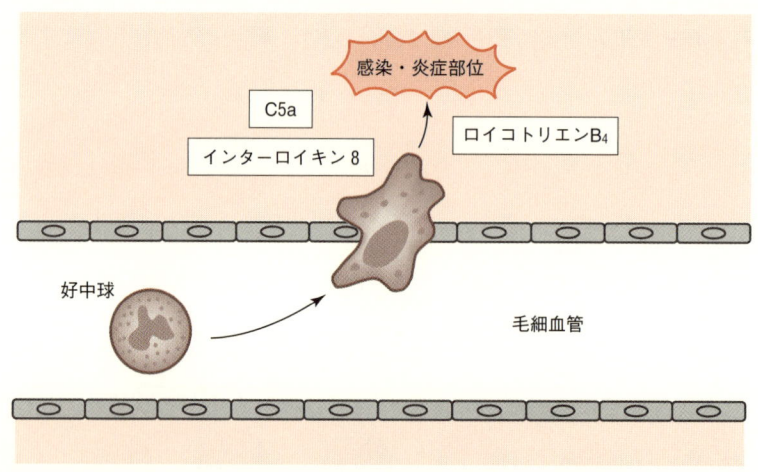

図2・3 感染・炎症部位への好中球の遊走

*4 **インターロイキン8**
(interleukin-8, IL-8)：サイトカインの一つで，以前は好中球走化性因子とよばれていた（12章参照）．

などがある．サイトカインの一つであるインターロイキン8[*4] (IL-8) も好中球を誘引する作用がある（図2・3）．好中球が走化性因子に誘引されて血管外に遊走していくときには，血管内側の血管内皮と相互作用をもちながら，内皮細胞の間隙をすり抜けて血管外に出ていく．この過程には好中球と血管内皮細胞の表面

に発現している**細胞接着分子**が重要な役割を果たす（3 章参照）．

好中球のほかに好酸球と好塩基球が顆粒球に属する．好酸球は白血球のうち 1〜3 % を占め，好塩基球は 1 % 以下である．好酸球は貪食能をもつが，細胞数が少ないので食細胞としての役割はあまり大きくないと考えられている．寄生虫感染では重要な役割を演じ，喘息などのアレルギー疾患にも関係している．好塩基球は，組織中のマスト細胞（肥満細胞）と類似の性質をもち I 型アレルギーに関与する（§2・6 および 15 章参照）．

細胞接着分子
(cell adhesion molecule)：細胞表面に発現し，細胞間あるいは細胞と細胞外マトリックスをつなぐタンパク質の総称．構造的な特徴からいくつかのファミリーに分類される（§3・6 参照）．

2・3 マクロファージと樹状細胞

血液中の単球に由来するマクロファージは，大型（直径 15〜20 μm）の単核の食細胞（大食細胞とよばれることもある）で，粘着性がありアメーバのように動く．外来の微生物や不要となった自己組織などをファゴソーム（食胞）とよばれる小胞中に取込む．細胞内にはリソソームが発達し，各種加水分解酵素（タンパク質分解酵素，核酸分解酵素，糖質分解酵素，脂質分解酵素など）を含む．これらを用いて取込んだ物質を分解し，生体の掃除屋（スカベンジャー）として働く（3 章参照）．

食細胞は，100 年以上前に免疫学の基礎を築いた研究者の一人である I. メチニコフ*によって発見された．彼は，透明なヒトデの幼虫を観察しているときに，体内を動き回る細胞の存在に気がついた．そして，バラのトゲをヒトデの幼虫に入れたところ，動き回る細胞に取込まれた．これが食細胞の発見であった．その後 25 年間にわたり，さまざまな動物の体内に食細胞が存在することを確かめ，これをマクロファージと名づけた．

免疫系の器官ばかりでなく，全身の組織に食作用を通じて外来の異物処理や組織の清掃を行うマクロファージが存在する．それぞれの組織・器官で異なる名前

* I. メチニコフ
(I. Mechnikov, 1845〜1916)：ロシアの生物学者．食細胞を発見し，生体防御に重要な役割をもつことを提唱した．1908 年ノーベル生理学・医学賞受賞．

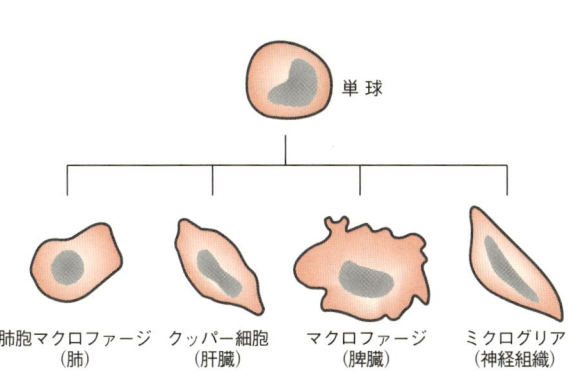

図 2・4　マクロファージの分化と種類

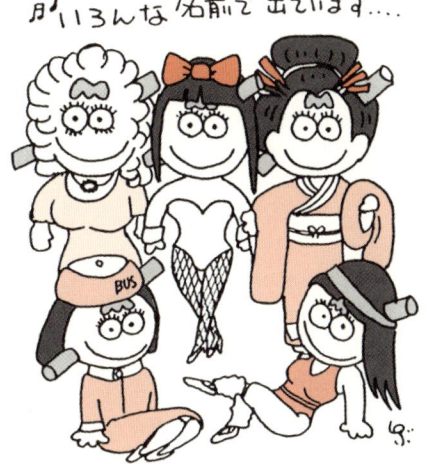

マクロファージは臓器により名前が異なる

でよばれている．たとえば，肺の肺胞マクロファージ，肝臓のクッパー細胞，脾臓マクロファージ，神経組織のミクログリア，骨組織の破骨細胞などがマクロファージの仲間たちである（図2・4）．

マクロファージのもう一つの重要な働きは，細胞内で分解した外来物質の断片（フラグメント）をT細胞に提示して獲得免疫系を始動させることである．この働きを抗原提示という（11章参照）．抗原提示のプロフェッショナルとしての役割をもつのが樹状細胞である．脾臓などの免疫器官に少数（1%以下）存在し，不定形の樹枝状の突起をたくさんもつ．マクロファージのような強い貪食能はないが，マクロファージと同様に主要組織適合遺伝子複合体（MHC）クラスII分子（§11・5参照）を発現し，T細胞に対して抗原提示を行う．皮膚にはランゲルハンス細胞[*1]とよばれるクラスII分子を発現する樹状細胞が存在する．感染局所などで抗原を捕捉し細胞内に取込んだ後，リンパ管経由で近くのリンパ節に移動する．リンパ節は，後で述べるように，全身に散在する二次リンパ組織であり，リンパ球をはじめとする免疫細胞が集合している（§2・7参照）．リンパ節に移動した樹状細胞は，T細胞に対して抗原断片を提示し活性化を促す．マクロファージや樹状細胞は，T細胞の抗原認識に必須の細胞といえる．

[*1] ランゲルハンス細胞（Langerhans cell）: ドイツの医学者 P. ランゲルハンスにより発見された．表皮に存在する樹状細胞の一種．

2・4 リンパ球はT細胞とB細胞に分けられる

リンパ球は免疫応答，特に獲得免疫の主役をつとめる細胞である．球形の細胞で，直径約10 µmと他の免疫細胞に比べ小型であるので小リンパ球ともよばれる．比較的大型の核をもち，細胞質は小さく，顆粒が少ないという特徴をもつ．

a. 胸腺はT細胞の教育器官である　リンパ球がT細胞とB細胞に分類されることがはっきりとしてきたのは1960年代中頃のことで，胸腺がリンパ球の成熟に関係することが明らかになったことが大きく影響している．胸腺は，誕生時にはすでに十分に発達しており，思春期以後にはだんだん萎縮し脂肪組織に置き換わっていく．また，成体の胸腺を摘出しても生存に大きな影響がないことから，その役割については十分に理解されていなかった．オーストラリアの免疫学者である J. F. A. P. ミラー[*2] は，マウス新生仔の胸腺を摘出して，免疫反応がどのように影響されるかを調べた．胸腺を摘出されたマウスでは，他のマウスからの皮膚移植に対する拒絶反応が弱くなることや，さまざまな抗原に対する体液性免疫応答も低下することがわかった．これらの研究から，胸腺に依存するリンパ球（すなわちT細胞）の存在が示唆されることになった．

[*2] J.F.A.P. ミラー（J. F. A. P. Miller, 1931〜）: オーストラリアの免疫学者．胸腺の機能とリンパ球の分化に関する研究を行った．2018年日本国際賞を受賞．

その後の研究で，T細胞の前駆細胞が胸腺に移動して成熟することがわかり，胸腺がT細胞の教育器官であることが明らかになった．胸腺は，形態学的に皮質と髄質に分けられる（図2・5）．T細胞の前駆細胞が外側の皮質から胸腺に入り，分化・成熟し，内側の髄質を経て胸腺を卒業していく．そして成熟T細胞として全身に分布する．一方のB細胞は，われわれ哺乳類では骨髄で成熟することがわかっている．鳥類ではファブリキウス嚢とよばれるB細胞の教育器官がみつかっていたが，哺乳類では対応する器官がみつからず，幹細胞からB細胞までの分化が骨髄で行われる．

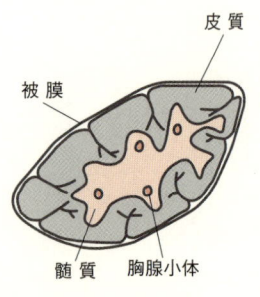

図2・5　胸腺

b. T細胞とB細胞の役割分担　免疫応答は，1章で述べたように二つのタイプに大別される．一つは，血液中や粘膜分泌液中の抗体が主役をなす体液性免疫であり，もう一つは，リンパ球などの免疫細胞自身が生体の抵抗性を担う細胞性免疫である．B細胞が抗原刺激を受けると，抗体を産生する**形質細胞（抗体産生細胞）**に分化することから，B細胞が体液性免疫の主役を担うといってよいだろう．また，胸腺を摘出してT細胞を欠損させたマウスでは，異なる個体からの皮膚移植の拒絶反応などの細胞性免疫に基づく反応がみられないことから，T細胞が細胞性免疫の応答に不可欠であることが示された．移植臓器の拒絶に関与するT細胞は**細胞傷害性T細胞（キラーT細胞）**とよばれる．キラーT細胞は，移植された他人の臓器ばかりでなく，ウイルス感染細胞や腫瘍細胞を傷害する（13章参照）．抗体産生細胞はB細胞由来であるが，胸腺を摘出すると抗体産生能力が低下することはよく観察され，抗体産生にもT細胞が関わることが示唆されていた．その後，抗体産生を助けるT細胞（**ヘルパーT細胞**）の存在がわかり，さらに抑制的に働くT細胞（**制御性T細胞**）も発見された．T細胞には免疫反応を調節する司令塔としての役割がある（10, 13章参照）．T細胞による免疫反応の調節には，細胞間に働くシグナル分子である多種類の**サイトカイン**が関わっている（12章参照）．

形質細胞　plasma cell

抗体産生細胞
antibody-producing cell

細胞傷害性T細胞
（cytotoxic T cell）：キラーT細胞（killer T cell）あるいは細胞傷害性Tリンパ球（cytotoxic T lymphocyte, CTL）ともいう．

ヘルパーT細胞
helper T cell

制御性T細胞
regulatory T cell

サイトカイン　cytokine

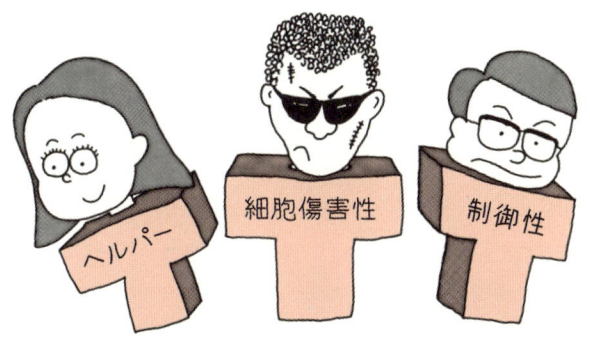

役割の異なるT細胞たち

c. T細胞とB細胞の特徴　T細胞とB細胞は，いずれも細胞の表面に抗原を認識する受容体（レセプター）をもつ．この受容体によって抗原を識別して，抗原特異的な免疫応答をひき起こす．T細胞とB細胞では，異なる抗原受容体が働いている．B細胞の抗原受容体は細胞膜結合型免疫グロブリンである（4, 7章参照）．一方，T細胞では，B細胞のものより小型のT細胞レセプター*とよばれる分子が抗原受容体として働いている（図2・6）．これらについては，4, 5, 10章で詳しく解説する．いずれの分子も先端部分に抗原に結合する部位をもっている．

B細胞は骨髄において，またT細胞は胸腺において，それぞれ成熟を遂げるが，その過程でB細胞およびT細胞のいずれにおいても，抗原受容体が多様な抗原と反応できるような分子になるために遺伝子の再構成により多様性を獲得する（7, 10章参照）．

個人個人に特徴的な顔つきがあるように，種類の異なる，あるいは分化段階の異なる細胞は，それぞれが特徴あるマーカー（目印）となる細胞表面分子をもっている．この細胞表面マーカーが，細胞間の協同作用のときに相手を見分ける目

* T細胞レセプター（T cell receptor, TCR）：T細胞抗原受容体ともいう．

印となったり，まわりに近づく物質と連携するための手がかりとなったりする．また，免疫学の研究においては，ある特定の細胞を取得したり除去したりするための手段にもなる．

たとえばThy-1抗原は，マウスのT細胞に特徴的な抗原として歴史的に有名である．この抗原は，純系マウスであるAKRマウスの胸腺細胞を別の純系マウスであるC3Hマウスに注射してできた抗体によって検出される表面の分子（抗原）である．Thy-1抗原に対する抗体は，T細胞と他の細胞を区別するために有用であった．一方，ヒトのT細胞には，ヒツジの赤血球とロゼットをつくるという特徴がある．ロゼットというのは，ヒトT細胞の周囲に多くのヒツジ赤血球が付着してつくる細胞の塊のことである（図2・7）．この性質を利用して，T細胞とB細胞を分離することも可能である．

免疫細胞の表面に発現する分子の解析は，**モノクローナル抗体**の開発により非常に活発になった．たとえば，米国のS. F. シュロスマンらにより開発されたOKTシリーズの抗体により，ヒトのT細胞の分化段階や特徴が詳しく解析され

モノクローナル抗体
(monoclonal antibody)：1970年代から細胞工学の発展により，一つのB細胞由来の抗体を取得することが可能となった．免疫細胞に発現する分子群の解析への応用など，免疫学の発展に大きく貢献している（6章参照）．

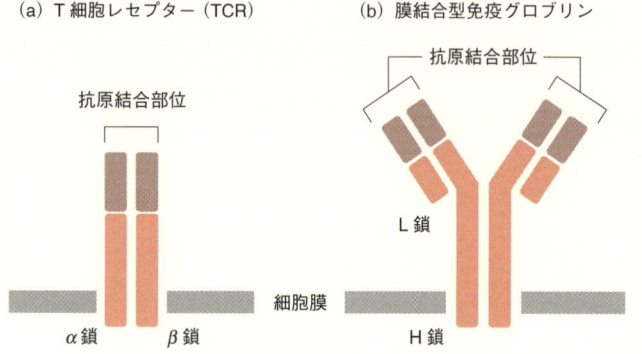

図2・6 T細胞とB細胞の抗原受容体

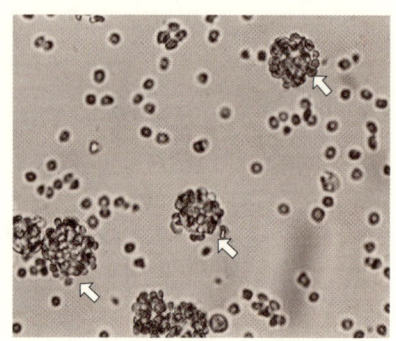

図2・7 ヒトT細胞とヒツジ赤血球のロゼット形成（矢印の部分）

コラム3　CD 分 類 （CD：cluster of differentiation）

免疫担当細胞の細胞膜には，細胞の種類および分化段階に対応する特徴的な分子が多数発現している．これらの多くはモノクローナル抗体によって検出される．多くのモノクローナル抗体が開発されたことに伴い，対応する多種類の抗原が同定されてきた．そのために個々の抗原の物質的な異同について混乱を生じた時期があった．そこで1982年にフランスで"ヒト白血球分化抗原に関する国際ワークショップ"が開かれ，モノクローナル抗体に反応する抗原分子の整理が行われた．抗原分子の特徴が調べられ，同一の分子と判明されたものについてCD番号が付与された．その後もひき続きワークショップが開催され，2022年現在では300を超える抗原分子が知られている（一部を表2・2に示す）．免疫担当細胞の表面抗原の発現パターンを調べることによって，細胞の種類や分化段階を知ることができる．CD番号で整理された表面抗原には機能が未知のものもあるが，免疫反応に関わる分子の受容体や免疫細胞間相互作用に関与する細胞接着分子も含まれている．

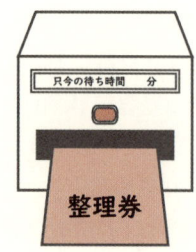

表2・2 免疫細胞に発現するおもな分化抗原（CD抗原）

CD番号	発現するおもな細胞	他の名称，性質，機能など
CD2	T細胞，胸腺細胞	細胞接着分子（ヒツジ赤血球と結合）
CD3	T細胞，胸腺細胞	T細胞レセプター複合体
CD4	胸腺細胞，ヘルパーT細胞	MHCクラスII分子と結合（細胞接着）
CD8	胸腺細胞，キラーT細胞	MHCクラスI分子と結合（細胞接着）
CD11a	T細胞，B細胞，単球・マクロファージ	細胞接着分子（LFA-1 α鎖）
CD11b	単球・マクロファージ，顆粒球	補体受容体（CR3）（Mac-1 α鎖）
CD11c	単球・マクロファージ，顆粒球	補体受容体（CR4）（p150/95 α鎖）
CD14	単球・マクロファージ，顆粒球，B細胞	リポ多糖（LPS）結合分子
CD16	顆粒球，NK細胞，マクロファージ	Fcγ受容体（FcγRIII）
CD18	リンパ球，単球・マクロファージ，顆粒球	CD11の共通のβ鎖（インテグリンβ_2鎖）
CD20	B細胞	B細胞活性化のシグナル伝達
CD25	活性化T細胞	IL-2受容体（α鎖）
CD28	活性化T細胞	共刺激シグナル受容体（CD80/86と結合）
CD32	単球，顆粒球，B細胞	Fcγ受容体（FcγRII）
CD40	B細胞，単球・マクロファージ，樹伏細胞	細胞接着分子（CD40Lと結合）
CD45	すべての白血球	白血球共通抗原（シグナル伝達分子）
CD54	活性化T細胞，血管内皮細胞，単球	細胞接着分子（ICAM-1）（LFA-1と結合）
CD62	リンパ球（CD62L），活性化内皮細胞（CD62E, CD62P），活性化血小板（CD62P）	細胞接着分子（L-セレクチン，E-セレクチン，P-セレクチン）
CD64	単球・マクロファージ，顆粒球	Fcγ受容体（FcγRI）
CD80	樹伏細胞，マクロファージ，B細胞	B7-1（共刺激分子：CD28と結合）
CD86	樹伏細胞，マクロファージ，B細胞	B7-2（共刺激分子：CD28と結合）

た．T細胞のなかでも，ヘルパーT細胞にはOKT4（T4）抗原が，またキラーT細胞にはOKT8（T8）抗原がそれぞれ発現していることが明らかにされた．

　その後，数多くのモノクローナル抗体による免疫細胞表面の分子が調べられた．きわめて多くの分子がみつかってきたので，国際的なワークショップが開かれ，**CD分類**により整理された．現在では，それぞれの抗原分子はCD番号（CD抗原）でよばれている（コラム3参照）．免疫細胞に発現するおもな分化抗原を表2・2に示す．たとえば，前述のヒツジ赤血球に結合する分子はCD2，ヘルパーT細胞に発現するT4抗原はCD4，キラーT細胞に発現するT8抗原はCD8とよばれる．これらの抗原は，T細胞の分化段階で出現したり消失したりすることもわかった．図2・8にT細胞の分化過程での各抗原の発現の様子を示す．この図に見られるように，CD1は未熟なT細胞に特徴的な抗原であり，またCD3は成熟T細胞に広く分布する．ヘルパーT細胞またはキラーT細胞に，それぞれ選択的に発現するCD4とCD8に関しては，いずれも発現していない未熟な細胞（ダブルネガティブ細胞とよばれる）から両分子を発現する細胞（ダブルポジティブ細胞とよばれる）を経て，CD4およびCD8のいずれかを発現する細胞（シングルポジティブ細胞）へと分化する*．

CD分類
cluster of differentiation

*CD4を発現する細胞を"CD4陽性細胞"または"$CD4^+$細胞"と表わす．CD8などの他の分化抗原を発現する細胞についても同様に表記される．

B細胞では，その成熟の過程で細胞表面に免疫グロブリン（抗体）が発現するようになる．B細胞の成熟に伴って，発現する免疫グロブリンのクラスが変化する（5章参照）．未成熟なB細胞にはIgMクラスの免疫グロブリンが発現されるが，成熟したB細胞ではこれに加えてIgDなど他のクラスの免疫グロブリンも発現する．

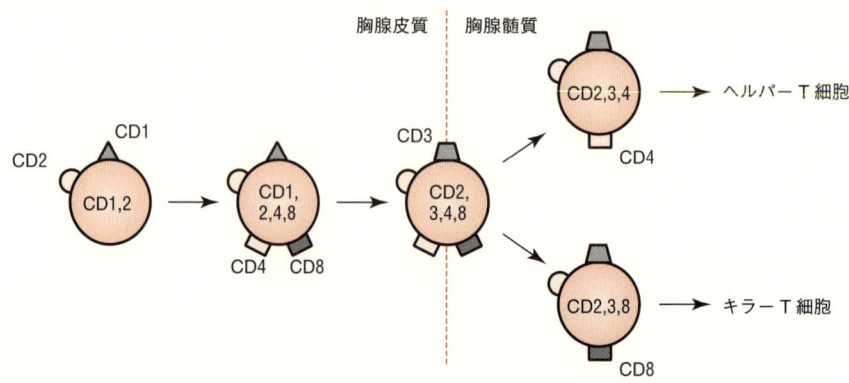

図2・8 ヒトT細胞の分化と細胞表面抗原

2・5 ナチュラルキラー細胞による細胞傷害

大型顆粒リンパ球
large granular lymphocyte, LGL

* NK細胞は，T細胞のマーカーであるCD3やB細胞のマーカーであるCD20を発現せず，CD16など単球と共通するマーカーをもつ．マウスNK細胞では，糖脂質の一種であるアシアロGM1が発現する．

B細胞やT細胞に比べ大きく，細胞質に顆粒をもつ**大型顆粒リンパ球**とよばれる第三のリンパ球が発見された．この細胞は，ウイルス感染細胞やがん細胞に対する傷害作用をもち，ナチュラルキラー細胞（NK細胞）*とよばれる．NK細胞による細胞傷害作用は，前もって標的の細胞に出会うことが必須でない自然免疫の防御機構であるが，インターフェロンなどのサイトカインによって細胞傷害活性が高められる．

免疫学の研究によく用いられるヌードマウスとよばれる体表に毛がないマウスの系統がある．ヌードマウスは生まれつき胸腺をもたないためT細胞が欠如している．したがって，体内で生じたがん細胞を攻撃するキラーT細胞もないの

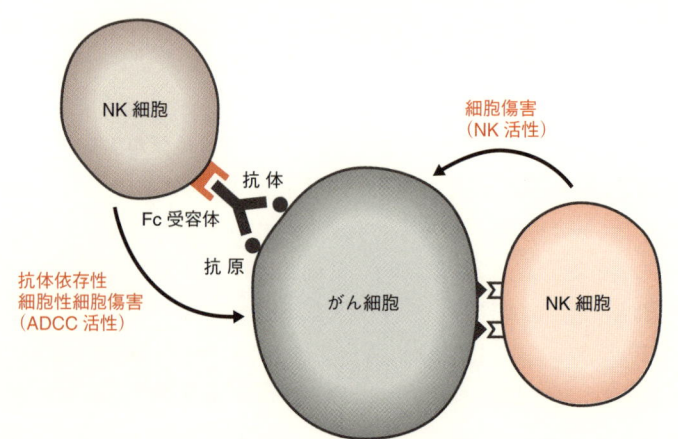

図2・9 ナチュラルキラー細胞による二つの細胞傷害機序（NK活性とADCC活性）

で，ヌードマウスではがんの発症率が高くなることが想像される．しかし実際にはそのような事実はなかった．いろいろと調べられた結果，ヌードマウスでは，NK細胞の活性が上昇していることがわかり，がん細胞に対するNK細胞の傷害作用が逆に注目されるようになった．

NK細胞はがん細胞を直接認識して傷害するほか，**抗体依存性細胞性細胞傷害**（ADCC）とよばれる機序でがん細胞を攻撃する．この機序は，がん細胞に対して産生された抗体ががん細胞に結合し，抗体の反対側（Fc領域とよばれる）に免疫細胞が結合することで，がん細胞に傷害を与えるというものである（図2・9）．Fc領域に結合する受容体（Fc受容体，CD16）をNK細胞がもつことがわかり，ADCCの機序によるがん細胞の傷害作用にNK細胞の関与が明らかになった．

抗体依存性細胞性細胞傷害
antibody-dependent cell-mediated cytotoxicity（ADCC）.
antibody-dependent cellular cytotoxicity と記されることもある．

2・6 アレルギーに関わるマスト細胞と好塩基球

マスト細胞は，気管支や鼻粘膜などの粘膜下組織や結合組織などに存在する骨髄由来の細胞である（肥満細胞ともよばれる）．顆粒を多く含み，膨れたような形から命名されたという．好塩基球は，血液中の白血球のうち数％以下で数としてはマイナーな細胞である．両者は存在する場所は異なるが共通の性質がある．それは，IgEクラスの抗体（5章参照）に対する高親和性受容体をもち，I型アレルギー反応において中心的な役割を担うことである（15章参照）．細胞内の顆粒には，ヒスタミン，セロトニン，血小板活性化因子などの生理活性物質を含み，細胞活性化とともに細胞外に放出する．また，ロイコトリエンやプロスタグランジンなどのアラキドン酸代謝物を遊離し，アレルギー性炎症に深く関わる．

2・7 免疫系の組織と器官

すべての免疫細胞は骨髄の幹細胞由来であることをこれまで述べてきた．B細胞は骨髄で成熟し，T細胞は胸腺で成熟する．成熟したT細胞やB細胞は血流に乗り全身に分布するとともに，免疫系の器官・組織である脾臓やリンパ節に集合する（図2・10）．リンパ球が成熟する**骨髄**と**胸腺**を**一次リンパ器官**とよび，

骨髄　bone marrow
胸腺　thymus
一次リンパ器官
primary lymphoid organ

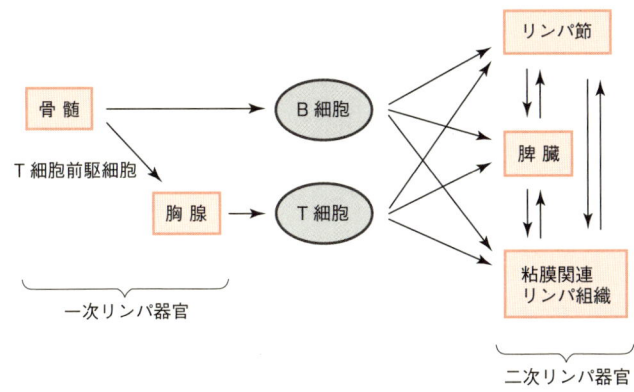

図2・10　リンパ器官とリンパ球分化

脾臓　spleen
リンパ節　lymph node
粘膜関連リンパ組織
mucosa-associated lymphoid tissue
二次リンパ器官
secondary lymphoid organ

脾臓，リンパ節，そして粘膜に存在する小規模な免疫組織である**粘膜関連リンパ組織**などを**二次リンパ器官**という．二次リンパ器官は，免疫細胞が集合し免疫反応の場となっている．

成熟したリンパ球は，血液とリンパ組織の間を行き来している．血液中を流れているリンパ球は，二次リンパ組織に定着し，あるいは別の組織に移動しながら全身を循環する（図 2・11）．これらのリンパ組織について簡単に紹介したい．一次リンパ器官である骨髄は，すべての免疫担当細胞および血液細胞の起源となる．多能性造血幹細胞がコロニー刺激因子などのサイトカインの刺激を受け，増殖を繰返し，免疫担当細胞へ分化する．若年ではほとんどの骨髄において造血が行われているが，成人では大腿骨，骨盤，胸骨，肋骨などの比較的大きな骨髄に限られてくる．リンパ球のうち B 細胞は骨髄で成熟する．分化の過程で抗原受容体の遺伝子の再構成（§7・3 参照）が行われ，抗原結合能の多様性を獲得する．もう一つの一次リンパ器官である胸腺が T 細胞の分化の場を提供することはすでに述べた（§2・4 参照）．B 細胞と同じように，抗原認識に関わる T 細胞レセプターの多様性が形成される．一次リンパ器官である骨髄および胸腺において，それぞれの抗原受容体の遺伝子の再構成が終了した B 細胞および T 細胞は，骨髄や胸腺から全身の二次リンパ器官や血液中に旅立っていく．

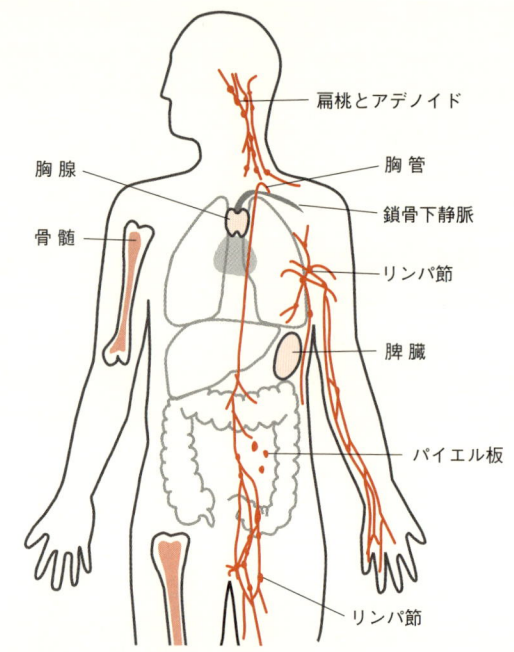

図 2・11　おもなリンパ組織

脾臓は最大の免疫器官であり，血液浄化を担う器官でもある．血液中の外来抗原を捕らえ，抗体を産生し血中に放出する役割がある．多数の赤血球とマクロファージを含む赤脾髄およびリンパ球が集合している白脾髄とから成る．赤脾髄では，寿命を迎えたり傷ついたりした赤血球が処理される．また同時に血液細胞を貯蔵する役割もある．一方，白脾髄にはリンパ球が集まっており，特に**胚中心**

胚中心　germinal center

とよばれるB細胞が集合している場所では，抗原刺激を受けたリンパ球が集合し抗体産生が活発に行われている．

リンパ節は，全身を巡るリンパ管系の途中に関所のように存在する免疫系の小器官であり，体内に数百個ほど存在する．一つのリンパ節は直径1cm程度である．末梢組織から侵入した異物が全身に広がらないように免疫応答によって食い止めている．リンパ節にはT細胞，B細胞，マクロファージ，樹状細胞など免疫細胞が集合し協力して抗原を処理し，抗体産生細胞が生成し抗体を産生する．10章および11章で述べるように，T細胞とB細胞間あるいはT細胞とマクロファージまたは樹状細胞間の協同作業がリンパ節や脾臓などの二次リンパ器官（組織）で行われている（§10・5参照）．

消化管，気道，泌尿生殖器の粘膜下にも免疫細胞が集合するリンパ組織がある．これらは**粘膜関連リンパ組織**とよばれ，粘膜の免疫を担っている．たとえば，粘膜分泌液に含まれるIgA*クラスの分泌型抗体を産生する抗体産生細胞が

* **IgA**: 五つのクラスに分類される抗体のうちの一つ．粘膜分泌液や母乳中に含まれる．粘膜免疫や新生児の免疫に重要な役割をもつ（5章参照）．

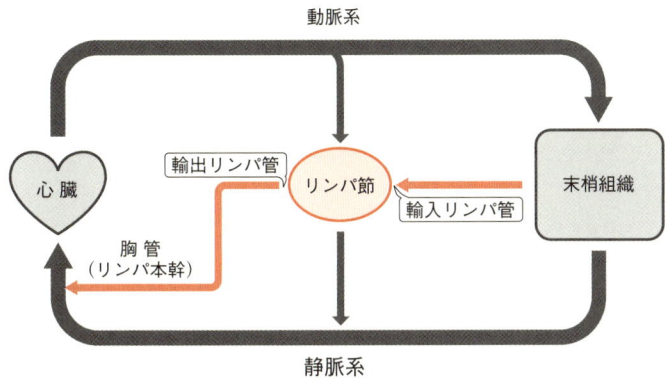

図2・12　リンパ球の体内循環

コラム4　リンパ球の再循環

　獲得免疫系の主役であるリンパ球は，常に血管系とリンパ管系の間を行き来しながら全身を巡り，病原微生物などの怪しい外来の侵入者を見張っている．血液中のリンパ球は，身体中に点在するリンパ節に移行し，輸出リンパ管，リンパ本幹を経由して再び静脈に戻る．これをリンパ球再循環とよんでいる．あるいは，リンパ球が自宅ともいえるリンパ組織に帰ることから"リンパ球ホーミング"ともいわれる．たとえば，実験的に放射性同位体で標識したリンパ球を血液内に注入すると，リンパ節に放射能の蓄積が認められる．リンパ節やパイエル板などの二次リンパ組織には，体外から侵入してきたさまざまな抗原を捕捉したマクロファージや樹状細胞も集合し，リンパ球との相互作用などを通して，効率のよい免疫応答を起こすための舞台となっている．

　動脈からリンパ節やパイエル板に入ったリンパ球は，組織内の高内皮細静脈（high endothelial venule，HEV）とよばれる特殊な血管の内皮細胞の間隙を通過して実質に入り込む．この過程には，リンパ球表面に発現する細胞接着分子（ホーミング受容体）とHEV表面に発現する細胞接着分子（アドレシン）の特異的な相互作用が関わっていることが明らかにされている．

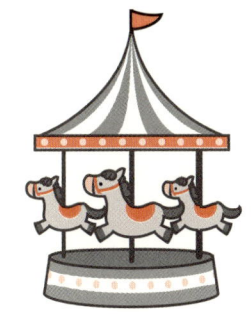

扁桃 tonsil
アデノイド adenoid
パイエル板 Peyer's patch

存在している．のどの奥にある**扁桃**や**アデノイド**，小腸にある**パイエル板**が代表的なものである．

　脾臓，リンパ節，粘膜関連リンパ組織などの二次リンパ器官は血管およびリンパ管によって連結されている．リンパ節を例にとると，末梢組織の毛細血管からリンパ管に移行したリンパ球は，輸入リンパ管からリンパ節に入り，輸出リンパ管を経由してリンパ本幹（左上半身および下半身からのリンパ管が集合するリンパ本幹を胸管とよぶ）となって鎖骨下で静脈に合流する（図2・12）．動脈からもリンパ球が流入し，一部はリンパ節の実質に入り，輸出リンパ管から出て行く．このように，リンパ球は血管系とリンパ管系を往復しながら全身を巡回し免疫監視を行う（コラム4参照）．

3 食細胞による異物の排除
自然免疫から獲得免疫への橋渡し

　自然免疫は，生まれながらに備わった基礎的な生体防御のシステムである．動物の進化においても下等動物から高等動物に至るまで多くの動物に似たような仕組みがある．そのなかでも異物を細胞内に取込む食作用は重要な防御の仕組みである．本章では，代表的な食細胞である好中球やマクロファージ，樹状細胞の働きと獲得免疫系への橋渡しについて紹介する．

3・1　食作用による異物排除

　細菌などの病原体が体内に侵入すると，免疫細胞が局所に集まってきて，病原体を細胞内に取込み，殺菌，消化する．この作用を**食作用**とよび，**マクロファージ**や**好中球**，**樹状細胞**が代表的な**食細胞**である．これらの細胞表面に存在するさまざまな受容体に細菌などの異物が結合すると，食細胞は細胞膜を変形させ，その周囲を取囲む．そして細菌を閉込めた小胞を形成する（図3・1）．この小胞は，細胞膜の表と裏が逆になったもので**ファゴソーム**とよばれる．食作用によって取込まれた細菌は，食作用に伴う呼吸促進によって産生される**活性酸素**やアミノ酸の一つアルギニンから生成する**一酸化窒素**（NO）によって殺菌される．

　ついでファゴソームは，細胞小器官の一つである**リソソーム**と融合し**ファゴリソソーム**を形成する．融合によってリソソーム内に蓄えられている酵素類がファゴソーム内に放出される．リソソームの内部は酸性なので，ファゴリソソーム内も酸性となり，酸に弱い細菌は殺菌される．また，リソソームはリゾチームなど

食作用（phagocytosis）：貪食作用ともいう．

マクロファージ macrophage

好中球 neutrophil

樹状細胞 dendritic cell

食細胞（phagocyte）：貪食細胞ともいう．

ファゴソーム（phagosome）：食胞ともいう．

活性酸素 reactive oxygen species, ROS

一酸化窒素 nitric oxide

リソソーム lysosome

ファゴリソソーム phagolysosome

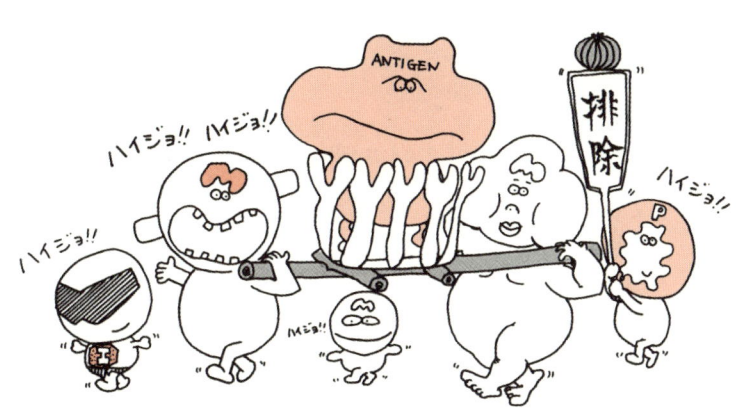

免疫細胞が協力して侵入した異物を排除する

の殺菌作用をもつ酵素や，タンパク質，糖質，脂質，核酸などを加水分解する酵素をたくさん含んでいるので，殺菌の進行とともに，細菌の死骸が消化，分解される．細菌といっても構成成分は，アミノ酸，糖質，脂質，核酸などの生体成分またはその材料なので，細胞内や他の細胞で再利用される，あるいは余分なものは代謝，排泄される．

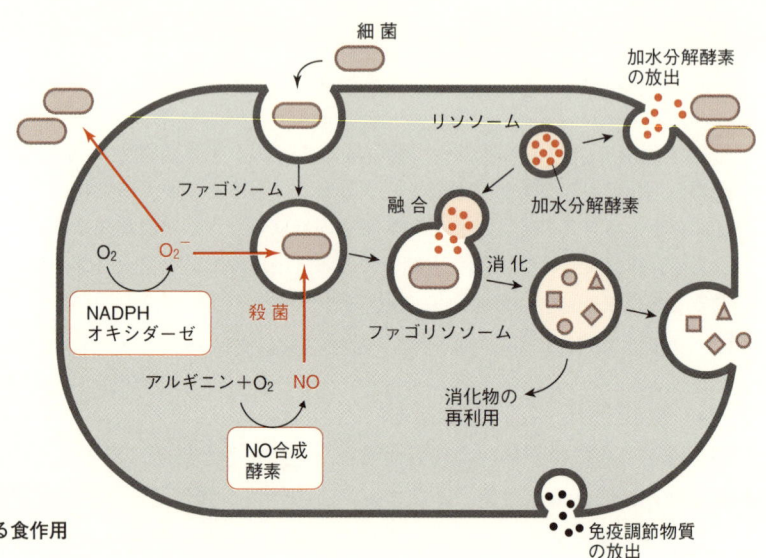

図3・1　マクロファージや好中球による食作用

　一方，食作用の過程でリソソームの内容物が細胞外に放出されることがある．これはリソソームの**脱顆粒反応**とよばれる．また，標的の異物が食細胞に比較して大きすぎて細胞内に取込めないときにも，リソソームが細胞膜に近づき，細胞膜と

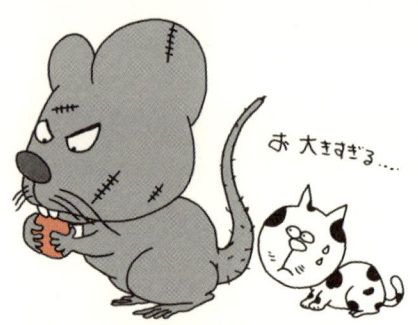

相手が大きすぎると食細胞に取込めない！

融合し脱顆粒反応が起こる．こうして放出されたリソソームの酵素は，他の免疫反応を活性化したり，炎症反応を誘起したりして異物の排除に寄与している．

3・2　活性酸素や一酸化窒素による殺菌

　食細胞の殺菌作用に重要な活性酸素についてもう少し説明しよう．酸素分子（O_2）は生物の呼吸に利用され，生体の代謝で四つの電子を受取って水（H_2O）になる．その途中で，1, 2, 3個の電子を受取り，それぞれ**スーパーオキシドアニ**

オン（O_2^-），**過酸化水素**（H_2O_2），**ヒドロキシルラジカル**（・OH）を生じる．これらの分子はいずれも反応性が高いことから**活性酸素**とよばれる．標的となる細菌のDNA，脂質，タンパク質などの成分と反応し，DNA損傷，脂質の過酸化，タンパク質の変性をもたらすことで菌が死滅する．しかし，活性酸素が多量に発生すると宿主の細胞や組織も傷害されてしまうので，それを回避するためO_2^-をH_2O_2に変える**スーパーオキシドジスムターゼ**やH_2O_2をO_2と水に分解する**カタラーゼ**などの酵素があり，細胞や組織を保護している．

　好中球やマクロファージは，殺菌のために活性酸素を積極的に利用する特別な機能をもっている．食作用に伴い細胞膜に存在する**NADPHオキシダーゼ**とよばれる酵素が活性化され，細胞内のペントースリン酸経路によって供給されるNADPHを利用して酸素分子を一電子還元してO_2^-を生成する（図3・2）．この酵素は，FADを含むフラビン酵素とヘムを含むシトクロムbから構成される一種の電子伝達系である．生成したO_2^-はH_2O_2や・OHなど他の活性酸素に変換される．好中球は**ミエロペルオキシダーゼ**とよばれる酵素をもっており殺菌作用に関与している．この酵素は，H_2O_2と塩化物イオン（Cl^-）から次亜塩素酸（HClO）を生成する．HClOはタンパク質を構成するアミノ酸と反応してアルデヒドに分解する．また，アルギニンから**一酸化窒素合成酵素**（NOS）の作用で生成する一酸化窒素（NO）は，それ自身も殺菌作用を示すが，さらにスーパーオキシドアニオンと反応して**ペルオキシナイトライト**（過酸化亜硝酸，$ONOO^-$）という強力な殺菌効果をもつ物質をつくる．

NADPH オキシダーゼ
NADPH oxidase

ミエロペルオキシダーゼ
myeloperoxidase

一酸化窒素合成酵素
(nitric oxide synthase, NOS)：NOシンターゼともいう．

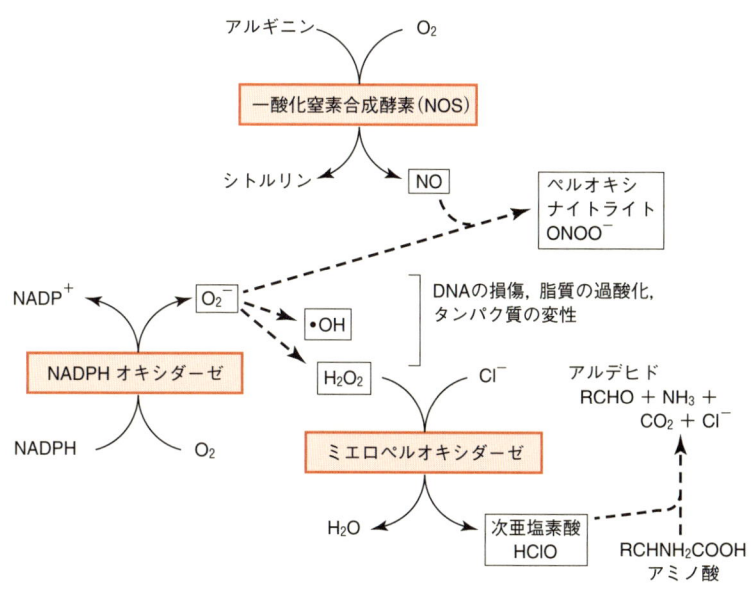

図3・2　食細胞での活性酸素と一酸化窒素などの生成と殺菌作用

3・3　病原微生物の特徴的な構造パターンを認識する受容体

　食細胞は，貪食すべき異物をどのように識別しているのであろうか．食細胞の表面には，対象となる異物を認識するためのさまざまな受容体が存在している．

パターン認識受容体
pattern-recognition receptor, PRR

* **グラム陽性細菌とグラム陰性細菌**：デンマークの細菌学者 H.C.J. グラムにより開発されたグラム染色法により強く染色される（陽性）細菌と染色されない（陰性）細菌に分類される．両者は細菌の最外殻を囲む細胞壁の構造が異なる．

リポ多糖
（lipopolysaccharide, LPS）：グラム陰性細菌の外膜に存在する多糖と脂質の複合体．エンドトキシン（内毒素）ともよばれる．

リポテイコ酸（lipoteichoic acid）：グラム陽性細菌の外膜に存在する高分子物質．

これらの受容体は，リンパ球（B 細胞や T 細胞）に存在する抗原受容体に比較して，大まかな識別をするのが特徴である．すなわち，病原微生物に特有な分子に共通な構造パターンを認識するので**パターン認識受容体**と総称される．パターン認識受容体は，病原微生物に結合したのちに，食作用を促したり，細胞内にシグナルを伝達したりする．それでは，微生物に特有な分子構造パターンとはどんなものなのだろうか．たとえば，グラム陰性細菌*の外膜に存在する**リポ多糖**があげられる．リポ多糖の多糖部分は細菌の種類によって多様であるが，リピド A とよばれる脂質部分，リピド A に結合するコア多糖，さらにその先に結合する O 側鎖多糖という基本構造は共通している．また，グラム陽性細菌の細胞壁を構成する**リポテイコ酸**は，グリセロール（またはリビトール）がリン酸ジエステル結合で重合した繰返しパターンを含む高分子物質である．これらの物質は，動物細胞には存在しない細菌に特有の成分であり，いずれも Toll 様受容体（後述）とよばれるパターン認識受容体に結合する．

表 3・1　食細胞の受容体

受容体の種類	対象となる微生物や分子	受容体の例
パターン認識受容体		
C 型レクチン受容体	真菌や細菌の細胞壁多糖	マクロファージマンノース受容体（CD206） デクチン-1, 2
Toll 様受容体（TLR）	細菌やウイルスの成分	TLR1〜10
スカベンジャー受容体	変性リポタンパク質	変性 LDL 受容体，CD36
NOD 様受容体（NLR）	細胞内寄生細菌	NOD1，NOD2 など
RIG-I 様受容体（RLR）	細胞内ウイルス	RIG-1
ホルミルペプチド受容体	細菌由来のペプチド	fMLP 受容体
Fc 受容体	抗体が結合した微生物など	Fcγ 受容体
補体受容体	補体が結合した微生物など	C3b 受容体

C 型レクチン受容体
（C-type lectin receptor）："C 型レクチン"は，カルシウムイオンに依存して糖鎖に結合する性質に由来する．

レクチン（lectin）：糖鎖に結合するタンパク質の総称（コラム 6 参照）．

表 3・1 に示すように，食細胞に発現する受容体は，いくつかのグループに分類される．パターン認識受容体のうち，**C 型レクチン受容体**は，糖鎖に結合する**レクチン**活性のあるドメインをもち，真菌や細菌によくみられるマンノース，グルコース，N-アセチルグルコサミンを末端にもつ糖鎖に結合する．このような糖鎖構造は動物細胞には少なく，微生物によくみられる構造である．このグループの受容体の一つであるマクロファージマンノース受容体（CD206）は，マクロファージや樹状細胞に発現し，異物が結合すると食作用が活発化する．同じ C 型レクチンのグループの受容体である**デクチン 1**（dectin-1）は，好中球，マクロファージ，樹状細胞の細胞膜に存在し，真菌の表面に存在する β グルカン（グルコースの重合体）に結合することにより，エイズ患者などの免疫能が低下している人に感染し肺炎を起こす病原性真菌に対する防御に関わる．類似の受容体である**デクチン 2** は，酵母など真菌細胞の細胞壁のマンナン糖鎖に結合する．そして，結合後に細胞内のシグナル伝達系を活性化してサイトカイン産生を促す．

最も有名なパターン認識受容体は前述の **Toll 様受容体（TLR）** である．もともとはショウジョウバエで発見された遺伝子であるが，ヒトをはじめ哺乳類にも類似の遺伝子の存在が確認され，しかも複数種類あることがわかった．また，それらの遺伝子からつくられるタンパク質は免疫系で機能するパターン認識受容体であることが明らかになった（コラム 5 参照）．ヒトでは 10 種類の TLR が同定され，TLR1〜10 と名づけられており，それぞれ異なる微生物成分に結合する（表 3・2 参照，p.28）．受容体分子の細胞内領域は細胞内へのシグナル伝達に関わるドメインを含んでおり，サイトカイン産生など免疫系の活性化を誘導する．TLR については §3・4 で詳しく述べたい．また細胞膜だけではなく，細胞質にも細菌やウイルス成分を認識するセンサーとしての受容体が同定されている．**NOD 様受容体**や **RIG-I 様受容体**とよばれているものである．NOD 様受容体は細胞内に寄生する細菌，RIG-I 様受容体は細胞内に侵入したウイルスの成分にそれぞれ結合し，炎症に関連する遺伝子の発現を介して微生物感染に対抗する．

細菌でのタンパク質合成は，必ずホルミル化メチオニン（fMet）から開始される．そのため，合成されたペプチドのアミノ末端はホルミル化されており，これを**ホルミルペプチド**とよぶ．動物細胞は fMet を利用しない．好中球にはホルミルペプチドに対する受容体が存在し，ホルミルペプチドが走化性因子（§2・2 参照）として働き，感染局所に好中球を誘引する．また同時に，活性酸素産生や貪食能の亢進をもたらす受容体である．好中球に対して走化性をもつホルミルペプチドの中では fMet-Leu-Phe（fMLP）のトリペプチドがよく知られている．

微生物や微生物成分に直接結合する受容体に加えて，抗体や補体が結合した微生物を間接的に捕捉する受容体，すなわち抗体の Fc 領域に対する受容体（Fc 受

Toll 様受容体
Toll-like receptor

コラム 5　自然免疫に関する研究に贈られたノーベル賞

2011 年のノーベル生理学・医学賞は，B. A. ボイトラー，J. A. ホフマン，R. スタインマンの 3 人の研究者に贈られた．ホフマン博士は，ショウジョウバエの分化に関わる遺伝子である *Toll* が，かび（真菌）の感染防御に重要な機能をもつことを発見した．また，この遺伝子は昆虫だけでなく，類似の遺伝子がヒトやマウスにも複数存在することが見いだされた．これらの遺伝子からつくられるタンパク質が細胞膜にある受容体であることがわかり，Toll 様受容体（Toll-like receptor, TLR）とよばれるようになった．ボイトラー博士は，そのうちの一つ TLR4 を欠損するマウスが，グラム陰性細菌のエンドトキシン（内毒素，LPS）に対して反応しないことを発見し，TLR4 が細菌の LPS を認識する受容体であることを示した．その後，約 10 種類の類似分子が発見され，それぞれ細菌やウイルス特有の成分を識別する受容体であり，自然免疫における病原体の認識機構が明らかになった．受賞理由は"自然免疫の活性化に関する発見"であった．

スタインマン博士は樹状細胞の発見者であり命名者でもある．樹状細胞は，T 細胞に対して敵の情報を伝える"抗原提示"の役割をもつ専門の細胞である（11 章参照）．したがって，樹状細胞は自然免疫と獲得免疫を連携する役割をもつといえる．実はスタインマン博士は，ノーベル賞授賞発表の 3 日前に逝去していたことが家族から公表された．"ノーベル賞は死者には授与されない"という原則に反するという懸念があったが，選考の時点では存命であったとの判断から，改めて授賞が確認された．

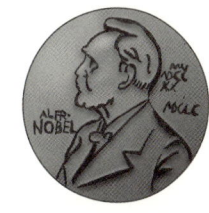

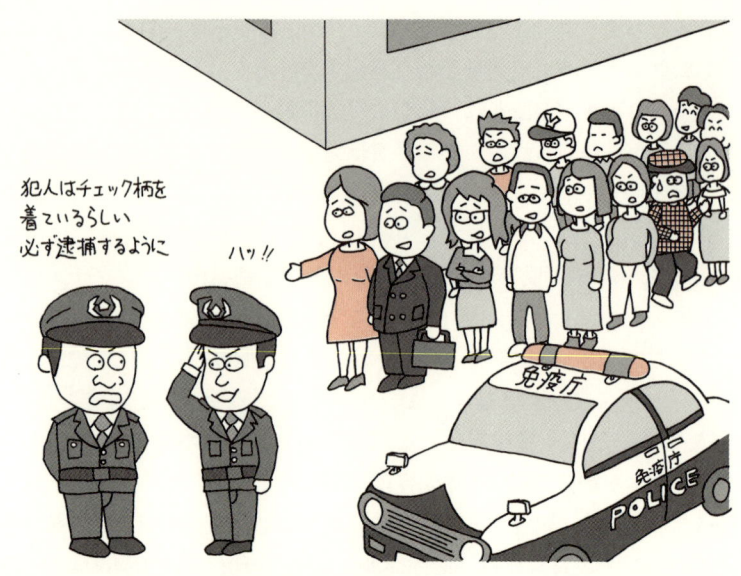

自然免疫では病原体の特徴的な構造を大まかに識別する

オプソニン（opsonin）：食作用を促進する物質の総称．

容体，4章参照）や補体活性化により生成した補体成分に対する受容体（補体受容体，8章参照）も食作用には重要な受容体である．このような受容体があるので，抗体や補体が抗原である微生物に結合することにより食作用の効率が高まる．抗体や補体のように貪食を促進するものを**オプソニン**とよぶ．

3・4 Toll 様受容体からの細胞内へのシグナル

　Toll 様受容体は，最もよく研究されているパターン認識受容体である．ヒトでは TLR1〜10 までの 10 種類が知られ，共通の構造をもつ膜貫通タンパク質のファミリーを形成する．細胞外領域には微生物成分に結合するドメインがあり，それぞれ異なる分子を認識する（表3・2）．たとえば，グラム陰性細菌のリポ多糖

表3・2　Toll 様受容体とパターン認識

Toll 様受容体[†]	病原体の成分
TLR1/TLR2	リポタンパク質（細菌） リポテイコ酸（グラム陽性細菌）
TLR3	二本鎖 RNA（ウイルス）
TLR4	リポ多糖（グラム陰性細菌）
TLR5	フラジェリン（細菌の鞭毛タンパク質）
TLR6/TLR2	リポアラビノマンナン（細菌） ザイモザン（酵母）
TLR7	一本鎖 RNA（ウイルス）
TLR8	一本鎖 RNA（ウイルス）
TLR9	非メチル化 CpG DNA（ウイルス）

† TLR10 については未解明．

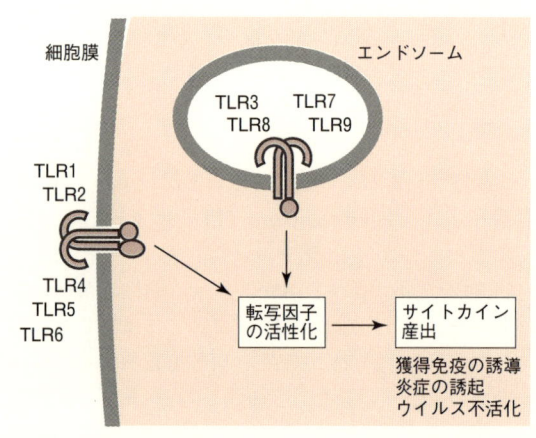

図3・3　Toll 様受容体（TLR）と細胞内シグナルの伝達

コラム6　レクチンとは

　本章では，細菌やウイルスなどの微生物の認識に関わるパターン認識受容体や免疫細胞の体内移動に関わる細胞接着分子について解説した．そのなかで，マクロファージマンノース受容体やデクチンあるいは細胞接着分子セレクチンは，それぞれ特定の糖鎖構造に結合する．このように糖鎖に結合するタンパク質をレクチンと総称する．

　レクチンの歴史は古く，1945年米国ボストン大学のW. C. ボイドは，食用のリママメ（*Phaseolus limensis*）の抽出液中に赤血球を凝集するタンパク質を見いだした．さらに，この凝集反応がA型赤血球に選択的に起こることや単純な糖を共存させることによって競合的に阻害されることを示した．つまり，この凝集素は赤血球表面の血液型物質である糖鎖構造（9章参照）に対する結合部位を複数もち，細胞間を結びつけ凝集塊を形成することと理解された．その後，他の植物からも多数の赤血球凝集素を発見し，これらの凝集素をラテン語の *legere*（選び出す）という言葉にちなんでレクチン（lectin）と名づけた．レクチン（右図）は，ABO血液型抗原の構造の解明にも貢献した．また，タチナタマメ（*Canavalia ensiformis*）に含まれるコンカナバリンA（Con A）と命名されたレクチンはリンパ球の細胞分裂をひき起こす作用があり，リンパ球増殖機序の研究にも頻用された（§11・2参照）．タチナタマメの英名はJackbeanであり，童話"ジャックと豆の木"のモデルともいわれている．

　動物にもレクチンが次々と発見され，多様な糖鎖構造との相互作用を通して，免疫応答のさまざまな認識機序に関わっていることが明らかにされてきている．レクチンの活性の発現にカルシウムイオンを必要とするC型レクチン，SH基が重要な役割をもつS型レクチンなどに分類されている．補体活性化の"レクチン経路"については8章で述べる．

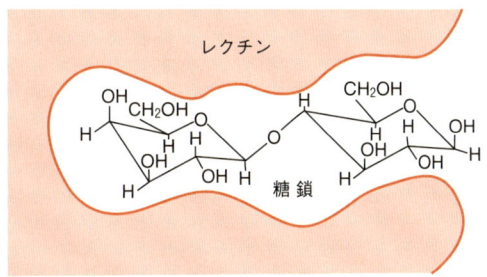

レクチンと糖鎖の結合

（§3・3参照）はTLR4によって認識され，細菌の運動器官である鞭毛の成分となっているフラジェリンはTLR5により認識される．

　TLRは，マクロファージや樹状細胞などの細胞の細胞膜とともに細胞外からの物質の取込みに関わるエンドソーム[*1]にも存在する．TLR1, 2, 4, 5, 6は細胞膜に，またTLR3, 7, 8, 9はエンドソームの膜に存在する（図3・3）．TLRに対応する分子が結合すると，受容体は二量体を形成し，細胞内にシグナルを伝える．TLR1/TLR2やTLR2/TLR6のようにヘテロ二量体を形成するものもある．受容体の細胞内領域にはサイトカイン受容体にしばしばみられる構造と類似の構造があり，TIR[*2]とよばれている．この領域から細胞内シグナルの伝達が始まる．受容体分子の細胞質側には別のタンパク質が結合しており，活性化シグナルを伝達する．これらは，タンパク質とタンパク質をつなぐものという意味で**アダプタータンパク質**とよばれる．シグナルは，炎症に関連のあるタンパク質の発現に重要な働きをもつNF-κB[*3]とよばれる転写因子の活性化と核への移行を促す．そして炎症に関連の深いサイトカイン類の発現を促進する．

　細胞膜にあるTLRは，おもに細菌や真菌（かび）成分に結合するものが多い．たとえば，細菌のリポタンパク質（TLR1/TLR2），グラム陰性細菌のリポ多糖（TLR4），細菌の鞭毛タンパク質であるフラジェリン（TLR5）などである．一方，

*1 エンドソーム（endosome）：細胞が細胞外の物質を取込む飲作用（ピノサイトーシス）によって形成される小胞．ファゴソーム（食胞）と似ているが，取込む物質は小さく，食細胞以外の細胞にも存在する．

*2 TIRはToll/IL-1 receptorの略．

*3 NF-κB（nuclear factor-κB）：炎症反応に関わるサイトカイン〔インターロイキン1，インターロイキン6，腫瘍壊死因子（TNF-α）など〕の発現増強に関わる転写因子として働く（エヌ・エフ・カッパ・ビーと発音）．

エンドソームに存在するTLRは，ウイルス関連のRNAやDNAなどの核酸に結合する．TLR3は，ウイルス特異的な二本鎖RNAを認識し，受容体刺激により抗ウイルス作用を示すインターフェロン産生につながるので，目的にあった細胞応答がひき出されることになる．TLR9により認識されるCpG（シトシンとグアニンが連続する配列）DNAは，必ずしも微生物にだけあるものではないが，哺乳類の細胞内ではシトシンがメチル化されているのでこの受容体には認識されない．また，TLR7あるいはTLR8の認識する一本鎖RNAも，微生物に特異的ではないが，エンドソームに移行するRNAやDNAはほとんどがウイルスや細菌由来であることから，微生物に対しての選択性が保たれる．

食細胞の異物認識に関わる受容体に関しては未知の部分が多かったが，Toll様受容体などのパターン認識受容体が次々と同定され，自然免疫系での病原体の認識機序が解明されてきた*．免疫系は，まず自然免疫の仕組みによって病原体を大まかに認識し，受容体で発生するシグナルに対応したサイトカイン産生などを介して，次のステップを担当する獲得免疫につなげる役割をもつものと考えられる．また同時に，樹状細胞やマクロファージは，細胞内に取込んだ異物の断片を再び細胞表面に表出しT細胞に対して抗原提示を行うことにより，獲得免疫を誘導する．自然免疫と獲得免疫はそれぞれ独立したものではなく，両者が協同して免疫系を担っている．

3・5 好中球は血管外に遊走し感染局所へ集積する

体内に微生物が侵入すると，組織のマクロファージやマスト細胞（肥満細胞）が反応し，炎症に関係のあるサイトカイン類やアラキドン酸代謝物であるエイコサノイドを遊離する．これらのうち，**インターロイキン8（IL-8）**や**ロイコトリエンB_4**は，血液中を流れている好中球を局所によび寄せる働きがある．また，好中球には，細菌由来のホルミルペプチドに対する受容体や感染に伴い活性化された補体由来の代謝物（8章参照）に対する受容体があり，これらの分子も好中球を誘引する活性をもつ．

血管内を流れている好中球が血管外に出ていく（遊走する）ためには，好中球と血管内皮との相互作用を経て，最終的に血管壁を通過する必要がある．この過程には，走化性因子のほかに，細胞接着分子や酵素類が関与するいくつかのステップを経る．まず，血流に乗って流れている好中球が血管内皮に沿って転がる**ローリング**という現象が観察される（図3・4）．ローリングは，血流に乗って流れている好中球のスピードを減速させる意義があるといわれている．ローリングには，血管内皮細胞の表面に存在する**セレクチン**とよばれる**細胞接着分子**と好中球表面の糖タンパク質の可逆的な相互作用が関わっている．この相互作用に関わる好中球表面の糖鎖は**シアリルルイスX**とよばれる四糖構造であり，好中球の細胞膜糖タンパク質の末端に存在する．

ついで好中球は，サイトカインなどによる活性化シグナルを受け，別の種類の細胞接着分子（§3・6参照）である**インテグリン**の発現が高まり，あるいは活性化されることにより内皮との強固な接着が促される．内皮細胞表面には**免疫グロ

---

* 感染や組織損傷など生体の危険を察知し自然免疫系を活性化するシグナルを"危険信号（danger signal）"という言葉で表すことがある．

インターロイキン8
(interleukin-8, IL-8)：化学走化性を示すサイトカイン（ケモカイン）の一つ．発見当初は好中球走化性因子とよばれた（12章参照）．

ロイコトリエンB_4
(leukotriene B_4)：アラキドン酸からリポキシゲナーゼの作用によって合成される物質の一つ．

セレクチン（selectin）：細胞接着分子の一つのファミリー．糖鎖に結合するレクチン活性をもつ．

シアリルルイスX（シアリルLe^X）：セレクチンに結合する四糖構造．

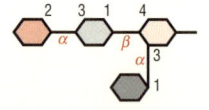

- シアル酸
- ガラクトース
- N-アセチルグルコサミン
- フコース

インテグリン integrin

免疫グロブリンスーパーファミリー
immunoglobulin superfamily

ブリンスーパーファミリーに属する ICAM-1[*1] や VCAM-1[*1] とよばれる細胞接着分子が発現し，好中球表面のインテグリン（LFA-1, Mac-1, VLA-4 など）との相互作用を媒介する．血管内皮に強固に接着した好中球は，変形し偽足を伸ばしながら内皮細胞の間を通り抜け血管の外に遊走する．血管内皮細胞の外側には基底膜とよばれる薄い細胞外マトリックス（細胞外基質）があることが多いが，好中球は自身の移動を容易にするために，コラーゲンを分解する**マトリックスメタロプロテイナーゼ**とよばれる酵素を分泌しながら組織中を移動し感染巣に達する．そして，侵入した微生物との闘いに参画する．

[*1] **ICAM-1**（intercellular cell adhesion molecule-1）および **VCAM-1**（vascular cell adhesion molecule-1）: 両分子とも血管内皮に発現する免疫グロブリンスーパーファミリーの細胞接着分子である．

マトリックスメタロプロテイナーゼ
matrix metalloproteinase

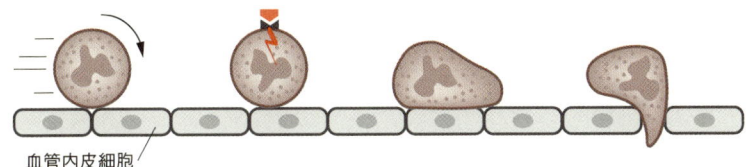

図3・4 好中球の血管外遊走の機序
① 好中球が血管内皮に沿って転がり減速する．血管内皮細胞表面のセレクチンと好中球表面の糖鎖（シアリルルイス X）の相互作用による．
② サイトカインの刺激により好中球が活性化する．
③ 好中球が内皮と強固に接着する．内皮細胞表面の ICAM-1 や VCAM-1 と好中球表面のインテグリンの相互作用による．
④ 好中球が変形し偽足を伸ばしながら血管内皮細胞の間を通り抜ける．

微生物感染が刺激となって，骨髄に貯留されていた好中球が動員され，また骨髄での好中球の生成が活発になり，血液中の好中球数が増加する．増加した好中球は感染局所で細菌などを食作用により取込み，その多くは死滅し膿となり体外に排出されるか，組織のマクロファージにより処理される．

3・6 細胞接着分子

§3・5で述べた好中球の血管外遊走やリンパ球の再循環（コラム4参照）でみられるように，免疫細胞は血管内皮細胞と相互作用をもちながら体内を移動する．生体内での細胞間相互作用には**細胞接着分子**とよばれる一群の分子が関わっている．免疫細胞の抗原認識においても細胞接着分子の関与がある（10, 11, 13 章参照）．細胞接着分子は，その構造から四つのグループに大別することができる（表3・3）．そのおもなものについて基本構造を図3・5に示す．これらの細胞接着分子のほとんどは細胞膜貫通型タンパク質で，接着のための糊として作用するだけでなく，細胞内ドメインが細胞骨格や細胞内シグナル伝達系と連結し，細胞外環境からの情報を細胞内に伝達する機能をもっている．また，何でもくっつける糊ではなく，決まった相手のみに結合する特異性がある．

カドヘリンファミリーの細胞接着分子は，カルシウムイオンの存在下で自身同士の間で結合[*2]し，上皮細胞同士の結合や発生の過程での組織形成に伴う細胞間相互作用で重要な役割を果たしている．

免疫グロブリンスーパーファミリーに属する分子は，免疫グロブリン（Ig）に

細胞接着分子
cell adhesion molecule

[*2] 同じ分子の間での結合をホモフィリック（homophilic）な結合という．

表3・3　おもな細胞接着分子

	接着分子		リガンド分子
カドヘリンファミリー	E-カドヘリン		同一分子同士のホモフィリックな接着
	N-カドヘリン		
	P-カドヘリン　など		
免疫グロブリン (Ig) スーパーファミリー	CD4		MHC クラス II 分子
	CD8		MHC クラス I 分子
	CD2		LFA-3
	CD28		B7
	LFA-3 (CD58)		CD2
	ICAM-1 (CD54)		LFA-1, Mac-1
	ICAM-2		LFA-2
	VCAM-1		VLA-2
	B7　など		CD28
インテグリンファミリー	β1 インテグリン	VLA-1	コラーゲン, ラミニン
		VLA-2	コラーゲン, ラミニン
		VLA-3	ラミニン
		VLA-4	フィブロネクチン, VCAM-1
		VLA-5	フィブロネクチン
		VLA-6　など	ラミニン
	β2 インテグリン	LFA-1	ICAM-1, ICAM-2
		Mac-1　など	ICAM-1
	β3 インテグリン	GP IIb/IIIa　など	フィブリノーゲン, フィブロネクチン
セレクチンファミリー	L-セレクチン		硫酸化シアリル Le^x
	E-セレクチン		シアリル Le^x
	P-セレクチン		シアリル Le^x

類似したドメイン構造をもつ．T細胞のマーカー分子であるCD4やCD8（§2・4参照）もこのグループに属する細胞接着分子である．11章および13章で述べるように，クラスIあるいはクラスIIの主要組織適合抗原と結合してT細胞活性化への補助シグナルを伝達する．また，炎症局所の血管内皮細胞に発現するICAM-1およびVCAM-1も免疫グロブリンスーパーファミリーに属する分子である．これらの接着分子は，好中球やリンパ球の表面に発現されるLFA-1やVLA-4とよばれるインテグリンファミリーの細胞接着分子と結合して，これら免疫細胞の炎症局所への遊走に関わる．

インテグリンファミリーに属する接着分子は，上述のように免疫グロブリンスーパーファミリーに属する分子との相互作用により細胞間の接着に関与するほ

か，細胞と細胞外マトリックス*との接着にも関わる．α鎖とβ鎖のヘテロ二量体構造をもち，β1，β2，β3などβ鎖の種類によりサブファミリーに分かれ，それぞれが異なるα鎖と組合わさることにより，結合する相手方が異なる（リガンド特異性が異なる）多様な細胞接着分子群を形成する．

セレクチンファミリーには，L-セレクチン，E-セレクチン，P-セレクチンが属する．いずれのセレクチンも細胞膜に発現する糖鎖と結合するレクチン活性をもっている（コラム6参照）．L-セレクチンは，リンパ球の再循環に関わるホーミング受容体の一つである（コラム4参照）．また，E-セレクチンとP-セレクチンは活性化された血管内皮細胞表面に発現し，炎症局所や感染部位への白血球遊走の初期段階であるローリングに関わる（図3・4）．この後に続く血管内皮への

* **細胞外マトリックス**（extracellular matrix, ECM）：**細胞外基質**ともいう．細胞と細胞の間に存在する物質の集合体で，タンパク質（コラーゲンなど）や多糖体（プロテオグリカンなど）がおもな構成成分である．ほとんどの組織・臓器にあり，組織形成や細胞活動のための環境整備に重要な働きをしている．

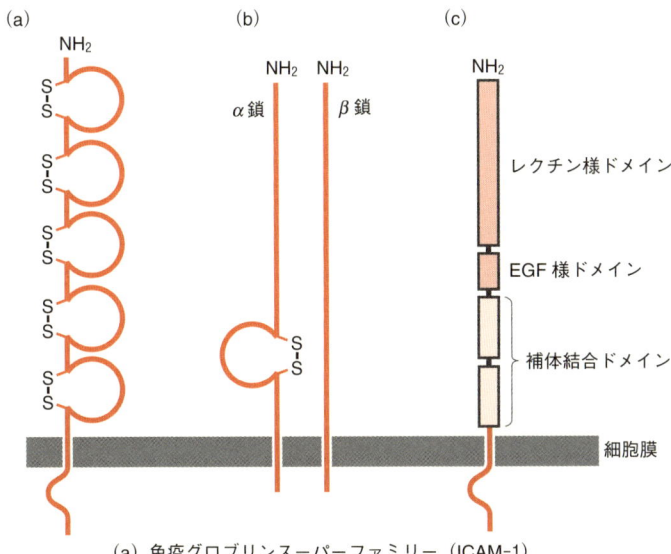

(a) 免疫グロブリンスーパーファミリー（ICAM-1）
(b) インテグリンファミリー
(c) セレクチンファミリー（L-セレクチン）

図3・5　おもな細胞接着分子の基本構造

強い接着には，サイトカインによる活性化シグナルを受けた白血球に発現するインテグリンと血管内皮細胞に発現する免疫グロブリンスーパーファミリーに属する接着分子の相互作用が関与することは§3・5で説明した．P-セレクチンは，活性化された血小板にも発現し，血管の損傷などによって生成する血小板の凝集塊に白血球を集積させ感染防御に寄与すると考えられている．

4 抗体の働き
抗原に結合する多機能タンパク質

体液性免疫の主役である抗体は，血液中に含まれる"Y"字形をした防御タンパク質であり，外部からの異物に結合することによって，異物を免疫細胞に貪食させたり，破壊したりすることによって生体を守っている重要な分子である．抗体は異物のごく一部の抗原決定基とよばれる構造を認識し結合する．

4・1 抗体とは何をするタンパク質か

免疫系を機能別にみると，体液性免疫と細胞性免疫の二つがある（§1・6参照）．体液性免疫の主役が**抗体**である．体の中に抗原が入ると，この抗原と特異的に結合する抗原受容体をもつB細胞が反応し，抗体産生細胞に増殖・分化して抗原受容体と同じ抗原特異性をもった抗体を産生する．この抗体は同じ抗原と再び出会うと結合して抗原を分解して除去するように働く．抗体自身には抗原を分解する作用はないので，抗原を分解する他の機能系を活性化して抗原を除去する．したがって抗体は"抗原を認識して特異的に結合する機能"と"抗原を除去する系を活性化する機能"をもったタンパク質であるといえる．

ある抗原に対して産生された抗体は，原則として，その抗原とのみ反応して他の抗原とは反応しない．このことを，抗体の"抗原に対する特異性"（あるいは"抗原特異性"）という．抗原と抗体の結合は酵素と基質の関係によく似ていて**鍵と鍵穴**にたとえられる．抗体の結合する抗原の構造部分（**エピトープ**または**抗原決定基**とよばれる）が鍵で，これに結合する抗体の構造部分（**抗原結合部位**）が鍵穴とすると，両者はぴったりと適合して強く結合する．つまり抗原特異性の異なる抗体は，互いに構造の異なる抗原結合部位をもっている．ヒトを含めた脊椎動物の一個体が何種類の抗原特異性の異なる抗体を産生するかは明らかでないが，おおよそ $10^6 \sim 10^8$ 種類の抗体を産生できるであろうと推定されている．この膨大な数から，脊椎動物は出会う可能性のある抗原のいずれに対しても抗体を産生して抗原を除去できると考えられる．

"抗原を除去する系を活性化する"という抗体の第二の機能は**エフェクター作用**とよばれ，抗体が抗原に結合してはじめて現れる．エフェクター作用は抗体の抗原特異性に依存せず，異なる抗原に対する抗体でも同じエフェクター作用によって抗原を分解して除去する系を活性化する．

抗体のエフェクター作用によって活性化されて抗原を除去する系には，血液中のタンパク質から成る**補体系**および**食細胞**（**マクロファージ**，**好中球**など）やマ

抗体　antibody

エピトープ　epitope
抗原決定基
antigenic determinant
抗原結合部位
antigen-binding region

エフェクター作用
effector function
補体系
complement system
食細胞（phagocyte）：貪食細胞ともいう．
マクロファージ
macrophage
好中球　neutrophil
マスト細胞（mast cell）：肥満細胞ともいう．

スト細胞が関わる機能系がある．たとえば前者では，抗原に結合した抗体（抗原抗体複合体）は，補体系の成分に結合し，補体系を活性化して抗原の細胞を破壊する．後者の例では，抗原抗体複合体が食細胞の特異的な受容体に結合し，食細胞を刺激して食作用による抗原の分解を促進する．また，マスト細胞からのヒスタミンなどの生理活性物質の遊離を誘発して，抗原の除去を容易にさせる．このように抗体のエフェクター作用は多彩であるが，抗体がどのような抗原に結合するかによらず類似しているので，これらの機能を担う構造が抗体間で共通していることが予想される．実際に，免疫系による抗原の認識と除去は，"個別的な構造"と"共通した構造"をもつ抗体によって巧みに行われている．

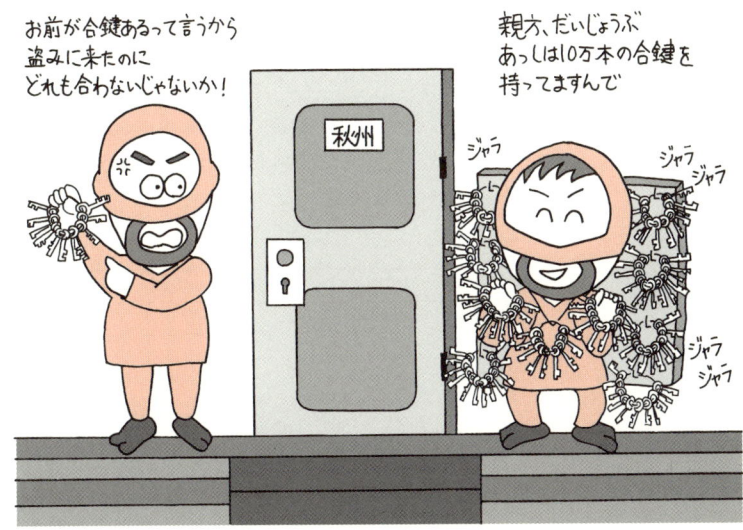

4・2　免疫で得られる抗体は多様な抗体分子の集団である

採血した血液を放置すると凝固するが，しばらくすると凝固した血餅から淡い黄色の透明な液体である**血清**が分離してくる．特定の抗原で免疫して得られる血清は**抗血清**とよばれ，抗体の精製の原料として用いられる．血清を弱アルカリ性（たとえばpH 8.6）で電気泳動すると，血清タンパク質はアルブミン，α_1, α_2, β, γグロブリンの画分に分離される．抗体は，おもにγグロブリンからβグロブリンの画分に含まれる（図4・1）．そのため，抗体は**免疫グロブリン**（Ig）ともよばれる．免疫グロブリンには，構造的に少しずつ異なるいくつかのグループがあり，そのグループを免疫グロブリンの**クラス***とよんでいる．各クラスの抗体は固有の移動度で幅広いピークをなして泳動される．ピークが幅広くなるのは，電気泳動での移動度がわずかに異なる抗体分子の集団であることによる．

免疫して得られた抗血清から抗体を精製するためには，DEAE-セルロース（ジエチルアミノエチルセルロース）などを用いるイオン交換クロマトグラフィー，ゲル沪過，電気泳動などのタンパク質精製法を組合わせる．しかし，これらの方法では，目的とする抗体を他の免疫グロブリン（日常生活での微生物による感染などで産生された抗体）と分離することができない．目的の抗体のみを分離精製

血清　serum

抗血清　antiserum

免疫グロブリン
immunoglobulin, Ig

* 免疫グロブリンには，IgG, IgA, IgM, IgD, IgEの五つのクラスがある（§5・6参照）．

*1 抗原と抗体の結合の強さはpHに依存するので，酸性の緩衝液中では，抗原と抗体の結合の親和性が低下することが多い．

するために最も有効な方法は，アガロースゲルなどの不溶性の担体に抗原を結合させたものを用いるアフィニティークロマトグラフィー（親和性クロマトグラフィー）である．抗原を結合させた担体を細長いガラス管（カラム）に充填し，そのカラムに抗血清を流すと，抗体のみが結合する．カラムをよく洗浄して他の血清タンパク質を除いてから，酸性の緩衝液（pH 3.0～3.5）をカラムに流すと抗体が解離して溶出してくる*1．

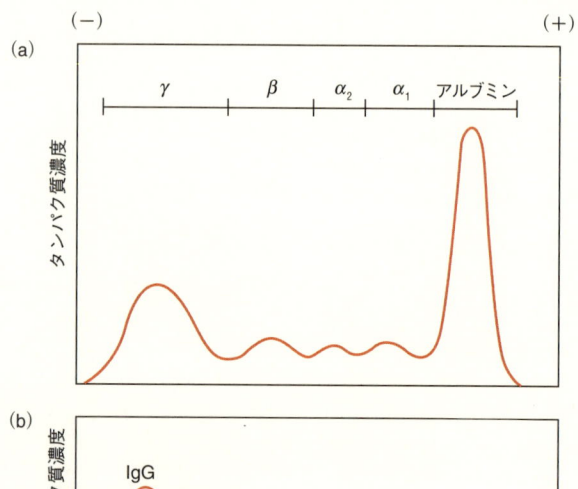

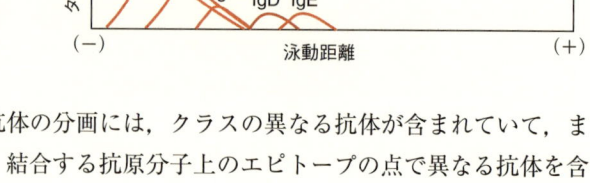

図4・1 ヒトの血清と抗体の電気泳動 弱アルカリ性の条件では，血清中のほとんどのタンパク質は負の電荷をもつので陽極側（図の左から右）に泳動する．この図は，電気泳動で分離したタンパク質を染色したのち，その濃度を縦軸にプロットしたものである．(a) は血清タンパク質の電気泳動で，右から左へそれぞれアルブミン，α_1, α_2, β, γ グロブリンの画分を示す．(b) は血清中の各クラスの抗体の電気泳動．

*2 等電点電気泳動 (isoelectric focusing)：タンパク質をその等電点の違いによって分離する手法．

こうして精製された抗体の分画には，クラスの異なる抗体が含まれていて，また，クラスが同じでも，結合する抗原分子上のエピトープの点で異なる抗体を含んでいる．したがって，精製した抗体をゲル電気泳動にかけると，幅広いバンドとなり，また，等電点電気泳動*2 で10本以上のバンドに分離されることもある．

4・3 抗体は多様性のある構造部分と均一な構造部分から成る

抗体にはさまざまな種類が存在し，種類によってエフェクター作用が異なり，構造も異なる（5章参照）．確かに抗体のクラスによって構造が少しずつ異なるものの，すべての抗体に共通した構造が存在する．ヒトのIgG抗体を例にとって抗体の特徴的な基本的構造を説明しよう．

L鎖 (L chain)：軽鎖 (light chain) ともいう．
H鎖 (H chain)：重鎖 (heavy chain) ともいう．

IgGを含むすべての抗体は4本のポリペプチド鎖から構成される糖タンパク質である（図4・2）．そのうちの2本のポリペプチド鎖は分子量約23,000の**L鎖**で，他の2本のポリペプチド鎖は，分子量約53,000の**H鎖**である．一つの抗体分子の2本のL鎖はまったく同じ構造をもち，2本のH鎖も同じ構造をもつ．4本のポリペプチド鎖は互いにS-S結合と非共有結合で強く結合している．したがって抗体分子は，構造の同じ2本のH鎖および同じ2本のL鎖が組合わさり，全体的な形としてはアルファベット"Y"の形となっている．

L鎖とH鎖の構造の特徴は，それぞれN末端側の約110個のアミノ酸残基から成る部分の構造が抗体分子ごとに異なることである．この部分はアミノ酸配列，すなわち一次構造が異なるので**可変部**（V）とよばれ，L鎖とH鎖の可変部が組合わさって抗原特異性を決める**抗原結合部位**の立体構造が形成される．この抗原結合部位はH鎖・L鎖のペア当たり1個存在するので，抗体1分子は同じ構造の抗原結合部位を2個もつことになる．

可変部　variable region

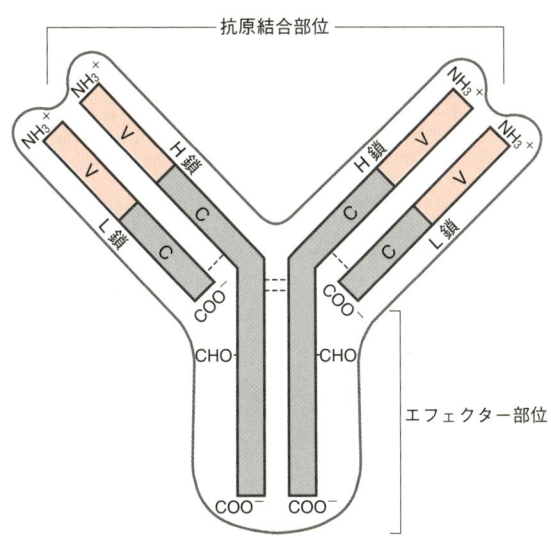

図4・2　ヒトのIgG1の基本構造　V: 可変部，C: 定常部，CHO: 糖鎖，破線: S-S結合．

　一方，L鎖とH鎖の可変部以外の部分（C末端側）は**定常部**（C）とよばれる．L鎖の定常部は，抗原特異性とは無関係に一定の一次構造をもつ．ヒトやマウスなどの抗体では，L鎖の領域の一次構造*からκ型とλ型の二つのタイプに分類されるが，タイプが異なってもエフェクター作用は変わらない．IgG以外のクラスの抗体もL鎖としてκ型（κ鎖）またはλ型（λ鎖）のいずれかをもつ．

　H鎖の定常部も，抗原特異性とは無関係に一定の一次構造をもつ．しかし異なるクラスの抗体のH鎖の定常部は異なる一次構造をもつ．H鎖定常部の一次構造が抗体のエフェクター作用を規定している．

　抗体による"抗原の認識"と"抗原の除去"は，それぞれ抗体の"個別的な構造"と"共通した構造"によって巧みに行われることを先に述べたが，これら二つの機能は，L鎖とH鎖が可変部と定常部から構成されることに基づいている．抗体の構造については5章でより詳しく述べる．

定常部　constant region

* タンパク質（ポリペプチド鎖）のアミノ酸残基の配列を一次構造という．

4・4　抗体は抗原のエピトープを認識して特異的に結合する

　§4・1で述べたように，**抗原**は免疫応答を誘発し，生成した抗体や活性化T細胞と特異的に結合して免疫反応をひき起こす物質である．言い換えると，抗原には"抗体の生成などの免疫応答を誘発する作用"と"生成された抗体と結合し

免疫原性 immunogenicity
免疫原 immunogen

免疫反応を起こす作用"の二つがあると考えられる．抗原が"免疫応答を誘発する作用"を**免疫原性**とよび，免疫原性をもつという意味で抗原は**免疫原**ともよばれる．免疫原となりうる物質はタンパク質，多糖，脂質，核酸などの高分子物質であり，これらの高分子物質から構成されている細胞は強い免疫原性を示し，それぞれの構成物質に対する抗体や活性化T細胞が生成する．一般に，分子量が大きく複雑な構造をもつものは免疫原性が強く，特にタンパク質と多糖が強い免疫原である．分子量が数千以下の物質は免疫原性がないか，あっても著しく弱い．しかし低分子の化合物でも，高分子のタンパク質と共有結合させると免疫応答をひき起こすようになり，低分子化合物に結合する抗体を産生させることができる．たとえば，2,4-ジニトロフルオロベンゼンをタンパク質と結合させて2,4-ジニトロフェニル (2,4-dinitrophenyl, DNP) 基のかたちに変えて動物を免疫すると，タンパク質に結合する抗体とともに，2,4-ジニトロフェニル基に結合する抗体（抗DNP抗体）が産生される．

ジニトロフルオロベンゼン

ハプテン（hapten）：抗体と抗原の結合反応の解析や抗原特異的な抗体の検出などの実験でしばしば用いられる．

この抗体は遊離の2,4-ジニトロフェノールと特異的に結合し，またDNP基を結合させたタンパク質の種類とは関係なくDNP基をエピトープとして認識して特異的に結合する．このように，タンパク質などの高分子物質に結合させると抗体が産生され，産生された抗体と結合する低分子物質を**ハプテン**とよぶ．つまりハプテンは，それ自身には"免疫応答を誘発する作用"はないが，"生成された抗体と結合する作用"がある．

一方，タンパク質のエピトープ（抗原決定基）として働く構造は，タンパク質分子表面に露出している部分を形成する6～10個のアミノ酸残基から成る構造である．エピトープの構造は，タンパク質分子をプロテアーゼや化学試薬でペプチド断片に分解したのち，抗体に結合するペプチドを分離して調べることができる．エピトープとして作用する構造が詳細に研究されているタンパク質の一つにマッコウクジラのミオグロビンがある．ミオグロビンは分子量17,600のタンパク質で，このタンパク質でウサギを免疫すると，分子の表面，特にポリペプチド鎖の折れ曲がりや末端付近の構造などの五つの部分構造がエピトープとして働き，それぞれに特異的に結合する抗体が産生される（図4・3）．これらのエピトープの特異性はアミノ酸配列によって決まる．

多糖のエピトープとなる構造は，5～8残基の単糖から成る大きさで，単糖の種類，配列，単糖間の結合の性質によって抗原特異性が決まる．また，核酸のエピトープとして作用する構造も5～8残基のヌクレオチドの大きさで，その配列によって特異性が決まる．DNAの場合には，二本鎖DNAに対する抗体に比べ

一本鎖DNAに対する抗体の方が得られやすい．たとえば，アデノシン一リン酸（AMP）をタンパク質に結合させた免疫原でウサギを免疫すると抗AMP抗体が得られる．この抗体はアデニン部分が外側に露出している一本鎖DNA中のデオキシアデニル酸と結合するが，塩基同士が対をなしている二本鎖DNA中のデオキシアデニル酸とは結合しにくい．このような抗体の反応性から一本鎖と二本鎖のDNAを識別することができる．

　高分子物質であっても，その個体を構成する分子（自己成分）は，原則として免疫原性を示さない．生物学的分類で遠く離れた生物由来の物質ほど，強い免疫原性を示す傾向がみられる．その理由は，免疫される動物と近縁の生物種の高分子物質は，互いに構造が似ていることによると考えられている．また，同じ種の高分子物質であっても，他の個体に対して免疫原性を示す場合がある．このような抗原は**同種抗原**とよばれ，遺伝的に構造の一部が異なるために他の個体に対しては免疫原となる．その代表的な例は，ヒトの血液型物質や臓器移植の拒絶反応に関わる主要組織適合抗原である（17章参照）．

同種抗原（alloantigen）：アロ抗原ともいう．

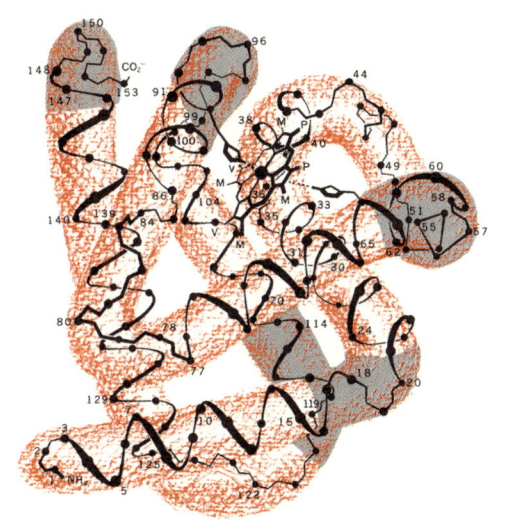

図4・3　ミオグロビンの立体構造　タンパク質分子中エピトープとして働く部分を灰色で示す．〔E.A. Kabat, "Structural Concepts in Immunology and Immunochemistry", Holt, Rinehart and Winston, New York（1976）より改変〕

4・5　抗体の多彩な機能

　抗体が抗原に結合することによって抗原の振舞いに影響を与えることがある．たとえば，ウイルス粒子の表面抗原に対する抗体の場合，抗体がウイルス抗原に結合することにより，ウイルスの細胞への侵入を阻害する**中和反応**が知られる．この場合には，抗体の抗原への結合そのものが生体防御に働くが，それ以外にも，抗原との結合がきっかけとなり，さまざまな免疫応答がもたらされる．そのような機能は，① 凝集反応の惹起，② オプソニン効果，③ 抗体依存性細胞性細胞傷害（ADCC），④ 補体の活性化，⑤ 炎症反応の惹起　などに分類される（図4・4）．それぞれについて以下に概説する．

① **凝集反応の惹起**：これは抗体が二価であることに起因する機能である．すなわち，抗体の2箇所の抗原結合部位が，細胞などの粒子状の抗原に複数存在

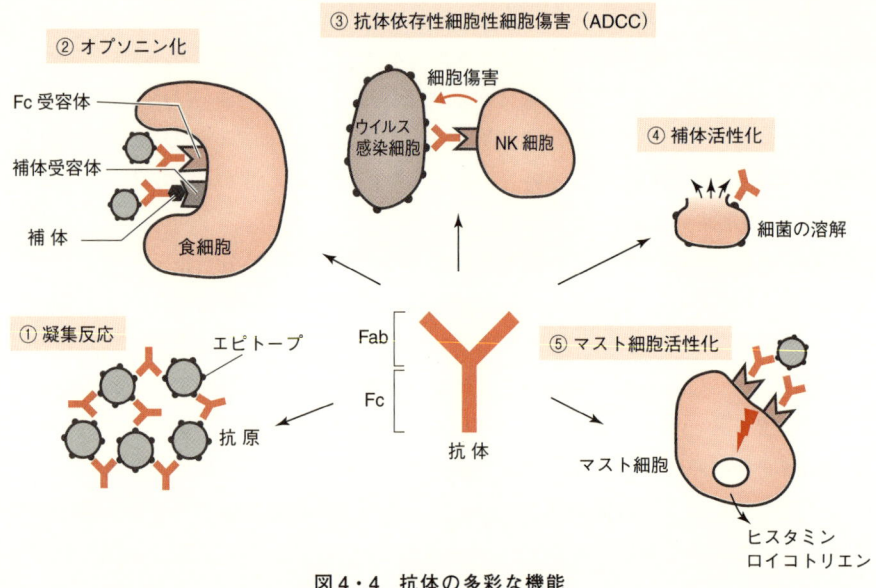

図4・4 抗体の多彩な機能

するエピトープに結合することにより，粒子間が橋渡しされ，大きな凝集塊を形成する（図4・4①）．このように抗原が凝集塊を形成し大きくなるため，マクロファージや樹状細胞に貪食されやすくなるという効果が生み出される．凝集反応は血液型検査に応用されている（§9・2参照）．B型の人の血液にA型の人の血清を加えるとひき起こされる赤血球の凝集は，A型血清に含まれる抗B型抗体によるものである．

オプソニン効果
opsonin effect

* 抗体分子の抗原結合部位とは反対側の部分をFc領域とよぶ．抗体のエフェクター作用に重要な領域である（§5・2参照）．

Fc受容体（Fc receptor）: Fcレセプターともいう．

② **オプソニン効果**：抗体が標的細胞に結合すると抗体の尾部であるFc領域*が食細胞の表面上にあるFc受容体に認識される．食細胞はFc部分を認識することによって，より効率的に抗原を取込むことができるようになる（図4・4②）．食細胞は，補体（8章参照）に対する受容体ももち，抗原・抗体・補体の複合体を効率的に細胞内に取込むようになる．抗体や補体を結合した受容体はそのシグナルを食細胞に伝え，細胞を活性化し，さらに食作用が上昇する．このように抗原が抗体によってマークされることをオプソニン化，それによって取込み効率が増強されることを**オプソニン効果**とよび，よく抗原の"味付け"にたとえられる．

抗体依存性細胞性細胞傷害
antibody-dependent cell-mediated cytotoxicity, ADCC（2・5参照）

③ **抗体依存性細胞性細胞傷害**（ADCC）：ウイルスが感染した宿主細胞やある種のがん細胞は，その表面にウイルス抗原やがん抗原を発現する．これらはキラーT細胞の標的になるが，同時に特異抗体も結合する．抗体がこれらの細胞に結合すると，オプソニン効果の場合と同じように，Fc部分に対する受容体〔FcγRⅢ（CD16）〕をもつナチュラルキラー細胞が抗体の結合した細胞を認識し，標的細胞にアポトーシスを誘導し破壊する（図4・4③）．この効果を**抗体依存性細胞性細胞傷害**とよぶ．細胞の傷害には，パーフォリンやグランザイムとよばれる傷害因子が関わっている（13, 19章参照）．

補体 complement

④ **補体の活性化**：特定のクラスの抗体は抗原に結合したのち，**補体**とよばれる

血液成分を活性化する（図4・4④）．活性化した補体はカスケード反応とよばれる連鎖反応をひき起こし，標的細胞や細菌の膜に穴をあけ溶解することができるようになる（8章参照）．補体は約20種類のタンパク質の総称であり，それらが協力して機能を発揮することから補体系ともいわれる．また，補体の活性化は，上述のオプソニン効果も誘導する．これもまた抗体の重要な生体防御機能である．

⑤ **炎症反応の惹起（マスト細胞の活性化）**：マスト細胞はアレルギー反応をひき起こす細胞として知られ，その表面に抗体のFc部分に対する受容体（Fc受容体）をもっている．ある抗原に対するIgEクラスの抗体が産生されると，この抗体がマスト細胞のFc受容体を介して細胞膜に結合し，抗原受容体のように働く．再び侵入した同じ抗原がマスト細胞表面のIgE抗体に結合すると，Fc受容体を介してシグナルが細胞内に伝達され，マスト細胞が活性化される（図4・4⑤）．そして，細胞内顆粒に蓄えられていたヒスタミンなどの炎症惹起物質が放出され，アレルギー反応に代表される炎症反応をひき起こす（アレルギーの詳細は15章参照）．

抗原と結合した抗体がひき起こす免疫反応について述べてきたが，すべての抗体がこれらの機能をもつわけではなく，抗体の種類（クラス）によって保有する機能が異なることに注意してほしい．詳しくは5章で述べる．

コラム7　ヘビ毒に対する抗血清療法

昔の話と思われるかもしれないが，21世紀になって20年以上が経過した現在でも，わが国で年間3000名以上がマムシにかまれ，そのうち10名程度が死亡するといわれている．マムシ毒は単一の成分ではなく，タンパク質分解酵素やリン脂質分解酵素，炎症惹起作用や血小板活性化作用を示す複数の毒素の混合物で，局所の痛みや腫脹，皮下出血，発熱，しびれ，めまいなどを呈し，血圧低下，意識混濁，急性腎不全などの重症例もある．

治療には，§4・2で述べた抗血清が用いられる．医薬品の規格基準書である日本薬局方には"乾燥まむしウマ抗毒素"および"乾燥はぶウマ抗毒素"の記載がある．これらは，マムシ毒またはハブ毒，あるいはそれらの毒性を弱めたトキソイドで免疫したウマの血清を精製処理して得られた抗毒素を凍結乾燥した医薬品である．マムシやハブにかまれた直後に抗毒素を投与することで，これに含まれる抗体がヘビ毒に結合し，毒の作用を中和する．抗体によるウイルスの中和作用について§4・5でふれたが，そのヘビ毒版である．ジフテリア菌やボツリヌス菌の産生する毒素に対する抗血清もある．抗体をつくるウマには申し訳ない話である．

この治療に使われる抗毒素はウマの抗体であることに注意が必要である．ヒトにとっては異種タンパク質を投与するので，これに対する免疫応答が少なからず起こる．いわゆるアレルギー反応につながる．アナフィラキシー（Ⅰ型）および免疫複合体によるアレルギー（Ⅲ型）が起こる可能性がある．後者は"血清病"とよばれる（15章参照）．

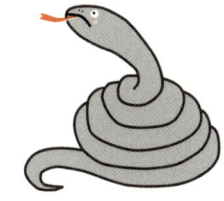

5 抗体の構造と種類
多様な機能を支えるタンパク質の構造

> "Y"字形をした抗体分子は，ドメインとよばれるかたまり（塊）構造をもつ．H 鎖の可変部と L 鎖から成り抗原を認識するかたまり（Fab）および H 鎖の定常部から成るかたまり（Fc）で構成される．抗体は，H 鎖の定常部の種類によって，IgA, IgD, IgE, IgG, IgM の五つのクラスに分類される．それぞれのクラスの抗体は異なる Fc 部分をもち，エフェクター分子としての作用が異なる．

5・1 タンパク質としての抗体

抗体は抗原と特異的に結合したのち，抗原を分解して除去するように働く．抗体には，抗原を分解する作用はないので，補体系や食作用など他の免疫系を直接あるいは間接的に活性化して抗原を効果的に除去する．すなわち抗体は"抗原を認識して結合する機能"および"抗原を除去する系を活性化する機能"の二つの機能をもつタンパク質である（4章参照）．補体系や食作用などを活性化する抗体の機能は**エフェクター作用**とよばれ，抗体が抗原に結合してはじめて現れる．抗体が結合する抗原はきわめて多種多様であるが，抗体の種類（§5・6で説明するクラスとサブクラス）が同じであれば，同じエフェクター作用によって分解・除去される．そのために，抗体は"それぞれの抗原に特異的に結合する個別的な構造"および"抗体間に共通したエフェクター作用を担う構造"の両方をもっている．一方，哺乳類などの一個体は，数百万種類以上にも及ぶ多種類の抗体をつくることができるので，出会う可能性のあるほとんどすべての抗原に対して抗体を産生して除去することができる．こうした抗体の多様性と機能を考えると，抗体タンパク質は他のタンパク質にはみられない特別な構造をもつことが予想される．本章では，抗体のもつ抗原の認識とエフェクター作用の二つの機能の発現，そして莫大な種類の抗体の存在を可能にしている抗体タンパク質の構造の特徴について解説する．

エフェクター作用
effector function

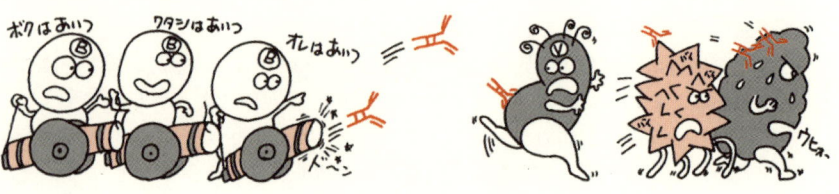

それぞれの抗体分子は決められた標的に結合する

5・2　抗体は三つの構造部分からつくられている

抗体は，§4・3で述べたように2本のH鎖と2本のL鎖の計4本のポリペプチド鎖からつくられている．2本のH鎖あるいはL鎖は，それぞれ同じ一次構造（アミノ酸配列）をもっているので，抗体1分子当たり，同じ抗原に対する結合部位を2個もつことになる．電子顕微鏡による観察でも，Y字形構造のタンパク質の2本の枝の先端付近に抗原結合部位があることがわかっている．

抗体は，抗原を結合する2個の **Fab** とよばれる構造と1個の **Fc** とよばれる構造の計3個の部分からできている（図5・1）．2個のFabとFcが連結しているH鎖の部分は，"ちょうつがい（hinge）"に似た性質をもつので **ヒンジ部** と名づけられている．この部分の構造には柔軟性があり，ヒンジ部から連なる二つのFabの角度が可変である．すなわち，二つの抗原結合部位間の距離を変化させることが可能となる．

Fab: antigen-binding fragment（抗原と結合する断片）の略．

Fc: crystallizable fragment（結晶になりやすい断片）の略．

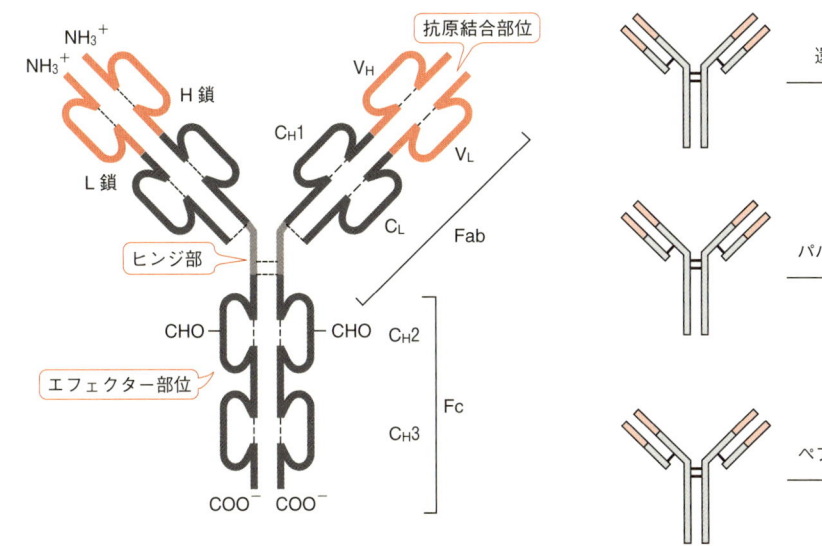

図5・1　ヒトIgG1抗体のドメイン
CHO: 糖鎖，---: S-S結合．

図5・2　タンパク質分解酵素によるIgGからのフラグメント生成

抗体をメルカプトエタノール[*1]などの還元剤で処理すると，ジスルフィド結合（S-S結合）が開裂し，2本のH鎖と2本のL鎖に分離する（図5・2）．また，タンパク質分解酵素を上手に使うことにより冒頭で述べた"かたまり"を取得することができる．たとえば，IgG抗体をパパイン[*2]で消化すると，IgG分子（分子量約15万）から分子量約5万の3個の断片（フラグメント）が得られる．3個のうち2個はFab，残りの1個がFcに対応する．**Fab断片** は抗原と結合できるが，抗原結合部位を1個しかもたないので，粒子状抗原を凝集させることはできない（図4・4①参照）．一方，**Fc断片** は予想どおり抗原を結合する能力ももたない．アミノ酸配列が均一であることが理由と思われるが，低い塩濃度では結晶化しやすい．

[*1] タンパク質中のジスルフィド結合を還元的に切断する．IUPACの命名法ではヒドロキシエタンチオール．2-ヒドロキシエタンチオール（2-メルカプトエタノール）がよく用いられる．

[*2] パパイン（papain）: タンパク質分解酵素の一つ．パパイヤから発見されたことからこの名称でよばれる．

Fab断片　Fab fragment

Fc断片　Fc fragment

*1 **ペプシン**（pepsin）：動物の胃で働くタンパク質分解酵素．

F(ab′)₂ 断片
F(ab′)₂ fragment

*2 F(ab′)₂ は"エフ・エイ・ビー・プライム・ツー"と発音する．Fab 断片と類似の断片である Fab′ 断片の二量体という意味である．

IgG 抗体を別のタンパク質分解酵素であるペプシン*1 で消化すると，Fab 断片と類似の断片が S-S 結合で連結した二量体である **F(ab′)₂ 断片***2 が生成する．この断片の分子量は，Fab 断片の約 2 倍となる約 10 万である．ペプシンの H 鎖切断部位は，パパインの切断部位と近いが，2 本の H 鎖の結合に関わる S-S 結合の位置よりも C 末端側である．そのため Fab よりもわずかに長い断片（Fab′ とよぶ）が S-S 結合で連結した二量体が生じる．Fc に相当する部分はペプシンによって短いペプチドにまで消化されてしまう．F(ab′)₂ 断片は，抗原結合部位を 2 個もっているので粒子状抗原を凝集させるが，抗原複合体には補体系を活性化したり，食作用を促進したりする作用はない．このことからも Fc 領域が抗体のエフェクター作用を担う構造部分であることがわかる．ヒンジ部を介して連結する二つの Fab 領域に抗原が結合するとエフェクター作用を現すようになる．

5・3 抗体の構造はさらにドメインとよばれる単位に分けられる

骨髄腫患者は，しばしば**骨髄腫タンパク質**とよばれる均一な抗体をもっている．複数の患者からこの抗体を調製して L 鎖の一次構造を比較すると，N 末端側の約 110 個のアミノ酸残基からつくられる部分の一次構造は，抗体ごとに多様であることがわかった．この部分は L 鎖の**可変部**（V_L）とよばれ，H 鎖の可変部と組合わさって抗体の抗原結合部位を形成する．一方，残りの約 110 個のアミノ酸残基でつくられる部分は，ほぼ同じ一次構造をもち，L 鎖の**定常部**（C_L）と

*3 V_L は L 鎖の V (variable, 可変部)，C_L は L 鎖の C (constant, 定常部) の意味．同様に，H 鎖の可変部は V_H，定常部は C_H と表記する．

ドメイン domain

よばれる．V_L と C_L*3 は，両者とも約 110 個のアミノ酸残基から成り，S-S 結合によって約 60 個のアミノ酸残基から成るループを形成している．また，ループの N 末端側と C 末端側の両側に約 20 個ずつのアミノ酸残基がある点で互いによく似た基本的な構造をもっている（図 5・1）．そのため，V_L と C_L は**ドメイン**とよばれ，L 鎖を構成する構造単位と考えられる．

ヒトやマウスの L 鎖には C_L の一次構造の異なるものがあり，κ 型（カッパ）と λ 型（ラムダ）の二つのタイプに分類される．κ 鎖と λ 鎖の C_L を，それぞれ C_κ と C_λ で示すと，L 鎖は V_L と C_κ または V_L と C_λ のドメインから成る．

H 鎖においても N 末端側の約 110 個のアミノ酸残基からつくられる部分は可変部（V_H）で，抗原特異性の異なる抗体であれば，それらの一次構造は異なっている．V_H を除いた H 鎖の残りの部分が定常部（C_H）である．同じクラスの抗体は抗原特異性が異なっても同じ一次構造の C_H をもち，抗体のクラスが異なれば C_H の一次構造は異なる．IgG 抗体の H 鎖（γ 鎖という）の一次構造を詳しく調べると，ヒンジ部を除いた残りの部分は，C_H1，C_H2，C_H3 の三つのドメインに分けられる．いずれの部分も V_L や C_L と同様に約 110 個のアミノ酸残基から成り，約 70 個のアミノ酸残基から成るループが S-S 結合によってつくられている．したがって，IgG の H 鎖は V_H を含めた四つのドメインとヒンジ部の構造単位から成る．

抗体の高次構造を X 線結晶解析で調べると，IgG 抗体の L 鎖の V_L と C_L ドメインは，それぞれ独立に球状の高次構造をつくっていることがわかる（図 5・3）．また，H 鎖でも V_H，C_H1，C_H2，C_H3 がそれぞれ独立して球状構造をつくってお

り，ドメインは抗体の高次構造を形成する基本的な単位ともいえる．

いずれのドメインも抗体分子中では，2個ずつ対をなして結合している．V_L と V_H は非共有結合で緊密に結合して抗原結合部位を形成する．C_L は C_H1 と S-S 結合や非共有結合で結合し，また，Fc 部分を形成する C_H2 と C_H3 も，それぞれ2個ずつ対をなしている．抗体は糖を含む糖タンパク質であり，二つの C_H2 の間に糖鎖が存在する．

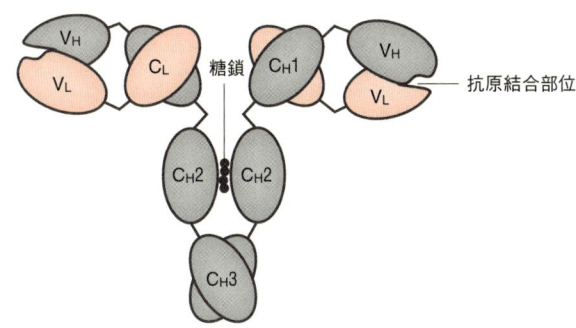

図 5・3　IgG 抗体のドメイン構造

5・4　抗原結合部位を形成するドメイン

L鎖とH鎖の可変部の V_L ドメインと V_H ドメインがつくる高次構造によって抗体の抗原結合部位の立体構造，すなわち抗原特異性が決まる．多数の抗体の V_L や V_H の一次構造を比較したところ，可変部の全体にわたって多様性があるわけではないことがわかった．V_L および V_H のいずれも，アミノ酸配列が著しく変動する部分とそれほど変動しない部分とがある．あまり変動しない部分は**枠組み配列**とよばれる．抗原特異性の異なる抗体の V_L や V_H が抗原特異性の相違にかかわらずに類似の高次構造をもつのは，この枠組み配列が存在するためである．

抗体ごとにアミノ酸配列が著しく変動する部分は**超可変部**とよばれる．超可変部は V_L と V_H に3箇所ずつ存在する（図5・4）．この部分のアミノ酸配列は，個々の抗体に固有のものであって，後に述べるように互いに立体構造上接近して存在し，エピトープと特異的に結合するためのポケットをつくっている．つまり，抗原結合部位の高次構造は超可変部によって形成され，この構造を安定化す

枠組み配列
framework region

超可変部
hypervariable region

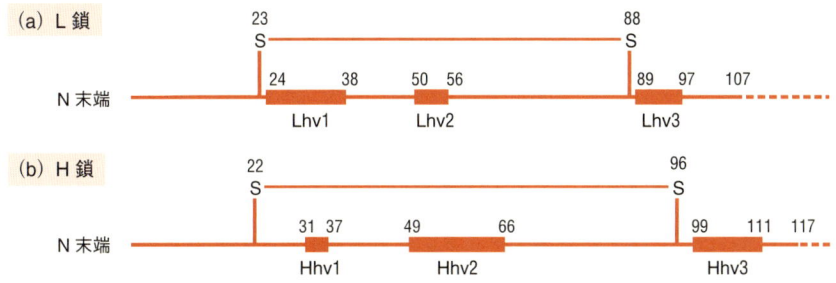

図 5・4　L鎖(a) とH鎖(b) の超可変部　Lhv1, Lhv2, Lhv3 はL鎖の超可変部，Hhv1, Hhv2, Hhv3 はH鎖の超可変部を示す．

る骨格となるのが枠組み構造といえる．

抗体の抗原結合部位の高次構造と抗原構造の関係も X 線結晶解析から知ることができる．たとえば，図 5・5 はビタミン K_1 と抗体の結合の様子を示したものである．L 鎖の二つの超可変部の Lhv1 と Lhv3 および H 鎖の三つの超可変部の Hhv1，Hhv2，Hhv3 が近くに集まり，抗原であるビタミン K_1 を取囲んでいるのがわかる．このように，超可変部は抗原結合部位の抗原特異性を決める構造部分であるので，**相補性決定領域**（CDR）ともいわれる．

抗原と抗体の結合反応の特異性は"鍵と鍵穴"の関係にたとえられるが（§4・1 参照），X 線結晶解析はこの推定が正しいことを証明している．また抗体が抗原に強く結合できるのは，抗原結合部位に抗原のエピトープがぴったりとはまり込むことによって，両者の構造をつくっている原子あるいは原子団の間にイオン結合，水素結合，疎水結合，ファンデルワールス力などの数多くの結合が形成されることから説明できる．

相補性決定領域
complementarity-determining region, CDR

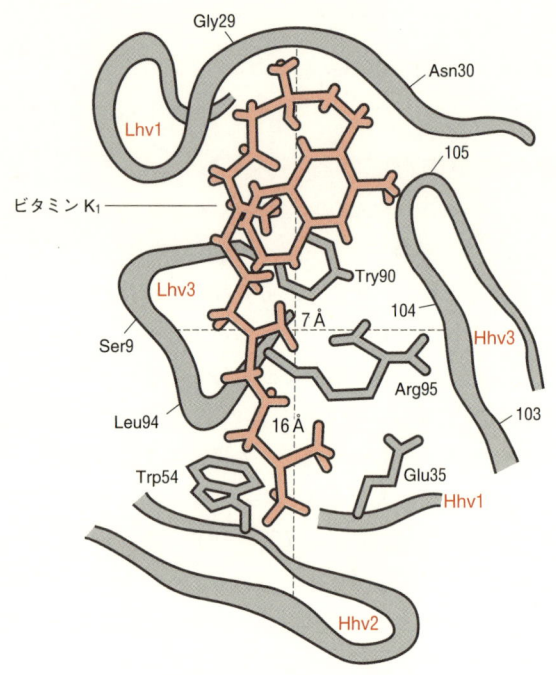

図 5・5 ビタミン K_1 に対する抗体の抗原結合部位の構造　ビタミン K_1 を色付きの構造で示してある．〔L.M. Amzel *et al.*, *Proc. Natl. Acad. Sci. U.S.A.*, **71**, 1427（1974）〕

5・5 エフェクター作用を担うドメイン

IgG 抗体は，抗原と結合すると補体系を活性化する．抗原抗体反応がきっかけとなる補体系の活性化は古典経路とよばれる（8 章参照）．古典経路による補体系の活性化の機能を担う IgG 抗体のドメインは C_H2 であることが明らかにされている．また，抗原に結合した IgG 抗体がマクロファージや好中球などの食細胞の細胞表面にある Fc 受容体（Fc レセプター）に結合し食作用が促進されるオプソニン効果について §4・5 で述べた．抗体と結合した抗原は，食細胞の Fc

受容体を介したエンドサイトーシス*1 により細胞内に取込まれ消化・分解される．Fc 受容体との結合は，おもに C_H3 ドメインを介して起こる．

抗体のエフェクター作用には直接関係しないが，C_L と C_H1 の二つのドメインは抗原結合部位と Fc 部分との間のスペーサーの役割をもつ．この二つのドメインがあることにより，抗原結合部位と Fc 部分が適度に距離を保ち，それぞれの機能を果たすことができるものと考えられている．こうした各ドメインの研究から，ドメインは抗体の高次構造を形成する構造単位であると同時に，抗体の多様な機能を分担する機能上の単位でもあることがわかる．抗体は，いくつかのドメインの作用を連関させることによって，抗原を認識して排除する多様な機能を獲得したタンパク質であるといえよう．

*1 **エンドサイトーシス**(endocytosis)：食作用のように，細胞が細胞外の物質を取込むための方法の一つ（3章参照）．細胞は細胞膜を変形させて対象の物質を取囲んだのち，小胞として細胞内に取込む．

5・6 抗体のクラスとエフェクター作用

抗体のエフェクター作用が多種多様であると述べたが，一つの抗体がすべてのエフェクター作用をもつのではない．抗体の種類によって，発現できるエフェクター作用の種類が決まっている．このような抗体の種類は**クラス**とよばれ，ヒトでは，IgG, IgM, IgA, IgD, IgE〔Ig は**免疫グロブリン**（immunoglobulin）の略称〕の五つのクラスがあり，IgG はさらに IgG1，IgG2，IgG3，IgG4 の**サブクラス**に分類され，IgA は IgA1，IgA2 のサブクラスに分類されている．ヒト以外では，サル，マウス，ラットでもヒトと同様に IgG, IgM, IgA, IgD, IgE の五つのクラスが見いだされている．しかしサブクラスに関しては必ずしも同じではない．たとえばマウスでは，IgG1，IgG2a，IgG2b，IgG3 の四つのサブクラスがあるが，ウサギでは IgG にサブクラスがない．

クラス class
IgG immunoglobulin G
IgM immunoglobulin M
IgA immunoglobulin A
IgD immunoglobulin D
IgE immunoglobulin E
免疫グロブリン immunoglobulin
サブクラス subclass

表 5・1 ヒトの抗体のクラス・サブクラスとエフェクター作用

エフェクター作用	クラス・サブクラス
補体系活性化† 　古典経路 　第二経路	 IgG1, IgG2, IgG3, IgM IgA
貪食作用亢進	IgG1, IgG2, IgG3, IgG4, IgA
マスト細胞の脱顆粒反応の誘発	IgE
胎盤通過性	IgG1, IgG2, IgG3, IgG4
外分泌性	IgA

† 補体系を活性化する機序については 8 章を参照．

IgG 抗体は最も多量に血液中に含まれており，以前は γ グロブリン*2 とよばれていた抗体である．IgG は抗原と結合すると，補体系を活性化したり，食細胞の貪食作用を促進したりする（オプソニン効果，表 5・1）．また，IgG 抗体は胎盤通過能のある唯一のクラスの抗体である．胎生期や出生時の免疫機能は低いので，母親の IgG 抗体が胎盤を通って胎児あるいは新生児に移行して防御反応に役立っている（コラム 8 参照）．

IgM 抗体は，H 鎖と L 鎖が 2 本ずつの基本構造が五つ連結された特徴的な五

*2 **γ グロブリン**(γ-globulin)：血清タンパク質を電気泳動法で分離すると，グロブリン分画は，アルブミンに近い方から順に α グロブリン, β グロブリン, γ グロブリンに分離される（§4・2参照）．

量体構造をとるため，分子量が最大の抗体であり，しかも IgM 1 分子当たり 10 個の抗原結合部位をもつ（図 5・6）．異物が体内に侵入したときに，はじめに産生される抗体である．また，補体系を活性化する作用が強いことも特徴である．進化の過程で最初に出現した抗体のクラスであると考えられている．

　IgA 抗体は，血液中に存在するほかに，気管や小腸の粘膜分泌液，唾液，涙，出産直後の初乳などの外分泌液にも多量に含まれているので**外分泌性抗体**とよばれている．気管支や小腸などの粘膜の免疫に関わる．初乳中の IgA 抗体は新生児の感染防御に役立っている．分泌型の IgA 抗体は，**J 鎖**とよばれるポリペプチド鎖によって連結された二量体構造をもち，さらに**分泌成分**とよばれる特別なタンパク質が結合することで消化酵素の作用から抗体分子を保護している（図 5・6）．

外分泌性抗体
secretory antibody

J 鎖　joining polypeptide

分泌成分
secretory component

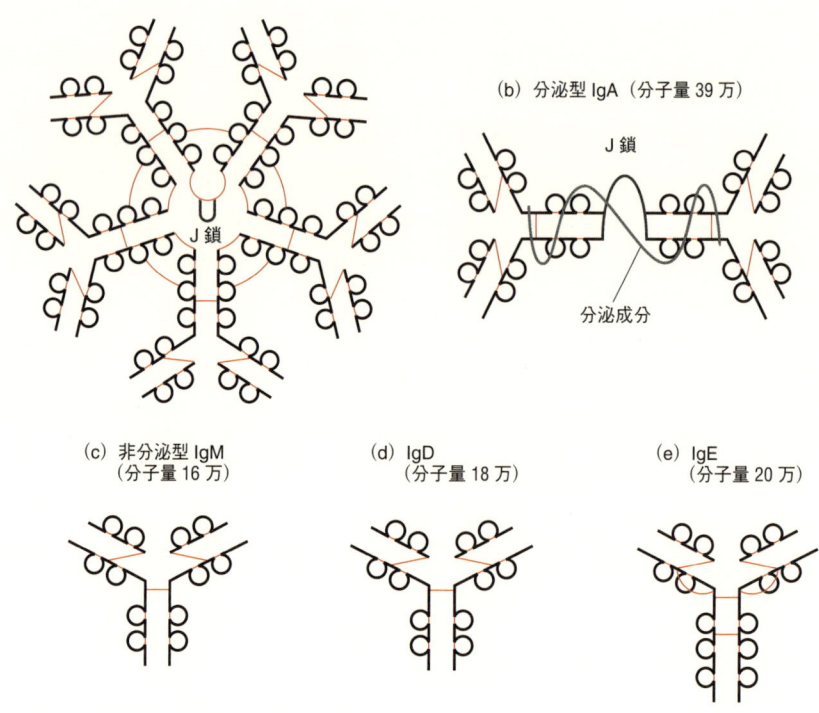

図 5・6　IgG 以外の抗体の基本構造　IgM は，H_2L_2 構造が J 鎖で連結された五量体である．分泌型 IgA は，H_2L_2 構造の二量体であり，分泌成分とよばれるポリペプチド鎖が結合している．図中の色の線 ── は S-S 結合を表す．

　IgE 抗体は，花粉アレルギー，じん麻疹，薬剤アレルギーなどのアレルギーに関わる抗体である．このクラスの抗体の特徴は，マスト細胞（肥満細胞）や好塩基球に対する強いエフェクター作用をもつことである．マスト細胞は血管の周辺や結合組織に存在し，好塩基球は血液中に存在する白血球の一種である（2 章参照）．両者ともヒスタミンやセロトニンなどの生理活性アミンを含んだ顆粒を豊富にもつ細胞である．これらの細胞膜には IgE 抗体に対する受容体が存在して

表5・2 ヒトの抗体のクラス・サブクラスの特徴

	抗体のクラス				
	IgG	IgA	IgM	IgD	IgE
H鎖の種類	γ	α	μ	δ	ε
L鎖の種類	κ鎖またはλ鎖				
分子量	15万	39万[†1] (16万)	90万[†2] (16万)	18万	20万
サブクラス (H鎖)	γ1, γ2, γ3, γ4	α1, α2	μ1, μ2	—	—
血中正常値〔mg/mL〕	12.4	2.8	1.2	0.03	0.0003
胎盤通過能	+	—	—	—	—
外分泌性	+	+++	+	—	+
補体活性化	+	—	++	—	—
オプソニン作用	++	—	—	—	—
おもな特徴と機能	血液中に最も豊富に存在する抗体	粘膜における免疫	B細胞抗原受容体	B細胞抗原受容体	I型アレルギー (即時型過敏症) への関与 (15章参照)

[†1] 外分泌性抗体の分子量. ( ) 内は単量体の分子量.
[†2] 五量体IgMの分子量. ( ) 内は単量体の分子量.

おり，この受容体を介して細胞にIgE抗体が結合する．細胞膜に結合したIgE抗体に抗原が結合すると，細胞内顆粒の内容物が細胞外に放出される反応（脱顆粒反応）が起こる．その結果，ヒスタミンやセロトニンが細胞外に遊離して，平滑筋の収縮や毛細血管の透過性の増大などが起こり，抗原抗体複合体の除去に寄与する．また同時に，好酸球など他の免疫細胞を誘引する因子も放出されるので，免疫細胞が集積することになる．この脱顆粒反応が過剰に誘発されるとアレルギー反応として病的症状が現れる（15章参照）．

IgD抗体は，血液中の濃度が低くエフェクター作用には不明の点が多いが，B細胞の分化の段階で発現が変化することが知られる．

以上のように，抗体には機能の異なるクラス・サブクラスが存在するが，血液中の濃度は，IgG > IgA > IgM > IgD > IgEの順に高い．それぞれのクラス・サブクラスの特徴を表5・2に示す．クラス・サブクラスの構造的な違いはH鎖の定常部である．IgG, IgM, IgA, IgD, IgEのH鎖は，それぞれ$\gamma, \mu, \alpha, \delta, \varepsilon$鎖とよばれ，それぞれ異なるアミノ酸配列をもっている．ヒトのIgGの四つのサブクラスのIgG1, IgG2, IgG3, IgG4のH鎖は，それぞれ$\gamma 1, \gamma 2, \gamma 3, \gamma 4$とよばれ，IgAの二つのサブクラスのIgA1, IgA2のH鎖は$\alpha 1, \alpha 2$とよばれる．これらの表記法により，抗体のクラス・サブクラスを表すことができる．たとえば，IgG1の抗体でκ型のL鎖をもつ場合は$\gamma 1_2 \kappa_2$と表記され，λ型のL鎖をもつ場合は$\gamma 1_2 \lambda_2$と表記される．IgM抗体は五量体構造をとり，J鎖が結合している．

コラム 8　母子の血液型不適合

§5・6 で述べたように，抗体クラスの中で胎盤を通過できるのは IgG のみである．IgG が胎盤通過能をもつのは，その Fc 部に対する受容体（neonatal Fc receptor, FcRn）が胎盤に存在するためである．IgG はこの受容体により胎盤を通じて胎児に送り届けられる．新生児はほぼ外界の異物に対する免疫をもたずに生まれるが，比較的病気になりにくいのは体内に存在する母親由来の IgG に守られているためである．実際，IgG が体内から消失する生後半年くらいからの方が病気にかかりやすい．このように IgG の胎盤通過能は新生児を守る重要な役割をもっているが，これが逆の効果をもたらす場合もある．

血液型分類の一つに Rh 血液型があり，この血液型には優性（顕性）の Rh（＋）と，劣性（潜性）の Rh（－）（日本人では約 0.5％）が存在する．Rh（＋）の父親，Rh（－）の母親の子どもは Rh（＋）となる．胎児血液は分娩時に母体循環に流入し，母体を感作し，Rh（＋）赤血球に対する IgG 抗体産生を誘導する．このように，第一子出産時に免疫が成立するため，第二子に対して攻撃型の免疫が起こってしまう．産生された IgG は胎盤を通って胎児体内に流入し，胎児の赤血球を破壊する．したがって新生児は重度の貧血（新生児溶血性貧血），肝・脾肥大など重篤な症状をひき起こしてしまう．これを血液型不適合妊娠という．現在では第一子出産時に Rh 抗原に対する抗体を母体に投与することにより，流入した Rh（＋）赤血球を破壊することで免疫原を消失させ免疫を成立させないような対策がとられている．

このような血液型不適合妊娠は ABO 血液型では起こらないか，起こっても軽度である．なぜなら，ABO 血液型抗原に対する抗体はほとんど IgM クラスであり，胎盤を通過できないことがその理由である．ABO 血液型は赤血球表面の糖鎖構造によって決定されており（9 章参照），糖鎖に対する抗体の場合，IgG はほとんど誘導されず IgM であることが多い．

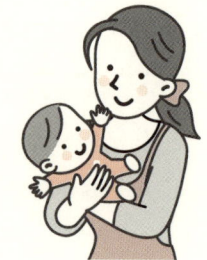

6 抗体を得る方法
アジュバント，ワクチン，モノクローナル抗体

　動物に非自己である異物を注射すると免疫反応が起こり抗体がつくられる．同時に，免疫記憶が形成され，同じ抗原に再び出会うと強い免疫反応が起こる．この性質は，感染症予防のためのワクチンに応用されている．タンパク質抗原を動物に投与した場合，通常は複数のB細胞クローン由来のポリクローナル抗体がつくられるが，細胞工学的な手法を用いることにより，単一クローン由来のモノクローナル抗体を得ることができる．

6・1 実験動物で抗体をつくる

　抗体を得るためには，抗原（免疫原）を実験動物に非経口的（腹腔内，静脈内，筋肉内，皮下など）に投与して免疫する．抗原を経口投与しても，多くの場合には消化管内で消化されてしまって抗原として作用しない．動物での免疫応答の誘導効率には，抗原の特徴（免疫原性），投与経路，投与スケジュール，投与量，免疫補助剤〔アジュバント（§6・2参照）〕などが影響する．動物を利用して抗体を得る場合は，1週間以上の間隔をおいて，少なくとも2回以上抗原を注射する．1回に注射する抗原量は，ウサギの場合，数 μg から数 mg，マウスやモルモットで数 μg から数百 μg の程度である．注射する抗原量を増やすと，産生される抗体量も増えることが多いが，極端に多量の抗原を注射すると免疫寛容または免疫麻痺（免疫不応答）とよばれる現象が起こり，かえって抗体が産生されなくなることがある．

　a．一次免疫応答と二次免疫応答　抗原を注射してから血液中に現れる抗体の量を，時間を追って測定すると，図6・1のような結果が得られる．最初に抗原を注射してから4～5日目に抗体が血液中に現れ，しだいに増量して10日目前後にピークとなり，ついで徐々に減少する．この初回の抗原の注射による抗体の産生反応を**一次免疫応答**とよぶ．抗体の産生量が減少してから，同じ抗原を再び注射すると，抗体産生量は急激に増え，しかも初回の免疫のときよりも著しく高まり，長期間にわたって抗体が産生され続ける．このような抗体産生の反応を**二次免疫応答**とよぶ．初回の免疫と2回目の免疫で応答が異なるのが免疫応答の特徴である．たとえば，ある病原微生物に感染した人が再び同じ病原微生物に感染しても発病しにくいのは，身体の免疫系の細胞が抗原である微生物と接触して変化し，その抗原と反応したことを"記憶"していて，あとで同じ抗原と出会うと，迅速に免疫反応が起動して抗原を排除することによる．このような記憶を**免**

一次免疫応答
primary immune response

二次免疫応答
secondary immune response

免疫記憶（immunological memory）：免疫学的記憶ともいう．

疫記憶という（1章参照）．

ワクチン vaccine

免疫記憶を上手に利用したものが感染症予防に用いられる**ワクチン**である．ワクチン接種は，あらかじめ特定の感染症の病原体に対する免疫記憶を成立させる目的で行われる．病原体の特徴に応じて，抗原の調製方法や添加される**アジュバント**が工夫されている．ワクチンについては後述する（§6・3参照）．

アジュバント（adjuvant）：**免疫増強剤**あるいは**免疫補助剤**などとよばれ，抗原とともに動物に投与することによって免疫反応を強化する．

図6・1で，もう一つ注目したいのは，IgM クラスの抗体の産生量が一次免疫応答と二次免疫応答でそれほど変わらないのに対して，IgG の産生が著しく増強されることである．

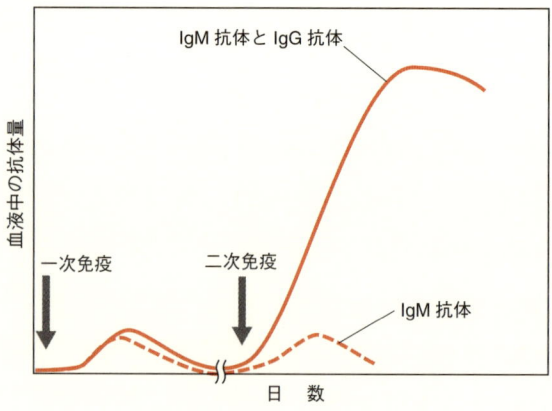

図6・1 免疫による抗体産生の時間経過
二次免疫で急速に IgG 抗体が多量に生産される．これは一次免疫によって記憶細胞が生成し，この細胞が再び抗原と反応すると，急速に IgG 抗体産生細胞になることによる．

b．通常の免疫で得られる抗体は IgM 抗体と IgG 抗体である　一次免疫応答と二次免疫応答では，産生される抗体のクラスが変動する．一次免疫応答では，最初に IgM 抗体が産生され，ついで IgG 抗体が産生される．一方，二次免疫応答では，すばやく IgG 抗体が多量に産生される．この現象には，B 細胞内で起こる**クラススイッチ**とよばれる機序が関わっている（§7・1参照）．

クラススイッチ
class switching

哺乳類では，多くの場合 IgM 抗体は免疫初期に微量しか産生されないが，異種の赤血球や細菌などで免疫すると，IgM 抗体が比較的多量に産生される．たとえば，異なる血液型の個人間での輸血（血液型不適合輸血）で問題となる赤血球に対する抗体（A 型赤血球や B 型赤血球に対する抗体）は IgM 抗体が主となる．

サブクラス（subclass）：IgG, IgA, IgM, IgD, IgE を抗体のクラスとよび，クラスの中での細分類をサブクラスとよぶ．ヒトの場合は，IgG には IgG1〜IgG4 の四つのサブクラス，IgA には IgA1 と IgA2 の二つのサブクラスがある（§5・6）．

IgG 抗体は通常の免疫で容易に得られる．動物を免疫するための条件（投与方法やアジュバントなど）を適切に設定すると，血清 1 mL 当たり数 mg 程度の IgG 抗体を得ることができる．ヒト，モルモット，マウスなどの IgG は数種類の**サブクラス**に分けられるが，一般にいろいろなサブクラスの IgG 抗体が同時に産生される．

＊ ポリオ（polio）：**急性灰白髄炎**ともいう（かつては脊髄性小児麻痺ともよばれた）．日本における予防接種法において，2012 年以前は経口生ワクチンが指定されていたが，以降は不活化ワクチンが用いられている．

c．IgA 抗体と IgE 抗体を産生させるには特別な免疫方法が必要である　通常の免疫方法では IgA 抗体はあまり産生されない．ポリオ＊の生ワクチンを飲んだときやコレラ菌やインフルエンザウイルスに感染したときには，IgA 抗体が産生され，腸管や気管の粘膜から分泌される外分泌液中に現れる．微生物が腸管などの粘膜を経て感染するときに，IgA 抗体が産生される．IgA 抗体の産生細胞の体内分布を調べてみると，腸管や気管の粘膜付近の組織に多数存在している．外

分泌液に放出される機序は次章（§7・4）で述べる．IgA抗体を産生する抗体産生細胞は，組織中に分散しているので目的の細胞を取得するためには工夫が必要である．

　ヒトや動物が寄生虫に感染するとIgE抗体が産生されることが知られている．この現象を応用してIgE抗体の産生を高める方法がある．たとえば，ラットを抗原で免疫しておいて，線虫（*Nippostrongylus brasiliensis*）に感染させると，抗原に対するIgE抗体の産生が増大する．また，回虫の体成分に2,4-ジニトロフェニル（DNP）基を結合させて免疫すると，IgEクラスの抗DNP抗体を産生させることができる．また，タンパク質抗原の水溶液を噴霧器にて霧状にして鼻粘膜から吸収させるとIgE抗体が産生されやすい．このように，抗原の性状や投与方法を工夫することでIgE抗体の産生を促すことができる．さらに，抗原投与のときに用いられる抗原補助剤（アジュバント，§6・2参照）の種類によってもIgE抗体の産生が影響を受ける．おそらく，IgE抗体の産生には，他のクラスの抗体の産生とは異なる調節機構が働いているのであろう．

6・2　アジュバントは抗体産生を増強する

　動物を免疫するときに，免疫応答を増大させるためにアジュバントとよばれる物質を抗原の溶液や懸濁液に混ぜて注射することが多い．実験的には**フロイント完全アジュバント**がよく用いられる．これは鉱物油や界面活性剤に結核菌の死菌を加えたもので，抗原と混ぜてエマルジョン（乳濁液）にして動物に注射する．結核菌に感染させた動物の病巣に抗原を注射すると，正常な動物よりも免疫応答が著しく高いことから，J.フロイントらによって考案された．フロイント完全アジュバントには，つぎの三つの作用がある．

① エマルジョン中に封入された抗原は徐々に放出され，持続的に免疫系を刺激するので，長期間にわたり強い抗体産生がもたらされる．
② B細胞，T細胞，マクロファージなどの免疫系の細胞を，注射した局所に集積させる作用をもち，抗体の産生を亢進する．
③ 免疫系の細胞を刺激して増殖を促すマイトジェン*の作用をもつ．この作用は結核菌のムラミルジペプチドによる（図6・2）．

　フロイントの完全アジュバントは強力であるが，強度の炎症をひき起こすのでヒトのワクチンには使用されない．感染症予防のワクチンにおいてよく用いられているものは**アルミニウム塩**（水酸化アルミニウムやリン酸アルミニウム）である．アルミニウムは不溶性の沈降物を形成するので，これに結合した抗原の組織での滞留性を高め，またマクロファージなどの食細胞が集積し免疫応答を活発にさせる作用がある．また，作用が緩和であり，製造が容易で経済性もよく，また安全性も確立されていることから広く使用されている．最近では，生体に含まれる脂質（たとえばスクアレン）を含むエマルジョン型のアジュバントも使用されている．フロイントのアジュバントと同様のアイデアに基づくものといえるだろう．

フロイント完全アジュバント　（Freund's complete adjuvant）：抗原溶液と混合すると，アジュバントに含まれる鉱物油や界面活性剤の働きにより油中水滴型（water-in-oil）のエマルジョン（乳濁液）が形成される．

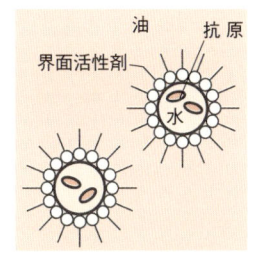

結核死菌を含まない不完全アジュバント（incomplete adjuvant）も使用される．完全アジュバントの注射により強度の炎症が起こるので，動物愛護の観点から使用に制限がある．

＊ マイトジェン（mitogen）：細胞の分裂促進因子

アジュバントのもう一つの作用は，抗原提示細胞である樹状細胞（§2・3参照）の活性化作用である．樹状細胞やマクロファージの細胞膜には，Toll様受容体をはじめとするパターン認識受容体が存在し，自然免疫系による微生物の排除，あるいはサイトカインの生成を介して獲得免疫系と橋渡しをしている（§3・3参照）．アジュバントは，自然免疫系の活性化を通しても免疫記憶の成立に貢献しているものと考えられている．

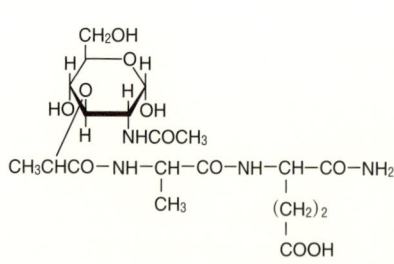

図6・2 ムラミルジペプチド（N-アセチルムラミル-L-アラニル-D-イソグルタミン）

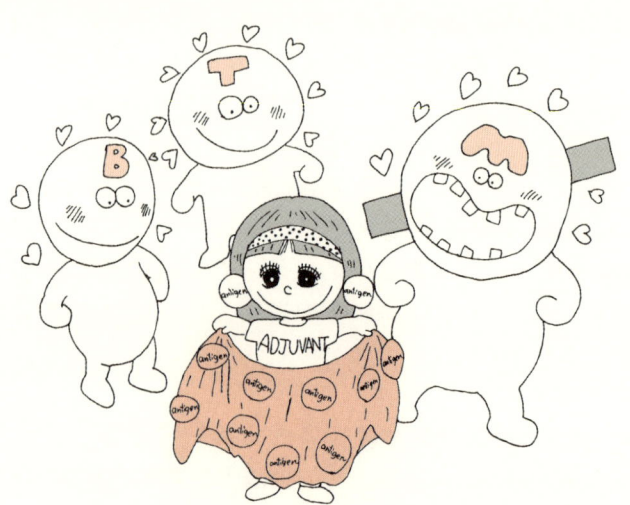

アジュバントはB細胞，T細胞，マクロファージなどを局所に集積させる

6・3 ワクチンは感染症の予防に貢献してきた

ワクチンは，免疫の特性である"免疫記憶"を感染症予防に応用したものであり，公衆衛生に大きく貢献してきたことは1章で述べた．免疫系がはじめて病原体に出会ったときにさまざまな応答が発動するが，同時に免疫記憶に関わる記憶細胞（メモリーB細胞やメモリーT細胞など）が形成される．すなわち，ワクチン接種の目的は，免疫系に対して擬似的に病原体に遭遇させ，記憶細胞の形成を促すことにより病原体に対抗する免疫系のポテンシャル（体液性免疫および細胞性免疫）を高めることと考えられる（図6・3）．歴史的には，E. ジェンナーによる種痘に始まり（§1・1参照），現在までにさまざまな感染症に対するワクチンが開発されてきた．病原体の性質やそれらがひき起こす病態によって，種々の形態のワクチンが開発されている．現在使われているおもなワクチンには，**生ワクチン，不活化ワクチン，トキソイド，成分ワクチン**などの種類がある（表6・1）．

a. 生ワクチン 細菌やウイルスなど病原体の毒性を弱めた弱毒株から作製したワクチンである．病原体は体内で増殖する能力があるので，軽度ではあるが，接種後に感染症に類似の症状が現れることがある．免疫不全症の患者や免疫抑制薬を服用している人，また妊婦には接種できない．対応するおもな感染症は，麻疹（はしか），風疹，おたふくかぜ（流行性耳下腺炎），ポリオ，結核などである．

生ワクチン live vaccine, live attenuated vaccine, LAV

不活化ワクチン inactivated vaccine

トキソイド toxoid

成分ワクチン component vaccine

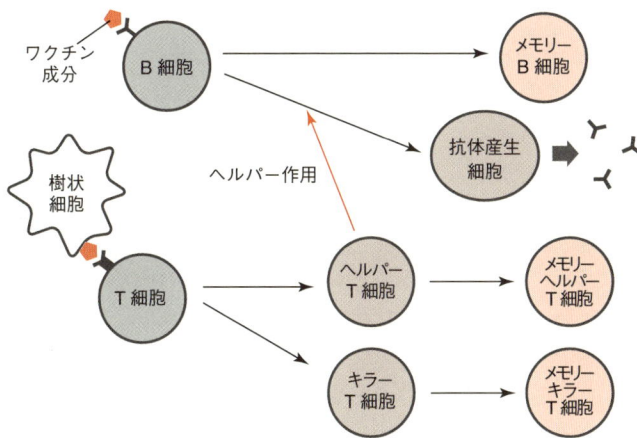

図6・3 ワクチン接種による記憶（メモリー）細胞の形成

表6・1 感染症に対するおもなワクチン

感染症または病原体	ワクチンの種類	感染症または病原体	ワクチンの種類
ウイルス		**細 菌**	
麻疹（はしか）[†]	弱毒生ワクチン	結核菌	生ワクチン（BCG）
風疹[†]	弱毒生ワクチン	百日咳[†]	不活化ワクチン, 成分ワクチン
おたふくかぜ	弱毒生ワクチン	破傷風[†]	トキソイド
ロタウイルス	弱毒生ワクチン	ジフテリア[†]	トキソイド
水痘・帯状疱疹	弱毒生ワクチン	肺炎球菌	成分ワクチン
ポリオ[†]	生ワクチン, 不活化ワクチン	Hib（インフルエンザ菌b型）	成分ワクチン（トキソイド結合型）
日本脳炎	不活化ワクチン		
狂犬病	不活化ワクチン		
インフルエンザ	成分ワクチン		
B型肝炎ウイルス	成分ワクチン（遺伝子組換え）		
ヒトパピローマウイルス（HPV）	成分ワクチン（遺伝子組換え）		
新型コロナウイルス感染症（COVID-19）	mRNAワクチン, 成分ワクチン（遺伝子組換え）		

[†] ジフテリア, 百日咳, 破傷風, ポリオのワクチンを混合した4種混合ワクチン（DPT-IPV）や, 麻疹/風疹2種混合ワクチン（MRワクチン）などの混合ワクチンも使用されている.

b. 不活化ワクチン 病原体の感染性や毒性を化学的処理や紫外線照射などで弱めたものである. 接種後に体内で増殖することはなく, 通常は感染症類似の症状が現れることはない. 体内で増殖しないので, 十分な免疫力を得るためには通常複数回の接種が必要となる. 対応するおもな感染症は, 日本脳炎, ポリオ, 狂犬病などである.

c. トキソイド 細菌が分泌する毒素を無毒化処理して作製したものである. 毒性は消失しているが, 免疫原性（§4・4参照）が残っているので, 本物の毒素に対する免疫応答が発動される. 感染症の病態に細菌毒素が大きく関与す

コラム9　新型コロナウイルスに対抗する mRNA ワクチン

ウイルス感染症予防のためのワクチンには，成分ワクチン（コンポーネントワクチン）があることを述べた（§6・3d参照）．これはウイルスを構成するタンパク質などの成分を投与するものである．組換えタンパク質も利用されているが，開発・製造に時間がかかるという問題があった．一方で，ウイルスタンパク質の設計図（DNA）あるいはそのコピー（RNA）を注入し，それをもとに細胞内で合成されるタンパク質が抗原となるようなワクチンが考案された．

2019年から全世界に感染が拡大した新型コロナウイルス感染症（COVID-19）のワクチンでは，ウイルス表面のスパイクタンパク質の設計図の一部が用いられている．この遺伝子を安全性の高いサルのアデノウイルスベクターに組込んだものがウイルスベクターワクチンである．またわが国で最もよく用いられた mRNA ワクチンは，脂質ナノ粒子で mRNA を包み込んだ複合体のワクチンである．

ワクチンの開発には早くても数年はかかるといわれるが，COVID-19 の mRNA ワクチンは約1年という短期間で開発された．その要因は，基礎となる RNA に関する研究成果の蓄積があったことである．その中で最も重要だったのは，ドイツのバイオベンチャーであるビオンテック社の K. カリコ博士の研究といわれている．RNA は安定性が低いことに加え，免疫系に異物と認識され，炎症反応がひき起こされることが課題であった．彼女の研究により，mRNA を構成するヌクレオシドの一つであるウリジンをシュードウリジンまたは 1-メチルシュードウリジンに置換すると（下図），炎症反応が回避されるとともにタンパク質の合成効率が高まることが明らかになっていた．このような mRNA ワクチン開発の基盤となった業績に対して，カリコ博士は共同研究者である米国の D. ワイスマン博士とともに日本版ノーベル賞といわれる日本国際賞（2022年）を受賞した．

ウリジン　　　　シュードウリジン　　　　1-メチルシュードウリジン

る場合に用いられている．対応するおもな感染症には，破傷風，ジフテリアがある．

d. 成分ワクチン（コンポーネントワクチン）　細菌やウイルスなどの病原体全体ではなく，病原体の一部（成分）のみを用いるものである．感染に重要な部分で，かつ免疫系が識別できる成分を選択する必要がある．病原体からの精製だけでなく，遺伝子組換えタンパク質を使える利点がある．病原体全体を使用する場合に比べ，副反応は軽減されるが，ウイルスの変異への対応が難しくなることが多い．インフルエンザワクチン，百日咳ワクチンなどに使われている．

上記のような種類のワクチンに加え，核酸ワクチン（DNA ワクチンや mRNA ワクチン）の開発が進んでいる．**新型コロナウイルス***感染予防のために開発された mRNA ワクチンが大きな効果をあげたことは記憶に新しい（コラム9参照）．

---

* 2019年に中国湖北省武漢市で発生した新型コロナウイルス感染症（COVID-19）の原因ウイルス．重症の肺炎を起こす．感染が世界中に拡大し，大きな社会問題となった．
正式名は SARS-CoV-2: severe acute respiratory syndrome coronavirus 2（重症急性呼吸器症候群コロナウイルス2）．

6・4 ポリクローナル抗体とモノクローナル抗体

a. 動物の免疫で得られる抗体はポリクローナル抗体である　精製された純粋なタンパク質を実験動物に注射した場合でも，通常はタンパク質抗原には複数のエピトープ[*1]が存在するため，個々のエピトープに対する複数種類の抗体が産生される（§4・4参照）．一つのB細胞クローンは1種類の抗体を産生するので，それぞれのエピトープに反応する抗体は異なるB細胞クローンから産生されると考えられる．そのような意味で，免疫動物の血液中に存在する抗体は，複数のB細胞クローン由来であり，複数種類の抗体を含む**ポリクローナル抗体**であるといえる．同じタンパク質中の異なるエピトープに結合する抗体分子を生化学的に調べてみると，確かに可変部のアミノ酸配列が異なっている．さらに，異なるエピトープに反応する抗体は，そのクラスが異なる場合もあり，これらを電気泳動などの分析法で分離すると不均一性を示す（図4・1参照）．一方，個々のエピトープに反応する抗体は均一な抗体分子であり，一つのB細胞クローンに由来することから**モノクローナル抗体**（単クローン性抗体）という．モノクローナル抗体の作製法については§6・5で解説する．

b. 骨髄腫患者の血液中には均一な抗体が多量に存在する　骨髄腫は抗体産生細胞が悪性腫瘍化した疾患であって，1962年にG. M. エーデルマン[*2]らによって，1個の抗体産生細胞が異常に増殖し続け，それに伴って均一な免疫グロブリン（反応する抗原は不明）が多量に産生されることが確認された．この免疫グロブリンは**骨髄腫タンパク質**とよばれ，血清中の全免疫グロブリン量の90％をも占めるようになる．骨髄腫タンパク質が均一であることは，個々の抗体産生細胞が，ただ1種類の免疫グロブリンをつくり，細胞が異常に増殖した後にも同じ免疫グロブリンを産生し続けることを意味しており，F. M. バーネットの**クローン選択説**（§1・7および§7・1参照）の正しさを証明している．一方，腫瘍化する細胞は患者ごとに異なるので，骨髄腫タンパク質の性質や構造は患者ごとに異なる．骨髄腫タンパク質のなかで最も多いのはIgGクラスのもので，ついでIgAクラス，IgMクラスが多く，IgEクラス，IgDクラスのものは少ない．これはそれぞれのクラスの免疫グロブリンを産生する細胞の個体内での相対数を反映したものと考えられている．骨髄腫タンパク質のなかには，特異的に結合する抗原のわかったものもある．たとえば，ある患者のタンパク質はジニトロフェニル（DNP）基と特異的に結合する抗体活性をもつ．

骨髄腫のもう一つの症例には，**ベンス・ジョーンズタンパク質**とよばれるタンパク質を多量に尿中に排出するものがある．このタンパク質は，56℃で加熱すると凝固するが，100℃では溶解する性質を示す．1847年にH. B. ジョーンズによって発見された．その後，このタンパク質が血清中の骨髄腫タンパク質の一つ，すなわち免疫グロブリンのL鎖であることがわかった．患者では，L鎖が過剰に産生され，代謝されずに尿中に排出されたものであると考えられている．ベンス・ジョーンズタンパク質も均一であり，抗体のL鎖の一次構造の研究の優れた材料となった．

[*1] エピトープ（epitope）：抗原決定基（antigenic determinant）ともいう．抗体が認識し結合する抗原の最小単位のこと（§4・1参照）．

ポリクローナル抗体
polyclonal antibody

モノクローナル抗体
monoclonal antibody

[*2] G.M. エーデルマン（G.M. Edelman, 1929〜2014）：米国の生物学・生化学者．抗体の構造に関する研究により1972年ノーベル生理学・医学賞受賞．

骨髄腫タンパク質（myeloma protein）：骨髄腫グロブリンともよばれる．（§5・3参照）

ベンス・ジョーンズタンパク質（Bence Jones protein）：1847年に英国の医師であるH. Bence Jonesにより多発性骨髄腫の患者で発見された．

6・5 モノクローナル抗体の作製法（細胞融合法と単一細胞分離法）

免疫によって得られる多様な抗体分子の集団から，特定の均一な抗体を分離することはきわめて困難である．均一な抗体を得るためには，抗原をただ一つのB細胞クローンとのみ反応させて，抗体産生細胞に分化させ，それを増殖させることが必要である．しかし，これを人為的に実現させることはほとんど不可能であった．一方，前節で述べたように，単一の抗体産生細胞クローンの産生するモノクローナル抗体が，骨髄腫の研究から思いがけなく発見され，抗体の構造や機能の研究を飛躍的に発展させる契機となった．また，細胞融合法の開発によって，目的とする抗原に対するモノクローナル抗体を容易に作製することができるようになった．

1990年代後半に入って，単一のB細胞を分離する技術が開発され，それらを応用した抗体の取得方法も実用化されている．特にヒトの末梢血由来のB細胞を対象にできる利点から，免疫学の基礎的研究はもちろんのこと，実用面への応用の点でも画期的な研究方法となっている．

a. 細胞融合法 細胞融合の原理はセンダイウイルス*1やポリエチレングリコール*2などの作用によって性質の異なる2種類の細胞を融合させることである．この技術を利用して，単一クローンの抗体産生細胞のつくる均一なモノクローナル抗体を得る方法を開発したのはC.ミルスタインとG.J.F.ケーラー*3である．

一般に，融合させる二つの細胞には，目的とする細胞（この場合は，特定の抗原に特異的な抗体を産生する細胞）と試験管内で増殖の盛んな腫瘍細胞を用いる．2種類の細胞はポリエチレングリコールの介在のもとで細胞膜の脂質二重層がミセル状に融合し，同一細胞質内に異なった二つの核をもつヘテロカリオンの状態となる．この状態の細胞は分裂すると，二つの親の細胞の染色体を一つの核にもつ新たなシンカリオン，いわゆる雑種融合細胞（**ハイブリドーマ**）となり，融合させた2種類の親細胞がもつさまざまな機能を同時に保持することになる（図6・4a）．

それでは，細胞融合法を用いたモノクローナル抗体の作製法をみてみよう（図6・4b）．融合させる抗体産生細胞としては，目的の抗原で免疫したマウスの脾臓の細胞が用いられ，また腫瘍細胞としては骨髄腫細胞を用いることが多い．ここで使用する骨髄腫細胞は，免疫グロブリンを産生せず，また融合細胞（ハイブリドーマ）にならないと特定の培養液中で増殖できない細胞株を選ぶ．この理由は，融合しなかった骨髄腫細胞を除いてハイブリドーマのみを取得する操作を容易にするためである．

広く用いられているマウスの骨髄腫細胞株は，核酸合成系の二つの経路のうちのサルベージ経路*4の酵素であるチミジンキナーゼあるいはヒポキサンチン・グアニン・ホスホリボシルトランスフェラーゼ（HGPRT）を欠損している．培養液にもう一つのDNA合成経路（デ・ノボ合成経路*4）の阻害剤のアミノプテリンを加えておくと，サルベージ経路の酵素を欠くこの細胞株はDNAを合成できずに死滅する．しかし，正常な抗体産生細胞からチミジンキナーゼやHGPRT

細胞融合 cell fusion

*1 **センダイウイルス** (Sendai virus)：**HVJ** (hemagglutinating virus of Japan) ともよばれる．異種類の細胞を融合させる作用がある．

*2 **ポリエチレングリコール** (polyethylene glycol, PEG)：エチレングリコールの重合体．
　　HO-(CH$_2$-CH$_2$-O)$_n$-H
タンパク質性医薬品の安定化など多用途の高分子物質である．細胞の融合をもたらす．

*3 **C. ミルスタイン** (C. Milstein) と **G.J.F. ケーラー** (G.J.F. Köhler)：1975年に細胞融合技術を応用してモノクローナル抗体作製法を確立した．1984年にノーベル生理学・医学賞を受賞．

ハイブリドーマ
hybridoma

*4 **デ・ノボ合成経路（新規合成経路）およびサルベージ経路（再利用経路）**：生体における核酸合成の主要な二つの経路である．

を獲得した融合細胞は，サルベージ経路を利用して，アミノプテリンが存在していても増殖することができる．図6・4(b)ではサルベージ経路の基質（ヒポキサンチン，チミジン）とアミノプテリンを含んだHAT培地*が用いられている．培地に含まれるアミノプテリンによりヌクレオチドのデ・ノボ合成経路が遮断されるので，サルベージ経路に欠陥のある骨髄腫細胞は死滅し，ハイブリドーマのみが生き残る．融合しなかった脾細胞はもともと増殖能が低く自然死する．

* **HAT 培地**: ヒポキサンチン（H），アミノプテリン（A），チミジン（T）を含む細胞培養液．3成分の頭文字が使われている．アミノプテリンは，ヌクレオチド合成に必要な葉酸代謝を阻害する．

細胞融合はランダムに起こり，種々の脾細胞由来のハイブリドーマが生じるので，その中から目的とする抗体を産生する能力のあるハイブリドーマを選び出す操作が必要になる．このための一つの方法が**限界希釈法**である．この方法では，

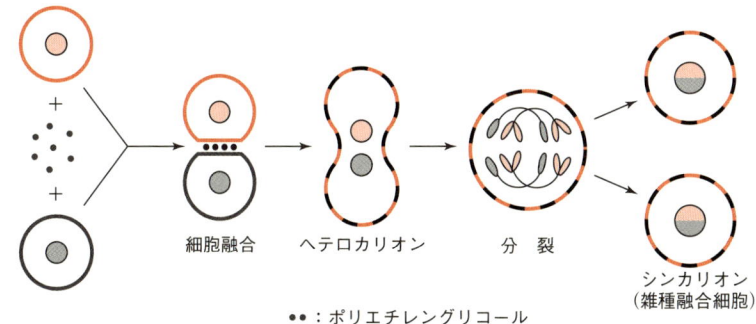

(a) 細胞融合による雑種細胞（ハイブリドーマ）の形成

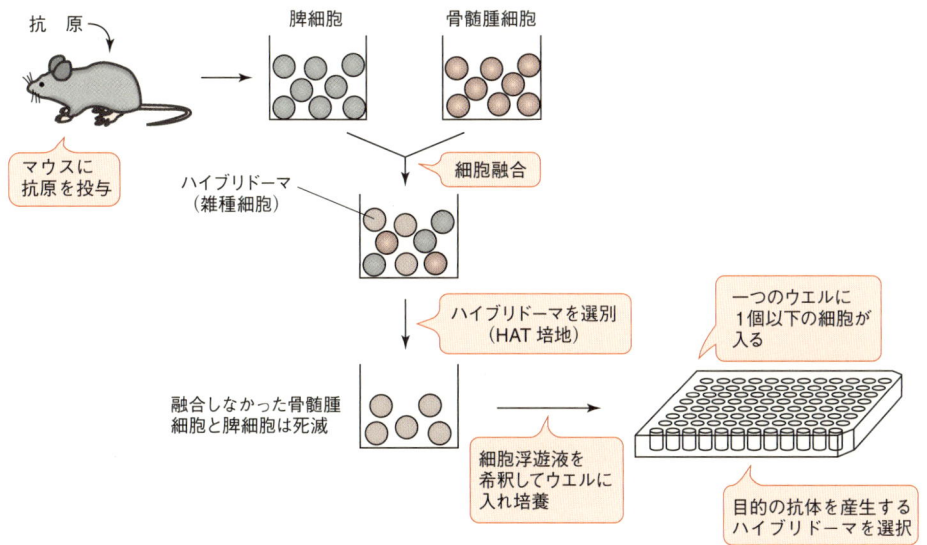

(b) 細胞融合法によるモノクローナル抗体の作製の方法

図6・4 細胞融合法によるモノクローナル抗体の作製

増殖させたハイブリドーマの浮遊液を希釈して，一定の容量（たとえば0.1 mL）中に平均して1個以下の細胞が含まれるようにする．この細胞希釈液を0.1 mLずつ培養プレート（96のウエルをもつものがよく使用される）のウエルに入れて別々に培養する．1個のクローン由来の細胞を増殖させたのち，多くのハイブ

リドーマの中から，目的とする抗体を産生しているハイブリドーマを選別する．このためには，目的の抗原を使用した免疫測定法（たとえばELISA法，§9・4）が用いられる．この操作を数回繰返すと，分離して増殖させたハイブリドーマが，ただ一つのクローン由来である（すなわち，モノクローナルである）確率がきわめて高くなる．そのハイブリドーマを大量に培養し，その上清から抗体を精製する．もし，多量の抗体を得たいときには，ハイブリドーマを同系のマウスの腹腔に注入して増殖させてから，腹水を分離する．腹水中に存在する目的の抗体の濃度は，培養シャーレで培養したときよりも高濃度であることが多い．

細胞融合によるモノクローナル抗体の作製法のもう一つの特徴は，抗原を精製しなくとも目的の抗原に特異的な抗体が得られることである．このために，腫瘍細胞の抗原に特異的な抗体や，微量すぎて精製ができない抗原に対する抗体を作製することができる．さらに，ハイブリドーマを長期間にわたって凍結保存できるので，必要なときに培養して抗体を得ることができるのも優れた点である．

b．単一細胞分離法　　細胞分取装置として開発された蛍光活性化セルソーター[*1]の改良によって，目的の細胞を96穴プレートへ直接分取することが可能になった．さらに，限界希釈法の原理に基づいた分取装置も開発され，単一細胞を分離することが容易になってきた．蛍光標識した抗原により，B細胞の細胞表面に発現している膜結合型のB細胞抗原受容体（BCR，§7・1参照）を介して結合したB細胞が同定できた場合は，それらを単一細胞分離法により，抗原特異的な抗体を産生する単一クローンとして取得できる．

その後は，得られた単一クローンの細胞からRNAを抽出し，逆転写反応によりcDNA[*2]を得て，抗体の遺伝子を増幅し抗体遺伝子を取得する方法や，細胞に不死化ウイルスなどを感染させて増殖させる方法などが用いられている．

この単一細胞分離法の利点としては，免疫した動物からだけでなく，新型ウイルスなどに感染した患者の末梢血中の記憶B細胞などから迅速に抗体を得られることである．ヒト由来抗体であるので，診断や治療などに役立つことが期待される．

単一細胞分離法
single-cell isolation

*1 **蛍光活性化セルソーター**（fluorescence-activated cell sorter, FACS）: フローサイトメトリー（§9・6参照）の原理に基づき，細胞を分離・回収するために開発された機器．

*2 **cDNA**（complementary DNA）: RNAを鋳型として逆転写酵素の作用により合成された相補的DNA.

7 抗体の生合成
多様な抗体を生み出す遺伝子

抗体はB細胞から分化した抗体産生細胞によって合成される．抗体もタンパク質なので，DNAに刻まれた遺伝情報に基づいて合成される．抗体をコードする遺伝子は，いくつかの断片に分かれており，それら断片の組合わせによって分子全体をコードする遺伝子が完成する．遺伝子断片の組合わせは，同時に抗体の多様性を生み出す．このような遺伝子の組換えを経て抗体が生合成される仕組みについて解説する．

7・1 抗体をつくるのはB細胞である

抗原が身体の中に侵入すると**抗体**が産生される．この抗体産生反応の本質を最初に見抜いたのはF. M. バーネット[*1]である．彼は思索を重ねて1957年に**クローン選択説**を提唱した（§1・7参照）．このクローン選択説の骨子は次のとおりである（図7・1，図1・3参照）．抗体を産生する細胞はB細胞から分化した

抗 体　antibody

[*1] F. M. バーネット (F.M. Burnet, 1899〜1985)：オーストラリアの免疫学・微生物学者（§1・1の欄外注参照）．

クローン選択説
clonal selection theory

B 細胞　B cell

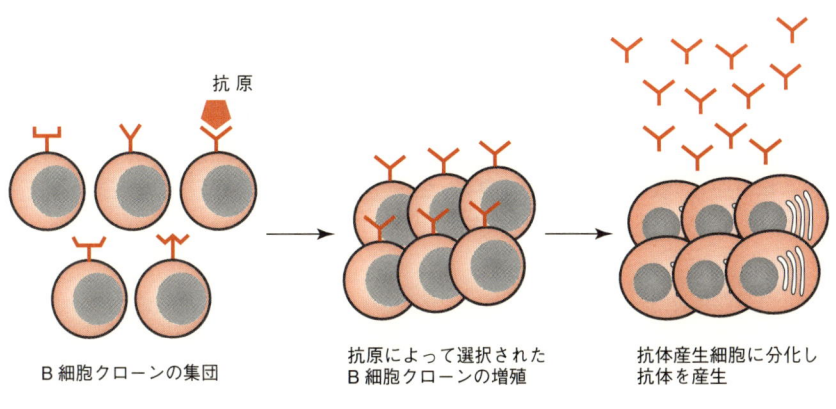

図7・1　クローン選択説に基づくB細胞の増殖・分化

抗体産生細胞である．それぞれのB細胞クローン[*2]は，1種類の抗原（厳密にいえば抗原の1種類のエピトープ）とのみ結合する抗原受容体をもっている．動物の個体全体では，免疫系の発達に伴って抗原特異性の異なる抗原受容体をもつ多種類のB細胞クローンをもつようになる．このクローンの種類はきわめて多いので，どんな抗原が身体の中に侵入しても，いずれかのB細胞クローンが結合する．抗原受容体を介して抗原と結合したB細胞クローンは，増殖・分化し

抗体産生細胞　antibody-forming cell, antibody-producing cell

[*2] クローン (clone)：単一細胞に由来する同じ性質をもつ細胞の集団．

て抗体産生細胞となり，抗原受容体と同じ抗原特異性をもった抗体を産生する．抗原によってB細胞クローンのいずれかが"選択"されるという意味で"クローン選択"とよばれる．ここではB細胞について説明したが，T細胞においても同様なクローン選択が行われる．

このクローン選択説が提案されたときには，B細胞を含めてリンパ球に関する具体的な知識は限られていた．また，無限ともいえる多くの抗原のすべてに反応するリンパ球の大集団を高等動物があらかじめ用意してもっているということも理解されにくいことであった．しかし，現在では，バーネットの想定したリンパ球がB細胞とよばれる種類のリンパ球であること，また，特異性が異なる抗原受容体をもつ多数のクローンを含んだB細胞集団が存在することが証明されている．さらに，利根川 進[*1]をはじめとして多くの研究者による遺伝子工学の技術を用いた抗体遺伝子の解析から，膨大な種類のB細胞クローンの存在も無理なく説明されるようになった．抗体の生合成の本題に入る前に改めてB細胞の性質をみておこう．

a. B細胞は幹細胞から生成する　B細胞は幹細胞[*2]から分化したものであり，おもに骨髄，脾臓，リンパ節，粘膜関連リンパ組織，血液などに分布している．幹細胞は抗原受容体[*3]をもっていないが，増殖・分化してB細胞になると，抗原受容体を合成するようになって，細胞膜に抗原受容体を発現するようになる．幹細胞からB細胞への分化の大きな特徴は，1個の幹細胞から抗原受容体の異なるさまざまなB細胞クローンが生成することである．生成するB細胞のクローンの正確な数はわからないが，高等動物は1個体当たり$10^6 \sim 10^8$種類ものB細胞クローンをもつと推定されている．したがって，動物は将来出会う可能性のある，ほとんどすべての抗原と結合できるB細胞クローンをもつことになる．

b. B細胞の抗原受容体は細胞膜結合型抗体である　B細胞はそれぞれ1種類の抗原受容体をもっている．B細胞の抗原受容体は，細胞膜に結合した**免疫グロブリン**[*4]である．このうちで最も重要な抗原受容体が単量体 IgM である（§5・6参照）．膜結合型IgMのH鎖（μ鎖）のC末端付近の一次構造は，血液

[*1] **利根川 進**：(1939〜) 抗体遺伝子の構造および機能の研究で重要な発見をした．1987年"多様な抗体を生成する遺伝的原理の解明"の功績によりノーベル生理学・医学賞を受賞．

[*2] **幹細胞**（stem cell）：幹細胞は増殖能が高く，さまざまな細胞に分化する能力をもつ．免疫細胞はすべて骨髄の幹細胞から分化するが，血液中にも高い分化能をもつ幹細胞が存在する．

[*3] **抗原受容体**（antigen receptor）：抗原レセプターともいう．免疫系が異物である抗原を認識するための細胞表面の分子．B細胞とT細胞は異なる抗原受容体をもつ（§2・4参照）．

[*4] **膜結合型免疫グロブリン**（membrane-bound immunoglobulin）：膜結合型抗体（membrane-bound antibody）ともいう．

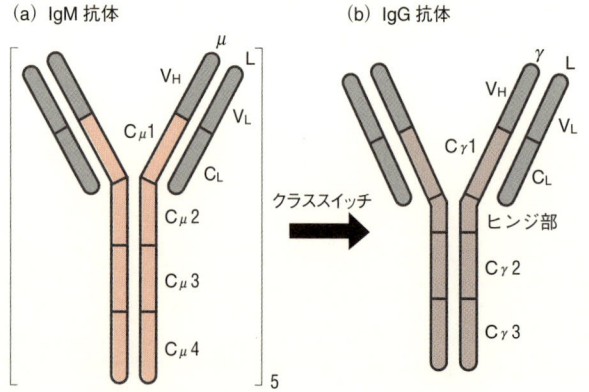

図7・2　IgM抗体産生からIgG抗体産生へのクラススイッチ　灰色の部分は共通している．

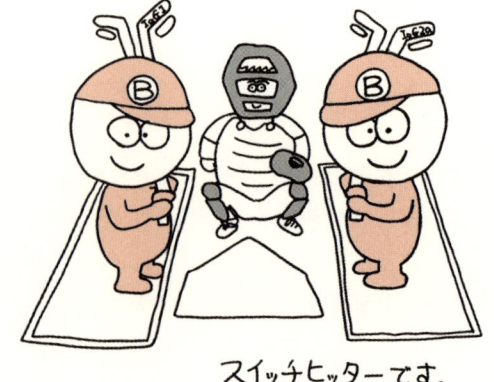

スイッチヒッターです．

中に分泌される分泌型 IgM のものと異なっている．膜結合型では，C 末端部分が疎水性アミノ酸残基に富んでおり，B 細胞の細胞膜に結合する．それぞれの B 細胞クローンの膜結合型 IgM は，H 鎖と L 鎖の可変部の一次構造が多様であるために，それぞれ異なる抗原と反応する．

c．B 細胞が抗体産生細胞へ分化する過程で産生される抗体のクラスが変わる

B 細胞が抗原と反応すると，増殖し抗体産生細胞へと分化する．この過程で B 細胞は膜結合型 IgM を合成する代わりに，分泌型の IgM を産生するようになる．分泌型 IgM は，μ 鎖の C 末端部分に疎水性アミノ酸残基が少ないので，細胞膜に結合せず細胞外に分泌される．こうして，最初の抗原刺激による一次免疫応答では，おもに IgM が産生される．しかし，二次免疫応答では，IgM の代わりに同じ抗原結合特異性をもつ IgG クラスの抗体が産生されるようになる（§6・1参照）．このように，抗原による B 細胞の増殖・分化の過程で，産生される抗体のクラスが変わることは**クラススイッチ**とよばれる（図7・2）．クラススイッチでは，産生される IgM の H 鎖の定常部のみが，他のクラスの H 鎖の定常部に変化する．そして，§5・6で述べた多彩なエフェクター作用をもつ異なるクラスの抗体が産生されることになる．このようなクラススイッチの遺伝子レベルでの機序については§7・3で解説する．

クラススイッチ
class switching

7・2 抗体の遺伝子は多数の遺伝子断片から成る

細胞内のタンパク質合成は，核にある遺伝子の DNA の情報に従って行われる．抗体もタンパク質なので，その生合成が遺伝情報に基づくことは他のタンパク質と同様である．抗体の遺伝子を考えるときに課題が二つある．一つは，異なる抗原受容体をもつ B 細胞クローンは膨大な数となるので，"きわめて多様な膜結合型 IgM をもつ B 細胞クローンが幹細胞からどのような機構で生成するのか"という問題である．もう一つは，抗原刺激による B 細胞の抗体産生細胞への分化の過程で，"膜結合型 IgM を合成する代わりに分泌型の抗体を合成するように変換するのはどのような機構によるのか"という問題である．これらの機構に関する研究が進み，現在では遺伝子のレベルで明らかにされている．抗体の H 鎖の遺伝子と L 鎖の遺伝子は，いずれも一つの遺伝子ではなくて，多くの遺伝子（または遺伝子断片）から成ること，幹細胞や B 細胞が分化する過程で抗体をコードする**遺伝子の組換え**が起こることによって，多種類の抗体遺伝子が生み出され，多種類の抗体が産生されることが証明されている．これらについて本節（§7・2）と次節（§7・3）で説明したい．

遺伝子の組換え
gene recombination

抗体（免疫グロブリン）は H 鎖と L 鎖から構成されている（§5・2参照）．これら2種類のポリペプチド鎖の遺伝子は別々の遺伝子であり，マウスの L 鎖（κ 鎖と λ 鎖の二つのタイプがある）と H 鎖の遺伝子は第 6, 16, 12 染色体に分かれて存在する．しかも，いずれも一つの遺伝子ではなく，多くの遺伝子断片群から成る（図7・3）．H 鎖の遺伝子は，V 領域（可変部）をコードする遺伝子群〔V_H **遺伝子断片**（variable），D_H **遺伝子断片**（diversity），J_H **遺伝子断片**（joining）から成る〕と C 領域（定常部）をコードする C_H **遺伝子群**から成る*．これらは

* V_H, D_H, J_H の添え字の "H" は "H 鎖" の意味である．同様に "λ" は "λ 鎖"，"κ" は "κ 鎖" を表す．

DNA上で遠く離れて存在する．C_H遺伝子群は，IgM, IgG, IgA, IgE, IgDの五つのクラスとIgG1, IgG2a, IgG2b, IgG3の四つのサブクラスの定常部をコードする八つのC_H遺伝子から構成されている．

　V_H遺伝子断片群は多数のV_H遺伝子断片を含んでいる．V_H遺伝子断片の数については動物種によっても異なり，正確な数は不明であるが，100個以上であると推定されている．これらのV_H遺伝子断片はいずれもH鎖の可変部の全体をコードしているのではなく，約110個のアミノ酸残基から成る可変部のうちのN末端から90番目くらいまでのアミノ酸配列をコードしている．これに続く可変部の残りの約20残基のアミノ酸配列は，V_H遺伝子断片群とC_H遺伝子群の間にある二つの遺伝子断片のD_HとJ_Hでコードされる．D_H遺伝子断片は数残基のア

(a) H鎖

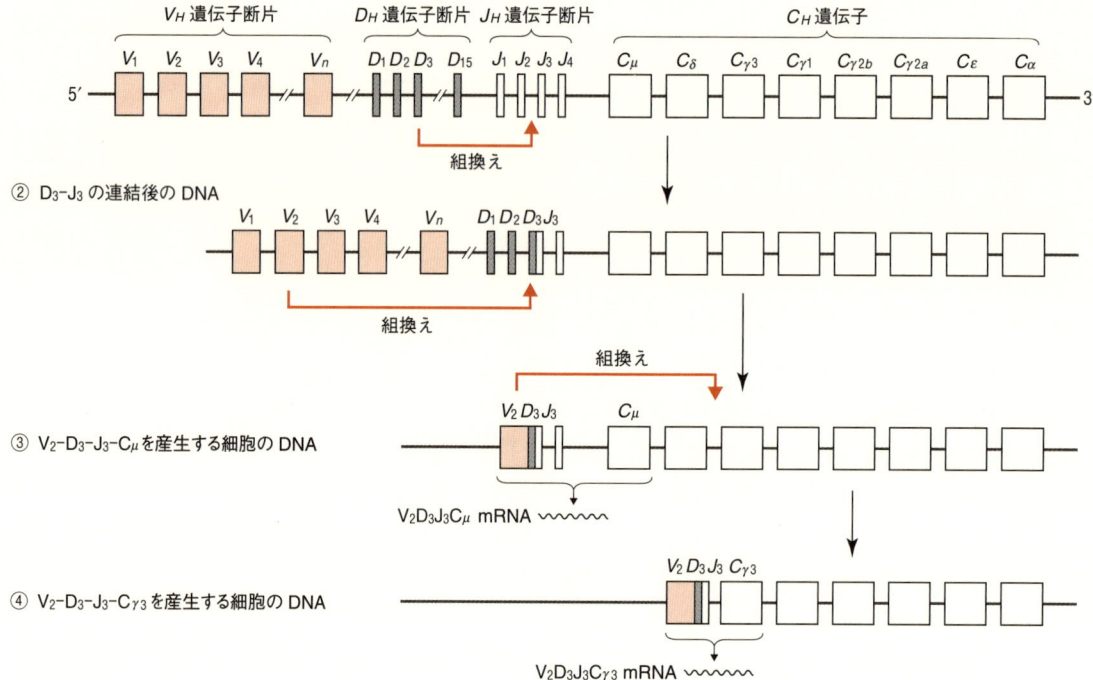

(b) κ鎖

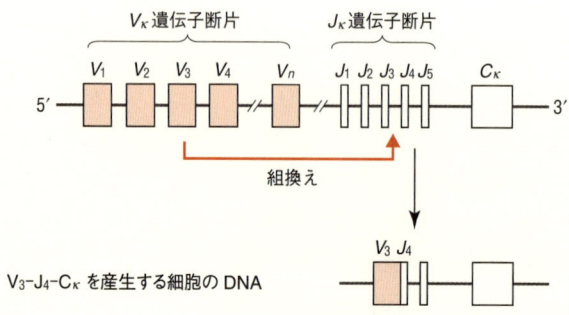

図7・3　抗体のH鎖(a)とκ鎖(b)をコードする遺伝子群の組換え

ミノ酸配列，J_H遺伝子断片は十数残基のアミノ酸配列をコードする．マウスでは，D_H遺伝子断片は15個，J_H遺伝子断片は4個あると推定されているが，それぞれのD_HあるいはJ_H遺伝子断片は，異なるアミノ酸配列をコードする．なお，これらのV_H，D_H，J_Hの間には，いかなるアミノ酸配列もコードしない塩基配列が介在していて，互いに隔てられている．

　L鎖の一つκ鎖をコードする遺伝子も三つの遺伝子（遺伝子断片）から成る．κ鎖の定常部をコードする**C_κ遺伝子**はその一つである．κ鎖の可変部はH鎖と少し異なり，**V_κ遺伝子断片**と**J_κ遺伝子断片**の二つによってコードされる．V_κ遺伝子断片は可変部のうちのN末端から90番目くらいまでのアミノ酸配列をコードする．V_κ遺伝子断片の正確な数はわからないが，数百程度であろうと推定されている．可変部の残りの十数個のアミノ酸残基の配列はJ_κ遺伝子断片によってコードされる．J_κ遺伝子断片は5個存在する．

　もう一つのL鎖であるλ鎖の遺伝子も**V_λ遺伝子断片**，**J_λ遺伝子断片**，**C_λ遺伝子**から成る．しかし，V_λ遺伝子断片とJ_λ遺伝子断片の数は少なく，それぞれ2個と3個である．

7・3　B細胞の分化の過程で抗体の遺伝子の組換えが起こる

　前節（§7・2）で抗体遺伝子が多数の遺伝子断片からできていることを述べた．これらの遺伝子断片が組合わされることによって，抗体の遺伝子ができ上がる．ここでは，最もよく研究されているマウスの抗体遺伝子を取上げ，抗体遺伝子の性質および**遺伝子の再構成（再編成）**について説明しよう．

遺伝子の再構成（再編成）
gene rearrangement

　a. H鎖遺伝子の再構成　　幹細胞がB細胞や抗体産生細胞に分化すると，膜結合型IgMや分泌型抗体を合成するようになる．未成熟なB細胞では，抗体の遺伝子は断片のままでバラバラになっているので，B細胞が成熟し抗体を合成するためには，H鎖とL鎖の遺伝子群が再構成されることが必要である．

　H鎖の可変部は，V_H，D_H，J_Hの三つの遺伝子断片によりコードされることを述べたが，これらの遺伝子断片はそれぞれ複数存在する．個々のB細胞では，V_H，D_H，J_Hの遺伝子断片群からそれぞれ一つずつが選ばれて結合する．これを**VDJ連結**とよんでいる．この遺伝子の連結がどのように起こるのかみてみよう（図7・3a）．まず，D_H遺伝子断片とJ_H遺伝子断片が結合する．図7・3（a）の例では，一つのD_H遺伝子断片（D_3）が，あるJ_H遺伝子断片（J_3）の直前に結合する．両者の間のDNAは切断されて除かれる．ついで，結合してできたD_H-J_H遺伝子断片（D_3-J_3）の前に，一つのV_H遺伝子断片（V_2）が結合する．ここでも両者の間のDNAは除去される．このようなDNAの組換えによって生じたV_H-D_H-J_H遺伝子によって可変部がコードされることになる（図7・3の例ではV_2-D_3-J_3）．

VDJ連結
VDJ recombination

　それでは，定常部をコードするC_H遺伝子はどうなるのだろうか．定常部の遺伝子群は，J_H遺伝子断片の下流に並んで存在している．再構成された可変部の遺伝子と**C_μ遺伝子**（IgMのH鎖であるμ鎖の定常部をコードする遺伝子）は，

両者の間の長い塩基配列をはさんだまま RNA に転写される（図7・3a の③）．すなわち，V_H-D_H-J_H-C_μ の mRNA 前駆体が合成される．V_H, D_H, J_H 遺伝子断片の組合わせはランダムに起こるので，個々の B 細胞は異なる可変部をもち，B 細胞の集団としては，きわめて多様な μ 鎖を合成するようになる．V_H 遺伝子断片の数を 170，D_H と J_H 遺伝子断片の数がそれぞれ 15 と 4 と仮定すると，1 万種類を超える（170×15×4＝10,200）異なる μ 鎖を合成する B 細胞が生成することになる．

マウスの C_H 遺伝子には，C_μ 遺伝子のほかに，IgD，IgG3，IgG1，IgG2b，IgG2a，IgE，IgA の定常部をコードする C_δ，$C_{\gamma3}$，$C_{\gamma1}$，$C_{\gamma2b}$，$C_{\gamma2a}$，C_ε，C_α の七つの C_H 遺伝子がある．これらは何もコードしない塩基配列を隔てて並んでいる．IgM 以外のクラスやサブクラスの H 鎖を合成するためには，再度の組換えによって V_H-D_H-J_H 遺伝子が C_μ 遺伝子以外の C_H 遺伝子の前に移動して結合しなければならない．たとえば，V_H-D_H-J_H 遺伝子が $C_{\gamma3}$ 遺伝子の前に移動すれば，IgG3 抗体の H 鎖（V_H-D_H-J_H-$C_{\gamma3}$）が合成されるようになる（図7・3a の④）．これが抗体のクラスが変わるクラススイッチの機構である．

なお，IgM から IgD へのクラススイッチは例外であって，**RNA プロセシング**とよばれる機構で起こる．前述のように，RNA への転写が IgM の H 鎖である μ 鎖の定常部をコードする C_μ 遺伝子のあとで停止すれば，V_H-D_H-J_H-C_μ 領域の転写物から μ 鎖の mRNA が生成し，IgM の H 鎖が合成される．IgD の H 鎖をコードする C_δ 遺伝子は C_μ 遺伝子に近接して存在する（図7・3a）．そのために，V_H-D_H-J_H-C_μ-C_δ 領域の転写物の長い RNA が合成される．この長い転写物が生成すると，余分の領域を切り離す **RNA スプライシング**＊ によって C_μ 遺伝子に対応する RNA 部分が切除されて V_H-D_H-J_H-C_δ 領域の RNA 転写物から IgD の H 鎖の mRNA がつくられる．この mRNA から δ 鎖が合成され，IgM から IgD へのクラススイッチが起こることになる．

＊ **RNA スプライシング**（RNA splicing）：DNA から転写された mRNA 前駆体の一部が切断・除去され，残った部分が再結合する反応のことで，mRNA の成熟に必要な過程である．

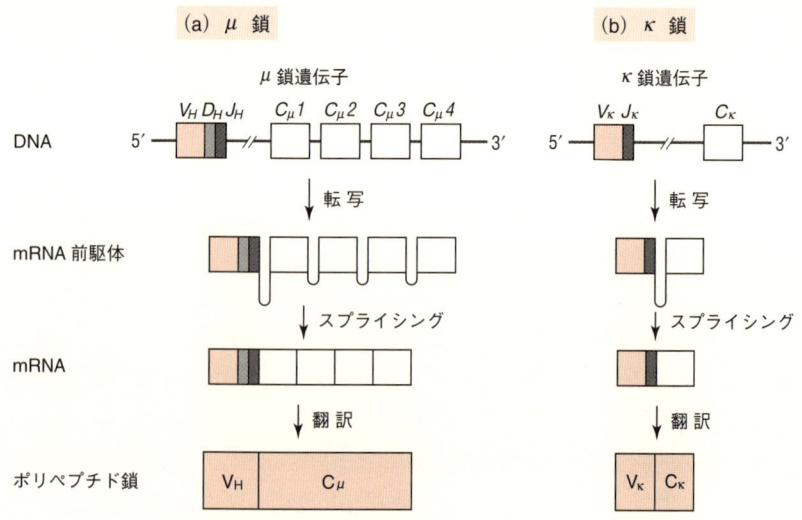

図7・4　μ 鎖(a)と κ 鎖(b)の mRNA のスプライシング

さらに C_μ 遺伝子の構造を詳しく調べると，$C_\mu 1$，$C_\mu 2$，$C_\mu 3$，$C_\mu 4$ とよばれる四つのアミノ酸配列をコードする塩基配列（**エキソン**[*1]）から構成され，それぞれのエキソンの間には，何もコードしない塩基配列（**イントロン**[*1]）が介在している（図7・4）．この四つのエキソンは μ 鎖の $C_\mu 1$，$C_\mu 2$，$C_\mu 3$，$C_\mu 4$ のドメイン（約110個のアミノ酸残基から成るH鎖の区分，図7・2）をそれぞれコードする．C_γ 遺伝子は $C_\gamma 1$，$C_\gamma H$，$C_\gamma 2$，$C_\gamma 3$ の四つのエキソンを含んでいる．$C_\gamma 1$，$C_\gamma 2$，$C_\gamma 3$ のエキソンは γ 鎖の $C_\gamma 1$，$C_\gamma 2$，$C_\gamma 3$ のドメインをそれぞれコードし，$C_\gamma H$ は $C_\gamma 1$ と $C_\gamma 2$ ドメインの間に介在するヒンジ部（図7・2）をコードする．C_δ，C_ε，C_α 遺伝子も同様に四つのエキソンを含んでいる．

b．L鎖遺伝子の再構成　幹細胞がB細胞に分化するときに，κ 鎖の遺伝子でも組換えが起こる．分化の過程で，V_κ 遺伝子断片のどれかが J_κ 遺伝子断片のどれかの前に結合する[*2]（図7・3b）．この結合によってB細胞が合成する κ 鎖の可変部の一次構造が決まる．V_κ 遺伝子断片と J_κ 遺伝子断片の結合もランダ

[*1] **エキソン**（exon）と**イントロン**（intron）: 真核細胞の遺伝子は，ポリペプチドのアミノ酸配列をコードする塩基配列エキソンの間に，アミノ酸配列をコードしない塩基配列イントロンが介在している．RNAに転写された後，スプライシングによってイントロンが除去され成熟mRNAとなる．

[*2] 図7・3（b）の例では，V_3 と J_4 とが結合している．これをVJ連結とよぶ．

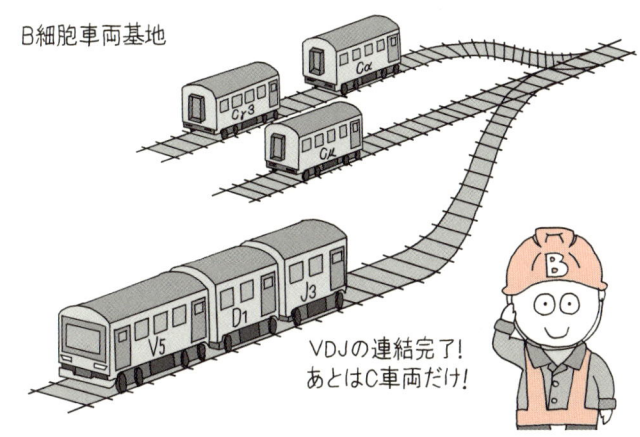

コラム10　抗体遺伝子の再構成に関わる酵素

本章では，B細胞の抗原受容体である免疫グロブリン（抗体）遺伝子の再構成について説明したが，T細胞の抗原受容体であるT細胞レセプター（TCR）遺伝子（§10・3参照）においても同様な遺伝子の再構成が起こる．これらの抗原受容体の遺伝子は，いくつかの遺伝子断片に分かれて存在し，細胞分化の過程で遺伝子断片の組合わせによって多様な可変部をもつ受容体がつくられることを説明した．受容体をコードする遺伝子断片には，組換えが起こる部位に隣接して組換えシグナル配列（recombination signal sequence, RSS）とよばれる共通のDNA配列が存在している．一方，この組換え反応を触媒するのは，V(D)J リコンビナーゼ〔V(D)J recombinase〕とよばれる酵素複合体である．この複合体に含まれるRAG-1およびRAG-2（組換え活性化遺伝子 recombination activating gene-1 および2の産物）が，V, D, J の各遺伝子断片に隣接するRSSを認識し切断することによって，遺伝子再構成が行われる．この反応は，免疫系の形成のためにきわめて重要であり，DNAの切断と再結合に関わるRAG-1/2などの欠損によってB細胞とT細胞の分化異常が起こり，重症複合免疫不全症（severe combined immunodeficiency, SCID）となる．また同時に，このような遺伝子再構成の過程で，DNAの再結合に伴いヌクレオチドの欠失や付加が起こり，抗原との結合に関わる部位の配列の多様性がさらに増大する．

ムに起こるので，それぞれのB細胞は互いに異なるV_κ遺伝子断片とJ_κ遺伝子断片の組合わせをもつことになる．こうして再構築されたV_κ-J_κ遺伝子はC_κ遺伝子とともにRNAに転写されて，κ鎖のmRNA前駆体が合成され，ついでmRNAが生じる（図7・4）．

λ鎖の遺伝子もκ鎖の遺伝子と同様に組換えが起こると，λ鎖が合成されるようになる．マウスでは，κ鎖をもつ免疫グロブリンが97％を占め，λ鎖をもつものが3％である．B細胞の成熟過程で最初に合成されるのはH鎖で，ついでκ鎖が合成されてH鎖に結合して抗原受容体となる．しかし，κ鎖の遺伝子の再構成がうまくいかず，抗原受容体が完成されないときには，λ鎖の遺伝子が再構成されてλ鎖を合成し，H鎖に結合して抗原受容体になる．このようにL鎖の一方の遺伝子が発現すると，他方の遺伝子は発現しないので，個々のB細胞はκ鎖かλ鎖のいずれかのL鎖のみを合成する．

κ鎖およびλ鎖の可変部の多様性も，V遺伝子断片とJ遺伝子断片の組合せによって増大する．抗体の抗原結合部位の構造はH鎖とL鎖の可変部の組合わせでつくられる．したがって，高等動物の1個体がつくることのできる抗体の種類は，合成できる両鎖の種類の積となるので，きわめて大きいものになる．

c. 抗体可変部の多様性はさらに増大する　H鎖およびL鎖の可変部の多様性がVDJ連結（H鎖）およびVJ連結（L鎖）による遺伝子組換えで生み出されることを述べたが，この多様性をさらに増大させる要因が知られる．一つは，DNAが切断され再結合するときに，ヌクレオチドの削除や付加が起こったり，切断・再結合の位置が少しずれたりすることがあり，周辺のアミノ酸配列が多様化する．この部位が，ちょうど抗体の抗原結合部位を形成する相補性決定領域（超可変部）の3番目（図5・4参照，p.45）に対応しているので，抗原結合部位の多様性がさらに増大することとなる．もう一つは，B細胞の分化の過程では遺伝子変異（**体細胞変異**）が起こりやすく，これによっても抗原に対する結合部位の多様性が増し，自然界のほとんどすべての抗原に対して抗体をつくることが可能になる（コラム10参照）．

体細胞変異
somatic mutation

d. 対立遺伝子排除　一般に遺伝子は父方と母方の両方から遺伝する．抗体の遺伝子の場合も両親それぞれから遺伝子を受け継ぐ．しかし，1個のB細胞に着目すると，いずれか一方の親由来の遺伝子のみが発現する．片方の親からの抗体遺伝子が再構成されると，もう一方の親からの遺伝子の再構成は抑制される．この現象を**対立遺伝子排除**とよぶ．

対立遺伝子排除
allelic exclusion

e. 自己反応性の抗体産生の抑制　これまでに述べてきたように，抗体遺伝子の再構成は，比較的少ない数の遺伝子を組合わせて抗原特異性の異なる莫大な数の抗体を生みだす．その結果，自己の身体の成分と反応する抗体（自己抗体）をつくり，身体を障害することも起こりうる．しかし，実際には自己抗体による障害が起こらないように制御するいくつかの仕組みが備わっている．そのうち最も重要なものは，自己成分に対する**免疫寛容**である．抗体遺伝子の再構成によって自己成分に反応する抗原受容体をもつB細胞が生じても，未熟な段階で自己成分と反応すると死滅してしまって成熟B細胞にならない．また，成熟したと

免疫寛容
immunological tolerance

しても，同じ自己成分と反応するヘルパーT細胞がないと，自己成分と反応したときに抗体産生細胞とならずに，かえって不応答の状態になってしまい，自己抗体を産生しない（詳細は16章参照）．

7・4　抗原刺激によってB細胞は膜結合型IgMの代わりに分泌型抗体を産生する

　B細胞は，抗原受容体（膜結合型抗体）を介して抗原と反応すると，他の免疫細胞の介助を受けながら抗体産生細胞へと分化する．この過程で細胞は，膜結合型IgMの代わりに分泌型（遊離型）抗体（通常の抗体）を産生するようになる．その切換えはどのようにして起こるのだろうか．この切換えはH鎖遺伝子の一部の読み換えによって起こる．

　膜結合型IgMのH鎖（μ_m鎖*）は，細胞外に分泌されるIgMのH鎖（μ_s鎖*）と異なり，C末端付近に細胞膜に結合する構造をもつ．このために，分泌されずに細胞膜に結合する．細胞膜との結合に関わる部分は，C_μ遺伝子のDNAの3'末端側に，$C_\mu 4$エキソンから離れて存在するエキソン（Mエキソン）によってコードされる（図7・5）．B細胞が抗体産生細胞に分化すると，Mエキソンは mRNA に転写されなくなり，その代わりに$C_\mu 4$エキソンに接して存在するエキソン（Sエキソン）が転写されるようになる．そのために，C末端付近のアミノ酸配列の異なるμ_s鎖をもつIgMが合成され，細胞外に分泌されるようになる．他のクラス（IgG，IgE，IgD，IgA）についても，同様な遺伝子構造をもっており，同様な分子機構で膜結合型と分泌型の切換えが起こる．

* μ_m鎖：膜結合型μ鎖 membrane-bound μ chain
μ_s鎖：分泌型μ鎖 secretory μ chain

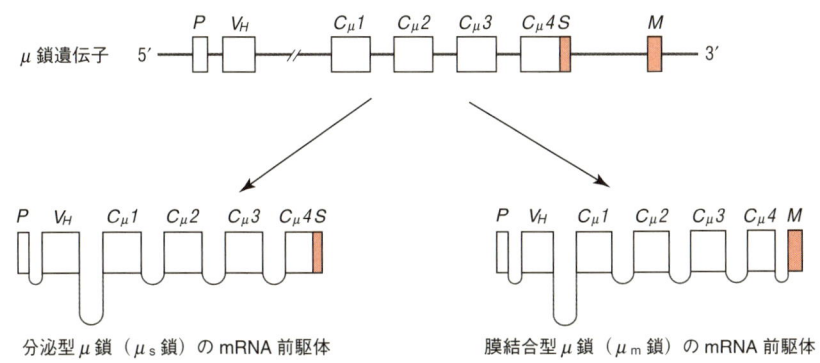

図7・5　分泌型（遊離型）および膜結合型IgMのH鎖（μ鎖）のmRNA前駆体の生成　▨はそれぞれの型に特有なエキソンを示す．

a. 細胞内での抗体の生合成　抗体の合成は，別々につくられたH鎖とL鎖が2本ずつ結合して完成する．抗体のH, L両鎖の遺伝子に組換えが起こると，その遺伝情報はRNAに転写されて，mRNAの大きな前駆体が生成する（図7・4）．この mRNA 前駆体はスプライシングを受けて，エキソン間のイントロンに対応する塩基配列の部分が切取られ，ポリペプチド鎖に翻訳される部分のみが連結してmRNAとなる．このmRNAからH鎖やL鎖が合成される．その機構は一般のタンパク質合成の機構と基本的に同じである．たとえばmRNAの5'末端

* **ポリソーム**
(polysome): タンパク質の翻訳のときに, mRNAに多くのリボソームが並んで結合してできる複合体のこと. ポリリボソーム (polyribosome) ともよばれる.

シグナルペプチド
signal peptide

粗面小胞体 rough endoplasmic reticulum

側にリボソームが結合してポリソーム*を形成し, 3′末端側に移動しながらH鎖あるいはL鎖を合成する (図7・6の①).

合成されたH鎖とL鎖は, 約15個のアミノ酸残基から成る余分のペプチドをN末端にもっている. このペプチドは**シグナルペプチド**とよばれ, 疎水性アミノ酸残基が多い. この部分は, それぞれのV_HあるいはV_L遺伝子 (κ鎖もしくはλ鎖) の5′末端に短いイントロンを隔てて存在するPエキソンによってコードされる (図7・5). H鎖もL鎖もシグナルペプチドから合成され, 合成されたシグナルペプチドは疎水性の性質をもつので, **粗面小胞体**の膜に結合する. 合成が進むにつれて, ポリペプチド鎖は粗面小胞体の膜を通過して, その内腔に移動す

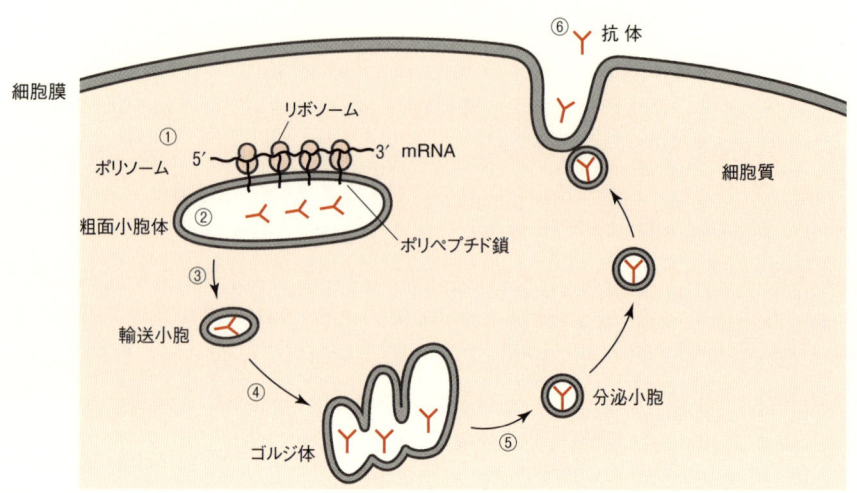

図7・6 抗体の生合成と分泌の過程

コラム11 クラススイッチと親和性成熟

成熟B細胞が抗原刺激を受けた後に, IgMからIgGなどの他のクラスの抗体へのクラススイッチが起こる. クラススイッチは, 抗原に対する結合特異性が変化せずに, 抗体の定常部が他のクラスのものに変化する現象であることを述べた (§6・1参照). 抗体のクラスの変化によって, 補体活性化能, 胎盤通過能, 免疫グロブリン受容体に対する親和性, 粘膜での分泌など, 抗体のさまざまな機能が修飾される. クラススイッチに必要な酵素として, 活性化誘導デアミナーゼ (activation-induced deaminase, AID) が発見された. その遺伝子の欠損マウスの解析を行ったところ, 重篤な免疫不全を発症することがわかった. 遺伝子欠損マウスでは, 抗体のクラススイッチが障害されていることは予想されたが, それに加えて, 抗原に対する抗体の親和性が上昇する親和性成熟とよばれる現象も起こらなかった. すなわち, AIDがクラススイッチに関わるだけでなく, 親和性成熟にも必要な酵素であることが明らかになった. 親和性成熟は, 抗体の可変部をコードする遺伝子に突然変異が起こり, 親和性のより高い抗体を産生するB細胞が選択されることにより進行すると考えられている. 分子機構の全貌は明らかになっていないが, 核酸塩基のシトシン (C) の脱アミノ化を触媒する酵素であるAIDがクラススイッチと親和性成熟の両者を制御する分子として働くことは興味深い.

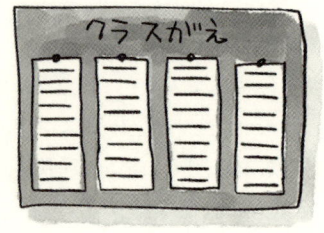

る．内腔に入った H 鎖と L 鎖は，シグナルペプチドの部分が切取られ，互いに非共有結合で結合し，ついでジスルフィド結合（S-S 結合）が生成し，4 本鎖の抗体（H_2L_2）となる（図 7・6 の ②）．この H_2L_2 は粗面小胞体から**輸送小胞**に入って（③），**ゴルジ体**＊に到達する（④）．この過程で，H_2L_2 は糖鎖修飾され，糖タンパク質としての抗体が完成する．こうして完成した抗体は分泌小胞に取込まれ（⑤），細胞外に分泌される（⑥）．

b. 分泌型 IgA の生合成　分泌型 IgA は，母乳中や腸管の粘膜などの外分泌液中にも現れる（§5・6 参照）．IgA 抗体の産生細胞の体内分布を調べると，腸管や気管の粘膜付近の組織に多数存在している．組織内で抗体産生細胞から分泌された IgA 抗体が粘膜組織を越えて外分泌液に放出される機構について説明しよう．

血清中の IgA の大部分は，IgG などと同様，4 本のポリペプチド鎖（H 鎖 2 本と L 鎖 2 本）から成るが，母乳や粘膜分泌液中の分泌型 IgA では，2 分子の IgA が J 鎖によってつながれ，さらに**分泌成分**とよばれる分子量 70,000 の糖タンパク質と結合している（図 7・7a）．粘膜付近の IgA 産生細胞によって J 鎖とともに合成された IgA は，J 鎖と結合して $(IgA)_2J$ となり細胞外に遊離する（図 7・7b）．ついで，粘膜組織の上皮細胞に取込まれたのち，分泌成分と結合したかた

輸送小胞
transport vesicles

＊ **ゴルジ体**（Golgi body）：粗面小胞体で合成されたタンパク質に対して糖鎖付加などの修飾をするとともに，タンパク質の輸送先の仕分けに関わる細胞小器官．

分泌型 IgA
secretory immunoglobulin A

分泌成分
secretory component, SC

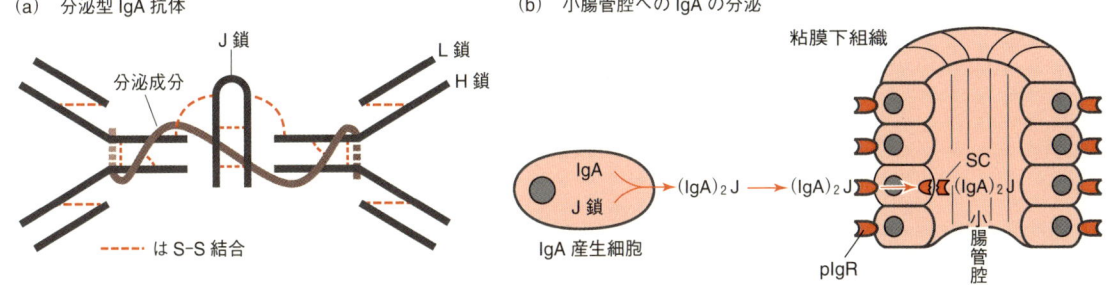

図 7・7　分泌型 IgA 抗体の構造と分泌機構　(a) 分泌型 IgA は，J 鎖を介する二量体構造をとり，さらに分泌成分（SC）が結合している．(b) たとえば小腸では，抗体産生細胞でつくられた IgA 二量体は，粘膜上皮細胞表面に存在する多量体免疫グロブリン受容体（pIgR）に結合し細胞内に取込まれる．受容体に結合したまま小腸管腔側に移動し，受容体が切断されたのち，その一部（SC）が結合した状態で小腸管腔に分泌される．

ちで外分泌液中に分泌される．この過程をもう少し詳しくみよう．分泌成分は，もともと粘膜上皮細胞の細胞膜に発現する**多量体免疫グロブリン受容体**（pIgR）とよばれるタンパク質の一部であり，IgA 産生細胞により合成された $(IgA)_2J$ がこの受容体の分泌成分の部位に結合する．受容体との複合体は細胞内に取込まれ，その後，粘膜の管腔側表面に現れる．ここで $(IgA)_2J$ を結合している pIgR は，プロテアーゼによって切断され，$(IgA)_2J \cdot SC$ 複合体と細胞膜結合部分とに分かれる．そして，$(IgA)_2J \cdot SC$ 複合体（すなわち分泌型 IgA）が細胞から遊離し分泌される．このような過程により，分泌成分は IgA の粘膜組織の通過を容易にする役割をもつ．また，外分泌液中のプロテアーゼで分解されにくくするなどの機能を通して IgA の外分泌液中での安定性にも寄与している．

多量体免疫グロブリン受容体
polymeric immunoglobulin receptor, pIgR

8 補体系の働き
抗体に協力する血液タンパク質

　血液中には抗体に協力して感染防御に働くタンパク質群が存在する．これらのタンパク質はまとめて補体（または補体系）とよばれる．補体系のタンパク質は，ふだんは不活性の状態で存在するが，抗原抗体反応が引き金となって活性化され抗原の排除に関わる．抗原抗体反応が起こらなくても，微生物が活性化の引き金となることもある．つまり，補体系は自然免疫の一部であるとともに，抗体とも協力し獲得免疫にも貢献している．本章では，補体の働きと活性化の機序について紹介する．

*1 R.F.J. パイフェル
(R.F.J. Pfeiffer, 1858～1945)：ドイツの細菌学者．

*2 J. ボルデ (J. Bordet, 1870～1961)：ベルギーの細菌学者．百日咳菌の発見者．1919 年ノーベル生理学・医学賞を受賞．

8・1 補体系とは

　19 世紀の末期に R.F.J. パイフェル*1 は，コレラ菌で免疫したモルモットの腹腔内に再びコレラ菌を投与すると菌が溶解（溶菌）する現象を見いだした（パイフェル現象）．その後，20 世紀初頭になり，J. ボルデ*2 は免疫モルモットから採取した血清を用いて以下のような実験を行った（図 8・1）．

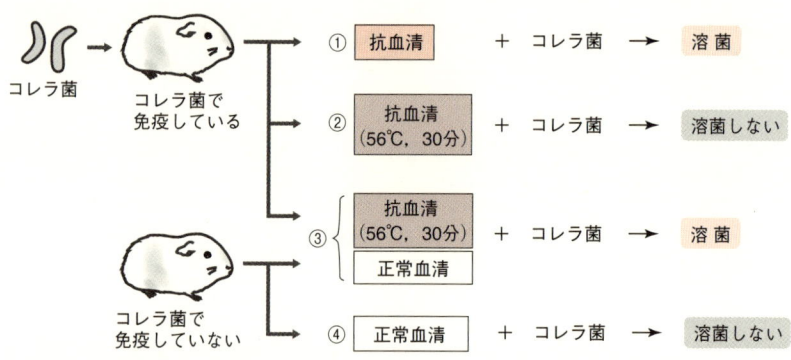

図 8・1　血清中には抗体に協力する因子が存在する　①～④ の実験の説明は本文を参照．

① コレラ菌で免疫したモルモットから得られた血清（抗血清）にコレラ菌を加え，37 ℃ に保温するとコレラ菌は破壊され溶菌する．
② ① の抗血清を 56 ℃ で 30 分加温すると，溶菌作用は観察されなくなる．
③ ② のように加温処理した抗血清に，免疫していないモルモットの正常血清を加えると溶菌作用が復活する．
④ ③ で用いた正常血清にコレラ菌を加え 37 ℃ で保温しても溶菌は起こらない．

これらの結果より，抗血清の溶菌作用には，コレラ菌に対する抗体に加えて，正常血清にも含まれ，56℃の加温処理で失活する物質（おそらくタンパク質）が必要であることが推測される．このような物質は，抗体の働きを"補う"という意味から**補体**と名づけられた．その後，補体は20〜30種類のタンパク質から構成されていることがわかり，**補体系**ともよばれている．

補体 (complement) と補体系 (complement system)：補体系を構成する個々のタンパク質を補体成分とよぶ．

抗体は抗原を認識して特異的に結合するが，抗原を分解して除去することはできない．その代わりに，抗原に結合するとさまざまな生物活性（エフェクター作用）を発揮して抗原を除去する系を活性化する．その一つが補体の活性化であり，その結果，抗原である細菌を殺したり，食細胞による抗原の貪食と分解を促進したりすることができる（図8・2）．

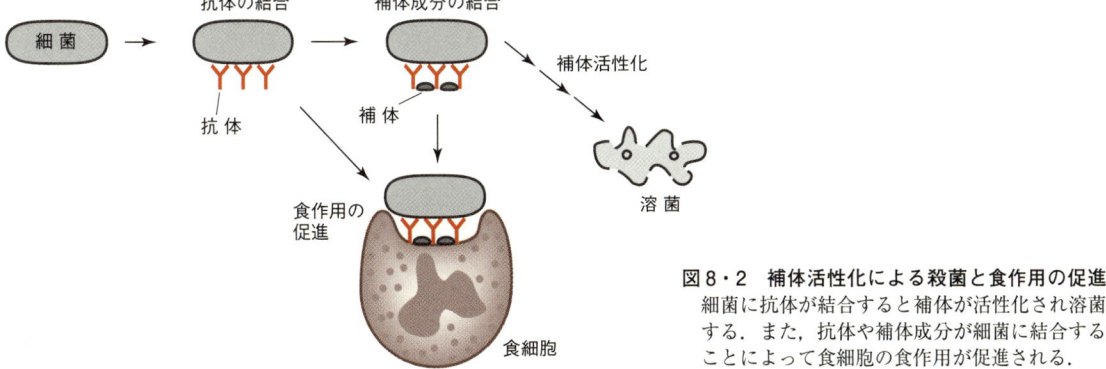

図8・2 **補体活性化による殺菌と食作用の促進**
細菌に抗体が結合すると補体が活性化され溶菌する．また，抗体や補体成分が細菌に結合することによって食細胞の食作用が促進される．

補体系は，通常は活性のない状態で存在している．しかし，IgG抗体やIgM抗体が抗原と結合し複合体が生成すると，補体が活性化されて抗原を攻撃するようになる．補体系は，異物を認識する能力が限られているので，異物認識能力が優れている抗体と協力することによって生体防御のための強力な武器となる．補体系の抗原識別能力は抗体に比べて低いが，まったくないわけではない．たとえば，酵母の細胞壁の多糖やグラム陰性細菌の細胞壁のリポ多糖のように，高等動物にはない特別な構造をもった異物に対して，補体系は抗体がなくても反応して攻撃する．このような反応は，抗体が産生される前の早期の生体防御反応と考えられ，自然免疫に属する免疫応答といえる．

補体の活性化は，多数の補体成分（タンパク質）が連鎖的に活性化する複雑な機序によるが，抗体が関わる活性化と抗体が関わらない活性化では異なる経路をたどる．ただし両者の経路は，活性化の初期段階が異なるが，経路の途中からは共通した反応となる．抗体が関わる活性化経路は古くから知られていたので**古典経路**，抗体が関わらない経路はあとで発見されたので**第二経路**とそれぞれ名づけられた．その後，抗体が関わらない活性化経路がもう一つ発見された．この経路は，血液中のマンノース結合レクチン*というタンパク質が関わることから**レクチン経路**とよばれる．この経路では，マンノース結合レクチンが細菌や真菌の表面の糖鎖に結合することが活性化の引き金となる．

古典経路
classical pathway

第二経路
alternate pathway

* レクチン (lectin)：糖鎖に結合するタンパク質を総称してレクチンとよぶ（3章のコラム6参照）．

レクチン経路
lectin pathway

8・2 古典経路による補体活性化

抗原抗体反応により引き金が引かれる古典経路では，C1〜C9と名づけられた9種類のタンパク質*が関わっている（表8・1）．これらのタンパク質は，いずれも活性のない状態で血液中に存在している．抗体が抗原と結合すると，最初にC1が活性化され，ついで，C4, C2, C3, C5, C6, C7, C8, C9の順に連鎖的に活性化される．経路の前半は，プロテアーゼ（タンパク質分解酵素）前駆体が部分的な切断（限定分解）を受けて，活性型に変換されていく反応系であり，このような反応が次々と連鎖的に起こる．そして後半では，補体タンパク質が順番

* 補体成分C1，補体成分C2，…のように表記されることもある．"C"は補体complementに由来する．

表8・1 ヒトのおもな補体系タンパク質（補体成分）

補体成分	分子量[†1]	活性化による生成物やおもな機能など
古典経路[†2]		
C1	742,000	C1q・2 C1r・2 C1s
C1q	410,000	抗体のFc部分に結合
C1r	83,000	プロテアーゼ前駆体
C1s	83,000	プロテアーゼ前駆体
C2	110,000	C2a (74,000) + C2b (34,000)
C3	180,000	C3a (9,100) + C3b (170,000)
C4	200,000	C4a (9,000) + C4b (190,000)
C5	180,000	C5a (11,000) + C5b (170,000)
C6	128,000	膜侵襲複合体の形成
C7	121,000	膜侵襲複合体の形成
C8	151,000	膜侵襲複合体の形成
C9	71,000	膜侵襲複合体の形成
第二経路		
B因子	92,000	Ba (32,000) + Bb (60,000)
D因子	24,000	プロテアーゼ前駆体
H因子	150,000	制御因子
I因子	88,000	制御因子
プロペルジン	224,000	C3転換酵素の安定化
レクチン経路		
マンノース結合レクチン（MBL）	200,000〜600,000	細菌や真菌の細胞壁多糖体に結合
MASP-1	93,000	プロテアーゼ前駆体
MASP-2	76,000	プロテアーゼ前駆体
補体制御タンパク質		
C1インヒビター	110,000	C1rとC1sの阻害
C4b結合タンパク質	525,000	C3転換酵素の阻害
DAF（CD55）	70,000	C3転換酵素の阻害
MIRL（CD59）	20,000	膜侵襲複合体の形成阻害

[†1] 大沢利昭，小山次郎，奥田研爾，矢田純一編，"免疫学辞典（第2版）"，p.557, 東京化学同人（2001年）より改変．
[†2] C3およびC5〜C9は第二経路と共通であり，C2〜C9はレクチン経路と共通である．

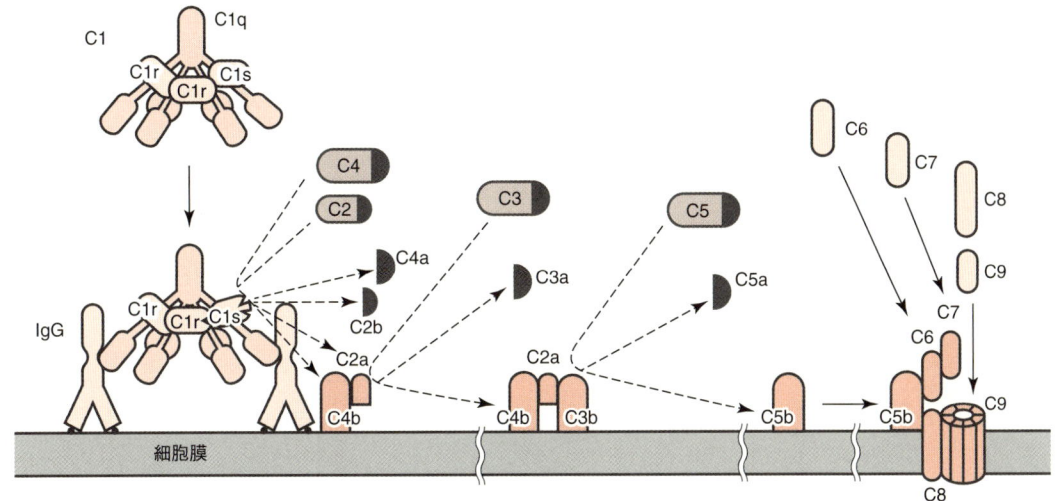

図 8・3 古典経路による補体の活性化機構 古典経路による補体の活性化は，抗原に結合した抗体 (IgG) に補体成分 C1 が C1q の部分で結合することにより開始される．その後，補体成分 C4，C2，C3，C5 が連鎖的に切断を受けて活性化され，最終的に C5 に由来する C5b，C6，C7，C8，C9 から成る膜侵襲複合体が形成される．この複合体は標的細胞の細胞膜に小孔を開け，膜の機能を障害する．

に結合し，最終的には標的細胞の細胞膜を破壊する複合体が生成する．また，活性化の過程では，食細胞による貪食作用を強化したり，炎症反応を促進したりする生成物が生じる．細胞膜の抗原に抗体が結合したのちに補体系が活性化される様子を図 8・3 に示す．

a. 抗原抗体複合体への C1 の結合によりプロテアーゼが連鎖的に生成する

細胞膜表面の抗原に IgG 抗体や IgM 抗体が結合すると，抗体に C1 が結合できるようになる．C1 は，C1q，C1r，C1s という 3 種類のタンパク質が Ca^{2+} を介して結合した複合体であり，抗体との結合は C1q の役割である．C1q は，放射状に突き出た 6 本の枝状の構造をもつタンパク質である．この 6 本の枝の先端部分で，抗原に結合した 2 分子の IgG 抗体の間を橋渡しするように結合する．なお，C1q はすべての抗体に結合するわけではなく，ヒトの抗体では IgG (IgG4 を除く) と IgM クラスの抗体のみに結合できる．

C1q が抗原抗体複合体に結合すると，C1q に結合している C1r の構造が変化してプロテアーゼの活性をもつようになる．活性型になった C1r が C1s のポリペプチド鎖の特定の位置を切断すると，C1s の構造が変化し，プロテアーゼ活性をもつ活性型となる．この活性型 C1s は，C4 の特定の部位を切断し C4a と C4b を生成する*．生成した C4b は，近くの抗体や抗原となっている細胞膜に共有結合で結合する (コラム 12 参照)．ついで，C2 が C4b に非共有結合で結合し，活性型 C1s によって切断され C2a と C2b が生成する．C2b は C4b から離れるが，C2a は C4b と結合したまま残り，C4b2a で表される複合体となる．この複合体は **C3 転換酵素**とよばれるプロテアーゼ活性をもち，C3 を C3a と C3b に切断する．ここで生成した C3b は，さらに C4b2a 複合体に結合し，C4b2a3b 複合体を形成する．この C4b2a3b 複合体もプロテアーゼ活性をもち，C5 を C5a と C5b

* 補体成分が二つのフラグメント (断片) に切断されるときに生成物には "a" または "b" をつけて表記する (例: C4a，C4b)．また，二つ以上の成分が複合体を形成するときには，それぞれの成分を並べて表記する (例: C4b2a, C4b2a3b)．

C3 転換酵素
C3 convertase

C5 転換酵素
C5 convertase

に切断する．そのため C4b2a3b 複合体は **C5 転換酵素**とよばれる．

b．C5b が生成すると細胞膜を傷害する複合体が形成される　C5 転換酵素によって生じた C5b は，標的細胞の細胞膜に吸着し，C6 と非共有結合で結合する．生成した C5b6 複合体に C7 が結合し C5b67 複合体になると，複合体は細胞膜の脂質二重層に沈み始める．ついで，一部が細胞膜に埋没した C5b67 複合体に C8 が結合し，細胞膜が徐々に傷害され始める．さらに C5b678 複合体に C9 が結合し中空のドーナツ状の複合体が形成され，細胞膜を傷害し細胞を死滅させる（図 8・4）．

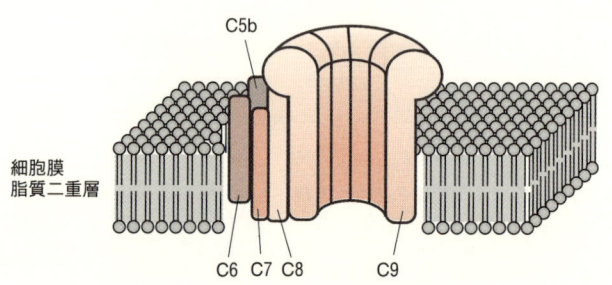

図 8・4　膜侵襲複合体（膜攻撃複合体，MAC）

膜侵襲複合体（membrane attack complex, MAC）：膜攻撃複合体ともいう．

細胞膜を傷害するこの複合体は C5b6789 で表され，**膜侵襲複合体**とよばれる．この複合体には多数の C9 分子が筒状に重合した C9 ポリマーが含まれる．この C9 ポリマーが細胞膜を貫通するので，中央の孔を通じて水やイオンが自由に出入りし，また細胞内タンパク質も細胞外に流出し，細胞が死に至る．細胞壁の薄い細菌，原虫，ウイルスに感染した動物細胞などは膜侵襲複合体に対する感受性が高く傷害されやすい．補体の作用で溶血した赤血球膜を電子顕微鏡で観察すると，月の地表にあるようなクレーター様の孔が細胞膜に形成されているのがわかる．

8・3　第二経路による補体活性化

グラム陰性細菌のリポ多糖を血清と混合すると，抗体がなくても補体系が活性化し細菌を攻撃することをすでに述べた（§8・1 参照）．このような抗体に依存しない補体活性化経路が発見され，第二経路と名づけられた．第二経路による補

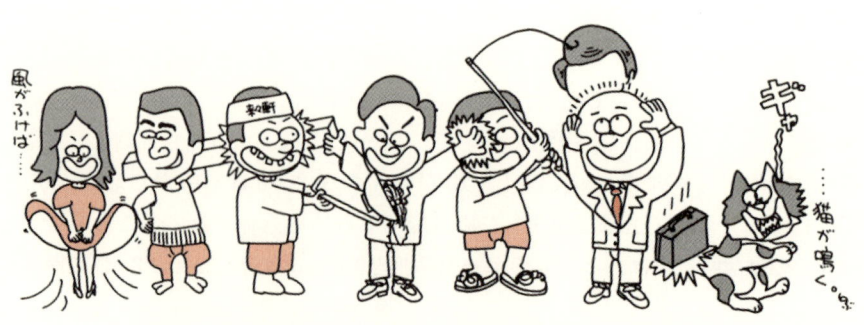

補体成分が連鎖的に活性化されて抗原排除に関わる機能が発現する

体活性化は，ヒト補体系にウサギ赤血球を加えたときにも起こり，ウサギ赤血球が溶血する．ヒトの赤血球の場合には溶血が起こらないことから，ヒト補体系はヒト赤血球とウサギ赤血球を識別していることがわかる．

補体系は，通常は不活性の状態で存在するが，正常な状態においても自発的にゆるやかに活性化する性質をもっている．しかし，その活性化を抑制する機構が別に備わっているので，実質的には補体系の活性化が進行しない．このような活性化と抑制のバランスにある補体系に対して，細菌のリポ多糖などは抑制機構を解除するように働き，結果として活性化を進行させることで第二経路による活性化を進める．以下にヒト補体系によるグラム陰性細菌の溶菌反応を例として説明しよう．

コラム 12 で記すように，C3 は分子内にチオエステル結合をもっており，この結合が非常にゆっくりと加水分解される．加水分解による生成物を $C3(H_2O)$ とよぶ．$C3(H_2O)$ は，B 因子とよばれるタンパク質（表 8・1）と結合して $C3(H_2O)B$

コラム 12　補体活性化におけるチオエステル結合の役割

古典経路の初期段階で活性化された C1s によって C4 から生成した直後の C4b は，C1 と結合した抗体や，標的となる細菌や細胞の表面などに結合する．この結合には，C4 分子に含まれるチオエステル結合 ($-S-\overset{O}{\underset{\|}{C}}-$) が重要な役割を果たしている．

C4 分子内に -Cys*-Gly-Glu-Glu*- というアミノ酸配列があり，Cys 残基の SH 基と 3 残基離れた Glu 残基の COOH 基がチオエステル結合をつくっている（*で示した Cys と Glu，下図）．この部分は，C4 分子中の疎水性の環境に埋もれているので安定化されている．しかし，活性型 C1s によって C4 が切断されると，チオエステル結合が分子の表面に露出してくる．露出したチオエステル結合は周囲の水と反応して急速に加水分解されてしまうが，近傍に抗体タンパク質や細胞表面の OH 基や NH_2 基があると，これらと共有結合を形成する．このような機序で，C4b の一部は抗体や細胞に結合するが，残りは加水分解により失活する．

同様の機序は C3 でも起こり，生成した直後の C3b も C4b と同様に，分子中の Glu 残基を介して近傍の抗体や細胞表面の OH 基や NH_2 基に結合する．

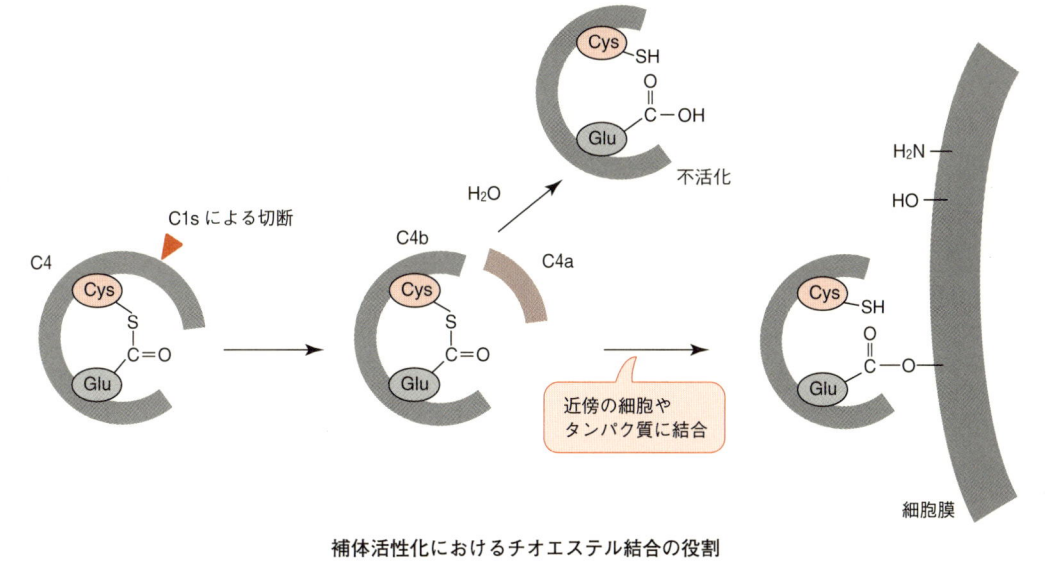

補体活性化におけるチオエステル結合の役割

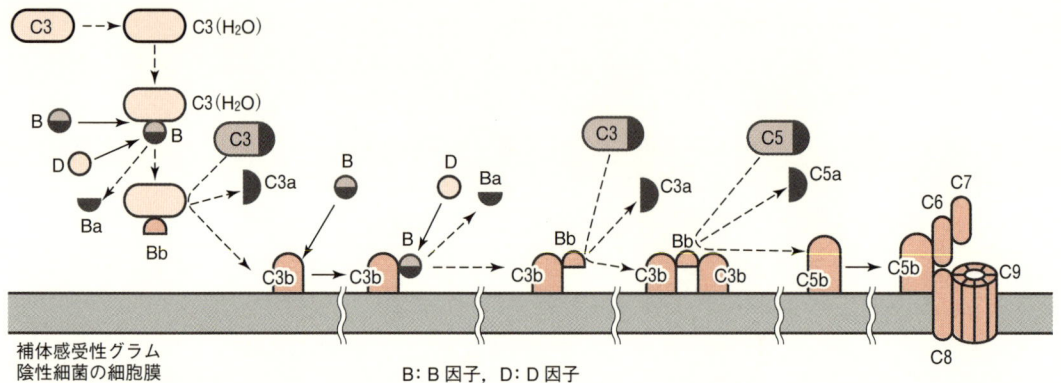

図 8・5 第二経路による補体の活性化機構 補体成分 C3 は,少しずつ自発的に活性化している.この自発的な活性化は,通常血液中の抑制因子によって抑えられている.しかし,グラム陰性菌のリポ多糖などの物質は,この抑制機構を阻害することにより活性化を進行させる.補体成分 B 因子が活性化されて生じる Bb は C3b と複合体を形成し,C3 の活性化をさらに推進する C3 転換酵素の役割を担う.C5 の活性化を経て膜侵襲複合体の形成に至る過程は古典経路と同様である.

複合体を形成する(図 8・5).C3(H_2O) と結合した B 因子は,**D 因子**とよばれるプロテアーゼによって Ba と Bb に切断され,C3(H_2O)Bb を生じる.この複合体中の Bb は,弱いながらも C3 を C3a と C3b に切断する活性をもつので,C3(H_2O)Bb は**初期 C3 転換酵素**とよばれる.初期 C3 転換酵素の作用で生成した C3b はグラム陰性細菌の表面に結合する.ここに B 因子が結合し,さらに D 因子の作用を受けると,C3bBb が生成し強い C3 転換酵素の活性をもつ.この酵素は C3 を切断して C3b を生成するので細菌の表面に多量の C3 転換酵素が生成する.この性質から C3bBb は**増幅 C3 転換酵素**とよばれる.C3bBb 複合体の隣に C3b がもう一つ結合すると C5 を切断するようになる.すなわち C3b$_2$Bb 複合体は C5 転換酵素の活性をもつようになり,古典経路における C4b2a3b に対応するものと考えられる.C5 が C5a と C5b に切断され,生成した C5b に C6,C7,C8,C9 が順次結合していく過程は古典経路と同様であり,膜侵襲複合体が形成され細菌を破壊する.

血清中には C3(H_2O) や C3b と B 因子との結合を阻害する作用あるいは解離させる作用をもつ **H 因子**とよばれるタンパク質がある.また,**I 因子**とよばれるプロテアーゼが存在し,H 因子が結合した C3(H_2O) や C3b を分解する.これらの因子は,たとえ初期 C3 転換酵素が生じ,これに伴い C3b が生成しても,以降の活性化を抑制する働きがある.しかし,細菌のリポ多糖のような物質に結合した C3b や C3bBb には I 因子や H 因子が作用しにくくなり抑制効果が低下する.そのために増幅 C3 転換酵素が継続的に生成し,活性化が進行することになる.**プロペルジン**とよばれるタンパク質は,C3 転換酵素 C3bBb を安定化し半減期を延長させることが知られている.前述のように,ヒトの補体系はウサギ赤血球を傷害するが,ヒト赤血球を傷害しない.その理由は,ヒト赤血球膜には C8

または C9 に結合するタンパク質が存在し膜侵襲複合体の形成を阻止するのに対し，ウサギ赤血球膜の対応するタンパク質がヒトの C8 や C9 に結合できないためと考えられている．このほかにも，種々の補体制御タンパク質とよばれるタンパク質が存在し，自己の細胞が自己の補体系によって傷害されないように働いている．

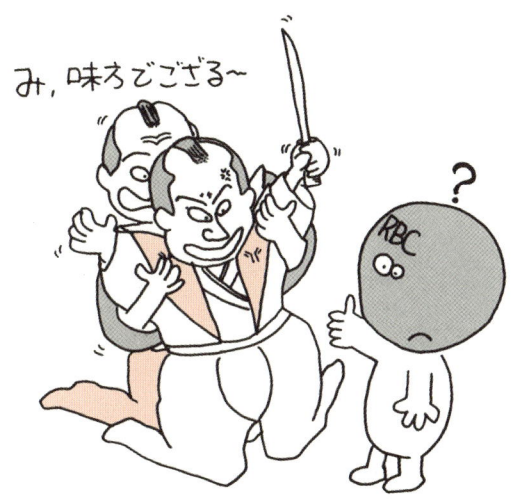

ヒトの補体系はウサギの赤血球（RBC）は壊すが，ヒトの赤血球は壊さない

8・4 レクチン経路による補体活性化

　レクチン経路は，抗体を介さないもう一つの補体活性化経路として発見された．この経路は，血液中の**マンノース結合レクチン（MBL）**が細菌や酵母の細胞表面の糖鎖に特異的に結合して補体系を活性化し，微生物を排除する機構である．MBL は，MBL 関連セリンプロテアーゼ（MASP）*とよばれるタンパク質分解酵素の前駆体と複合体を形成しており，MBL が微生物表面の糖鎖と結合すると，MASP が活性化して活性型のプロテアーゼになる．この MASP の活性化の機序は，古典経路による C1 の活性化機構とよく似ている．

　活性化された MASP は C4 と C2 に作用して，それぞれ C4a と C4b，C2a と C2b に限定分解する．生じた C4b と C2a は，古典経路でみられるように C3 転換酵素を形成し，C3 以降の補体成分を順番に活性化して異物の排除に働く．したがってレクチン経路は，第二経路とともに，感染初期の生体防御（自然免疫）を担うものといえる．また，レクチン経路は免疫系があまり進化していない無脊椎動物にも存在することが知られている．

　ここで紹介した三つの活性化経路を図 8・6 にまとめて示す．各経路は，活性化の初期の段階が異なっているものの，経路の途中からは共通の反応となる．たとえば，古典経路では C1 複合体が C4 と C2 を活性化するが，レクチン経路では MBL/MASP がその役割を担っている．以降の活性化は両経路で共通している．また，第二経路においても C3 転換酵素や C5 転換酵素が形成されることは共通しているし，C5b の生成以降の膜侵襲複合体の形成についても古典経路と同

マンノース結合レクチン（mannose-binding lectin, MBL）: 細菌や酵母の細胞表面のマンノースまたは N-アセチルグルコサミンを含む糖鎖に結合する．マクロファージマンノース受容体（CD206，§3・3 参照）とは別の分子である．

* MBL 関連セリンプロテアーゼ（MBL-associated serine protease, MASP）: マンノース結合レクチン（MBL）に会合するセリンプロテアーゼ．構造の類似する MASP-1〜3 が知られる．

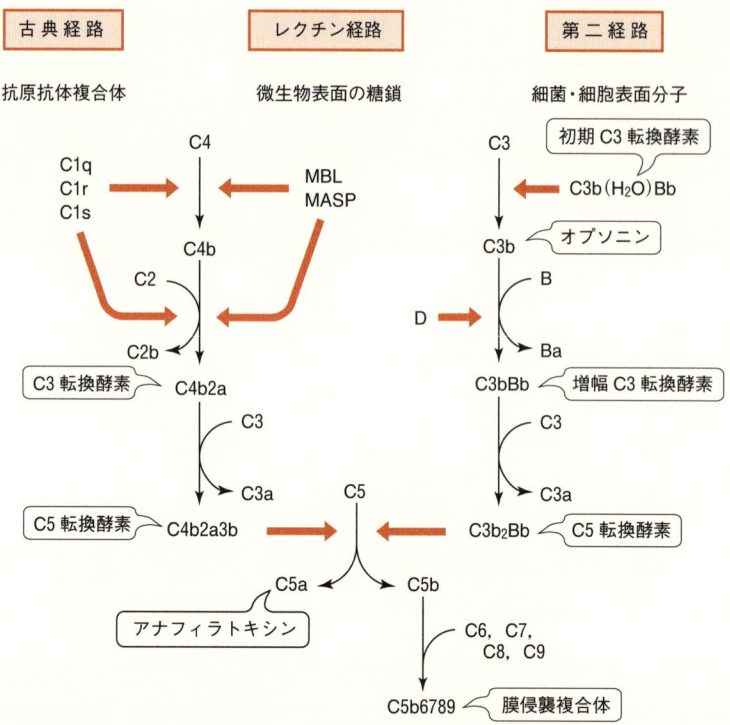

図 8・6　補体系の三つの活性化経路　三つの補体活性化経路は，出発点は異なるが，途中からは合流する，いずれの経路においても C3 転換酵素や C5 転換酵素は重要な役割を担っている．MBL: マンノース結合レクチン，MASP: MBL 関連セリンプロテアーゼ．➡ はプロテアーゼの作用，吹き出しは複合体や生成物の役割を示す．

じである．三つの経路は完全に独立したものではない．たとえば，古典経路やレクチン経路で生成した C3b は，第二経路での増幅 C3 転換酵素 C3bBb を形成し，さらに C3 の活性化の増幅を起こす．

8・5　補体活性化の過程で生物活性をもつフラグメント（断片）が生成する

　補体系の活性化には，抗原の細胞を破壊するほかに，抗原を排除するさまざまな免疫系の機能を強化する働きがある．その一つは，**オプソニン**の生成である．補体活性化の過程で生成した C4b や C3b は，C3 転換酵素や C5 転換酵素の形成に働くばかりでなく，食細胞による抗原除去を活発にするためにも機能する．好中球やマクロファージなどの食細胞の細胞膜には，C4b や C3b と特異的に結合する**補体受容体**がある．C4b や C3b が結合することによって目印を付けられた抗体と抗原の複合体や微生物は，受容体を介して効率よく食細胞によって捕捉され取込まれて消化・分解される（図 8・2）

　もう一つの免疫強化の機序は，**アナフィラトキシン**とよばれる物質の生成であり，活性型 C1s, C3 転換酵素，C5 転換酵素の作用によって生成する C4a, C3a, C5a の総称である．これらアナフィラトキシンは，平滑筋を収縮させる作用，マスト細胞（肥満細胞）や好塩基球からヒスタミンを遊離させる作用，毛細血管の

オプソニン　opsonin

補体受容体
complement receptor

アナフィラトキシン
anaphylatoxin

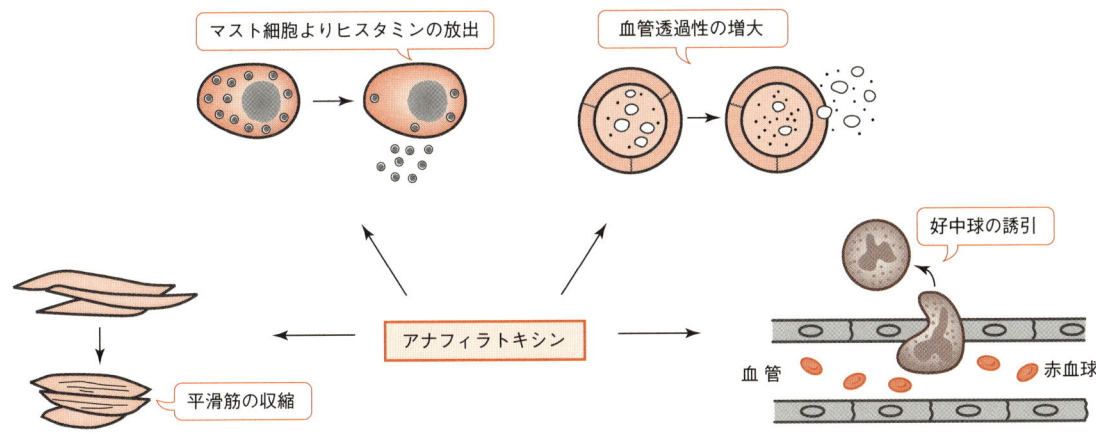

図8・7 アナフィラトキシンの作用

透過性を増大させる作用などの強い生理活性を示す（図8・7）．さらにC5aには好中球（多形核白血球）などの食細胞を誘引する活性がある．感染などにより補体の活性化が進みアナフィラトキシンが生じると，血液中のタンパク質が血管壁を通り抜け，局所に浸出したり白血球が集積したりすることによって炎症反応を促進する．アナフィラトキシンとしての作用は，C5aが最も強く，ついでC3a，そしてC4aが最も弱い．

もしアナフィラトキシンなどの生理活性の強い分解生成物（フラグメント）が過剰に産生されると，その作用によって逆に身体が障害を受けてしまう．このような有害作用は，C3転換酵素やC5転換酵素がごく短時間で失活するので回避されることが多い．また，過度の補体活性化を制御する調節機構が身体に備わっている．たとえば，**補体制御タンパク質**とよばれるタンパク質がそのような役割をもつ．血液中には**C1インヒビター**とよばれるタンパク質があり，活性型のC1rやC1sがある程度働くと，C1インヒビターが結合し活性を阻害する．別のタンパク質である**C4b結合タンパク質**は，その名称のようにC4bに結合しC3転換酵素の形成を妨害する．第二経路による活性化に関連して述べたように，H因子やI因子によるC3bの不活化によって補体系が自己の組織や細胞を傷害するのを防いでいる（§8・3参照）．また細胞膜には，C3転換酵素を阻害する**DAF**[*1]（**CD55**）とよばれるタンパク質や膜侵襲複合体の形成を阻害するプロテクチン（**MIRL**[*2]，**CD59**）とよばれるタンパク質の存在も知られている．このような調節機構があることが補体系の特徴の一つであり，補体系の過度の活性化を抑制したり，生成したフラグメントや複合体が抗原以外に働かないようにしたりすることで，自己の細胞に影響が及ばないように巧みに制御されている．

補体制御タンパク質
complement regulatory protein

*1 **DAF**: decay-accelerating factor

*2 **MIRL**: membrane inhibitor of reactive lysis

9 抗体と抗原の結合反応
検査試薬としての応用

　抗原と抗体との結合の特徴は"鍵と鍵穴"の関係にたとえられるようにきわめて厳密な特異性である．この高い特異性がさまざまな物質の定性的および定量的な分析に利用されている．抗原抗体反応を利用したいろいろな分析法や検査法が開発され，医療をはじめ生命科学のさまざまな領域の発展に貢献している．本章では，これらの抗体の応用について紹介したい．

9・1　抗原抗体反応の特徴

エピトープ　epitope

　抗体の抗原への結合は特異性が高いことが特徴である．抗体の相補性決定領域が抗原の**エピトープ**と"鍵と鍵穴"のように適合して結合することによる．たとえば，ニワトリとアヒルの卵に含まれる卵白アルブミンは，構造が非常に似ているので物理的，化学的分析法では識別しにくいが，抗体を用いれば容易に区別される．それは抗体が二つのタンパク質の微妙な構造の違いを識別するからである．このような性質をもつため，抗体は優れた分析試薬として生命科学の広い分野や医療における検査試薬として利用されている．

*1 2,4-ジニトロフェニル基

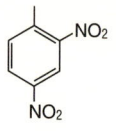

ハプテン (hapten)：タンパク質などの高分子物質と結合させると抗体産生を起こす低分子物質（§4・4参照）．

　一つの抗原を動物に投与したときに，動物体内では，多くの場合1種類ではなく複数種の抗体が産生される．すなわち6章で述べたポリクローナル抗体である．たとえば，2,4-ジニトロフェニル（DNP）基[*1]を化学的に結合させたタンパク質を人工抗原としてウサギに投与して産生された抗DNP抗体を精製して性質を調べると，IgGクラスの抗体だけでも等電点の異なる十数種類の抗体の混合物であることがわかる．この結果は，DNP基のような単純な**ハプテン**であっても，十数種類のB細胞クローンを刺激して異なる構造の抗原結合部位をもつ多様な抗体を産生させることを示している．

　同じハプテンに対する抗体でも抗原結合部位の構造が同じでないことは，ハプテンとの結合反応の結合定数の測定からもわかる．ハプテンと抗体の結合は，非共有結合による可逆的な反応であり，抗体の抗原結合部位をB，ハプテンをHとすると，結合反応は次のように表される．

$$H + B \rightleftharpoons HB$$

　この反応の結合定数を K とすると，次の式が成り立つ．

$$K = \frac{[HB]}{[H][B]}$$

9. 抗体と抗原の結合反応   83

抗体とハプテンの結合の測定には**平衡透析**とよばれる方法が用いられる．この方法では，分子量の大きい抗体は透過できないが，分子量の小さなハプテンは透過できる透析膜の袋に抗体を入れて，ハプテン溶液に対して透析する．時間が経つとハプテンは透析膜を透過して袋の中に入り抗体と結合する．平衡に達してから，袋の内外のハプテン濃度を測定して両者の差を求めると，抗体に結合したハプテンの濃度［HB］を知ることができる．抗体濃度を別に測定し，抗体分子当たりの抗原結合部位数（IgGの場合は2）を乗じ，その値から［HB］を差引くと［B］（抗原と結合していない抗体の抗原結合部位の濃度）となるので，これらの値と外液のハプテン濃度［H］から結合定数Kの値が求まる．

平衡透析
equilibrium dialysis

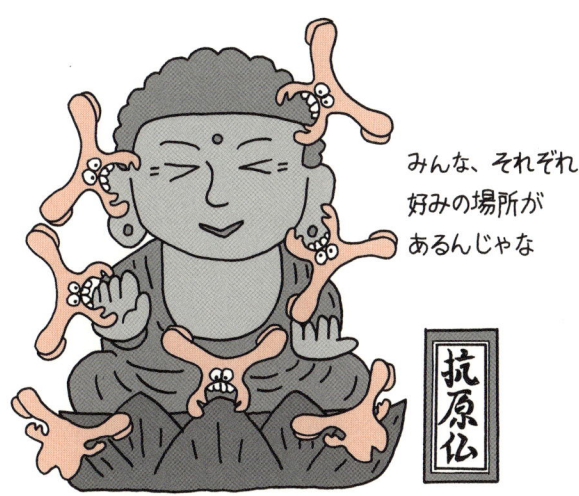

この方法によって抗体の抗原結合部位へのハプテンの結合反応に関する多くの情報が得られた．その一つは，抗DNP抗体の多様性の証明である．動物を免疫して得られるIgG抗DNP抗体は，DNP基への結合定数[*1]が$10^9\,\mathrm{M^{-1}}$ [*2]の高い親和性の抗体から，$10^6\,\mathrm{M^{-1}}$の低い親和性の抗体の混合物であることがわかった．このように，同じ抗DNP抗体であっても，それぞれの抗原結合部位の立体的な構造が異なるために親和性に差が生じると考えられている（図9・1）．

[*1] 結合定数K (p.82) の値が大きいほど抗原との親和性が高いことを表す．

[*2] M＝mol/L

(a) エピトープにぴったりと適合し，強く結合する抗体

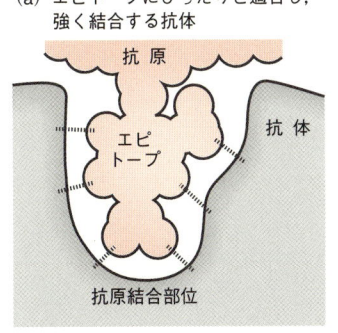

(b) エピトープにゆるく適合し，弱く結合する抗体

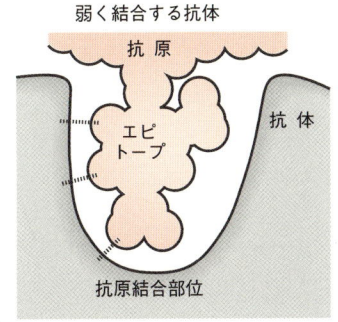

図9・1 エピトープへの適合性の異なる抗体 ┈┈┈はエピトープと抗原結合部位を構成する原子あるいは原子団の間の結合を示す．

一般に，抗体とエピトープとの結合定数は $10^5 \sim 10^{10}\,\mathrm{M}^{-1}$ の範囲であることが多い．通常，抗体は免疫原として用いた抗原と最も強く結合する．しかし，免疫原と似た構造をもつ物質とも結合する．たとえば，抗DNP抗体は，2,4-ジニトロアニリンと強く結合するが，親和性は高くないものの4-ニトロアニリンや2,4,6-トリニトロアニリンとも結合する．この例のように，免疫原とは異なる抗原に抗体が反応するときは**交差反応**といわれる．

交差反応　cross reaction

9・2　凝集反応と沈降反応

抗体には，同じ構造の抗原結合部位が2箇所（五量体型のIgMの場合には10箇所）存在するので，2分子の抗原間を橋渡し（架橋）するように結合する．たとえば，細胞のような小粒子の表面に複数の抗原エピトープが存在する場合には，抗体によって粒子同士が架橋され，粒子が集合し肉眼で見えるようなかたまり（塊）をつくる．これを**凝集反応**という．有名な例は，**赤血球凝集反応**によるABO血液型の判定である（図9・2）．A型に対する抗体をA型赤血球の浮遊液に加えると凝集反応が起こるが，B型赤血球に加えても何も起こらない．逆に，B型に対する抗体をA型赤血球浮遊液に加えても何も起こらないが，B型赤血球の場合には凝集反応が起こる．O型赤血球はどちらの抗体によっても凝集せず，AB型の赤血球はどちらの抗体によっても凝集する．

凝集反応　agglutination
赤血球凝集反応　hemagglutination

また，複数のエピトープをもつ水溶性の高分子物質の場合にも，抗体によって高分子物質が架橋され，大きな抗原抗体複合体が生成する．このような複合体は，水に溶けにくくなり沈殿を生じる．これが**沈降反応**である．図9・3は，一定の量の抗体に対し，抗原の添加量を徐々に増やしていったときに生成する沈降物の量を調べたものである．グラフからわかるように，生成する沈降物の量は，

沈降反応　precipitation reaction

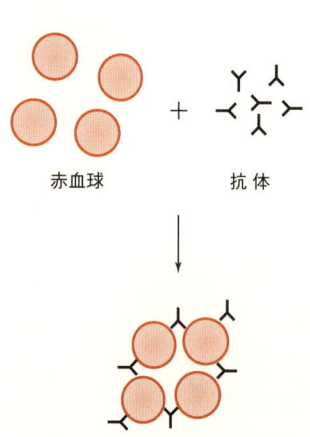

図9・2　**赤血球凝集反応**　血液型抗原に対する抗体を用いた赤血球凝集反応は血液型の判定に利用される．

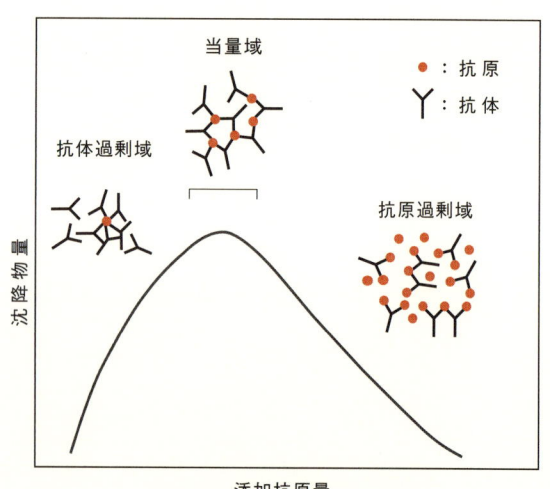

図9・3　**抗原抗体複合体の生成と沈降反応**　抗原と抗体の量の比率が適度であるときに，沈降反応による生成物の量が最大となる．

抗原と抗体の量の比率が適度なとき（当量域という）に最大となる．抗原が過剰でも抗体が過剰でも大きな複合体が形成されず，沈降物量は減少する．

このような沈降反応は水溶液の中だけではなく，寒天ゲル中においても観察され，これを**ゲル内沈降反応**という．ガラス板の上に寒天の層（厚さ2～3 mm）を作り，二つの穴（ウエル）をあけて，それぞれのウエルに抗原と抗体の溶液を満たして，乾燥しないように注意しながら放置する．抗原と抗体はゲル層中を拡散していき，二つの穴の間で両者が当量域になるところで沈降物を生じる．この沈降物は白い線状に生じるので沈降線とよばれる（図9・4）．もし抗原が1種類であれば，1本の沈降線が生成する（図9・4Aの左図）．抗原溶液がAとBの2種類の抗原を含み，抗体溶液が抗A抗体と抗B抗体を含むときには，2本の沈降線が生成する（図9・4Aの右図）．生成する沈降線の数から，反応系に含まれる抗原抗体反応系の数を知ることができる．

(A) 抗原の数に対応する数の沈降線が生成する

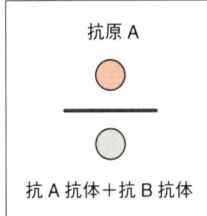 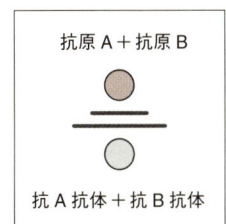

(B) 二つの抗原の構造の異同について知ることができる

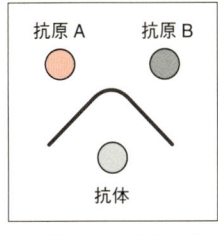 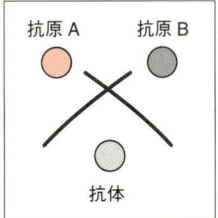 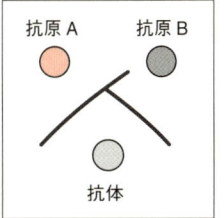

(a) 抗原Aと抗原Bが同じ
(b) 抗原Aと抗原Bが異なり，抗体が抗A抗体と抗B抗体を含む
(c) 抗原Bには抗原Aと一部共通するエピトープがある

図9・4 ゲル内沈降反応（Ouchterlony法）

この方法により，二つの抗原の異同を知ることができる．たとえば，図9・4Bに示すようにゲルに三つのウエルを作り，上側の二つのウエルに抗原Aおよび抗原Bの溶液を満たし，下側のウエルに抗体を入れ，図9・4Aのときと同様に抗原と抗体を反応させる．もし抗原Aと抗原Bが同じであれば，沈降線は連続した線になるが（図9・4Bのa），抗原Aと抗原Bが異なれば，両者の沈降線はX字形に交差する（図9・4Bのb）．たまに，両方の中間のような沈降線が観察されることがある．すなわち，抗原Aの沈降線が，抗原Bの沈降線と出会った地点よりも先に伸びることがある（図9・4Bのc．この部分はスパーとよば

れる).このような結果は,抗原Aと抗原Bには共通する抗原エピトープが存在し,かつ抗原Aには抗原Bには存在しないエピトープが含まれることを示している.

9・3 抗体は抗原の構造のわずかな相違を識別する

抗体がタンパク質の一つのアミノ酸残基の違いを識別する例が知られている.たとえば,ヒトの遺伝性疾患である鎌状赤血球貧血症のヘモグロビンSと正常のヘモグロビンAが抗体によって区別される.ヘモグロビンは α 鎖と β 鎖が2本ずつ結合した分子量 64,500 のタンパク質である.ヘモグロビンAでは,β 鎖のN末端から6番目がグルタミン酸(Glu)であるが,ヘモグロビンSではバリン(Val)に置き換わっている.この場所以外のアミノ酸配列はすべて同じである.ヘモグロビンSに対する抗体の中に,β 鎖のN末端領域のペプチドに結合する抗体があり,これはヘモグロビンAには結合しない.したがって,この抗体は Val と Glu の置換によって生じるタンパク質構造のわずかな違いを識別して

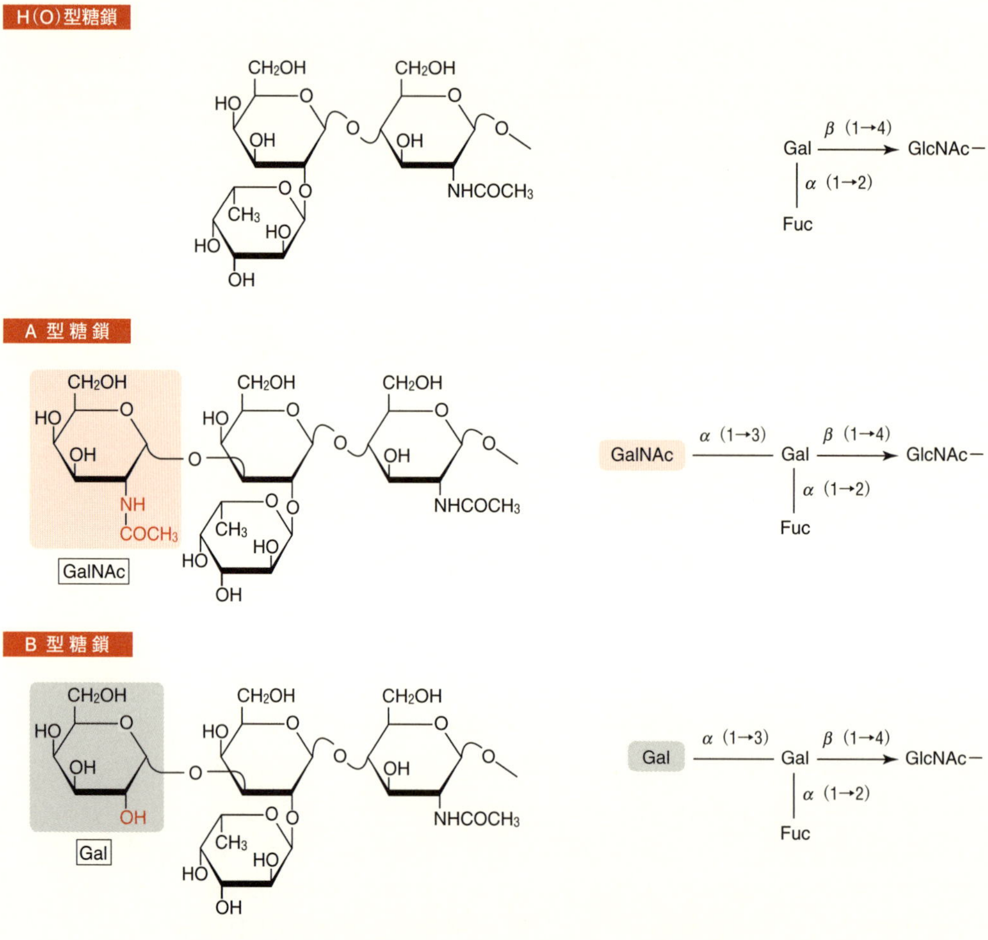

図9・5 ヒトのABO血液型物質の糖鎖の構造　Gal: ガラクトース,GlcNAc: N-アセチルグルコサミン,Fuc: フコース,GalNAc: N-アセチルガラクトサミン.それぞれの血液型物質について,左に構造式,右に概略図を示す.

いることがわかる．

　抗体の抗原に対する結合特異性が高いことは糖鎖抗原でも知られている．ヒトの赤血球の **ABO 血液型**の特異性を決める A, B, H(O) 血液型物質[*1]は，赤血球表面にある複雑な糖鎖構造である（図 9・5）．H 型物質は A および B 型物質の前駆体である．N-アセチルガラクトサミン（GalNAc）が結合すると A 型物質となり，ガラクトース（Gal）が結合すると B 型物質となる．A 型のヒトの血清中には B 型の赤血球に反応する抗 B 抗体があり，B 型のヒトの血清中には A 型の赤血球に反応する抗 A 抗体がある．また，O 型のヒトの血清中には抗 A 抗体と抗 B 抗体の両方がある．これらの抗体が存在するために，A 型のヒトに B 型の血液を輸血できず，また逆に B 型のヒトに A 型の血液を輸血できない．これらの抗体は，赤血球膜の糖タンパク質や糖脂質の糖鎖末端にあるガラクトースと N-アセチルガラクトサミンを識別する．さらに細かく見れば，両単糖の違いは 2 位に結合している OH 基（ガラクトースの場合）と $NHCOCH_3$ 基（N-アセチルガラクトサミンの場合）であり，抗体はこの違いを厳密に識別していることになる．

9・4　検査用試薬としての抗体の利用

　抗体の抗原に対する結合特異性は高いので，測定しようとする物質に特異的な抗体を得ることができれば，抗原を精製しなくても検出や定量を行うことができる．検出系の感度を上げることによって微量の測定が可能となる．抗原抗体反応を利用した微量物質の測定法が開発され，生命科学の基礎研究や臨床検査に大きく貢献している．代表的な方法について以下に紹介する．

　a. ラジオイムノアッセイ（放射性免疫測定法）　　ラジオイムノアッセイは，放射性同位元素を利用した高感度の定量法であり，微量生体成分の定量に応用されている．通常の化学的な方法では定量できない $10^{-11} \sim 10^{-9}$ g ほどの微量での定量が可能である．まず，測定したい物質を用意し，^{125}I などの放射性同位元素で標識した標識ハプテン（*H）を調製する．これを抗体（Ab）と適当な濃度で反応させると複合体 *HAb が生成する．この系に標識していないハプテン（H）を加えると，*H と H が競合的に Ab と反応して，つぎのような平衡状態となる．

$$^*H + H + Ab \rightleftharpoons {}^*HAb + HAb$$

　*HAb の量は H の量に応じて変動するので，遊離の *H（遊離型：F）と抗体に結合した *H（結合型：B）を適当な方法で分離して，F と B の放射線量をそれぞれ測定すると，添加した H 量を知ることができる（図 9・6）．一定量の抗体の存在下，一定量の *H に対して種々の量の H を加えると，H の量が増大すれば，B は減少し F は増大する．したがって，あらかじめ既知量の H を加えて標準曲線（横軸に添加した H の濃度をとり，縦軸に B/F 比をプロットする）を作成しておけば，未知試料を添加して B/F 比を測定することによって，含まれる H の量がわかる．この測定法は，R. S. ヤロー[*2]と S. A. バーソンによって血清中の微量のインスリンを定量して糖尿病を診断するのに用いられた．ほかにも微量のホルモンやシグナル分子などの生体成分や薬物の定量に用いられている．

ABO 血液型
ABO blood group

[*1] **A, B, H(O) 血液型物質**：A 型を規定する抗原および B 型を規定する抗原をそれぞれ A 型物質および B 型物質という．O 型を規定する分子は H 型物質ともよばれ，A 型物質および B 型物質の前駆体となっている．

ラジオイムノアッセイ
(radioimmunoassay, RIA)：**放射性免疫測定法**ともいう．

[*2] **R.S. ヤロー**
(R.S. Yalow, 1921～2011)：米国の放射線医学者．S.A. バーソンと共同でラジオイムノアッセイを確立した．1977 年ノーベル生理学・医学賞を受賞．

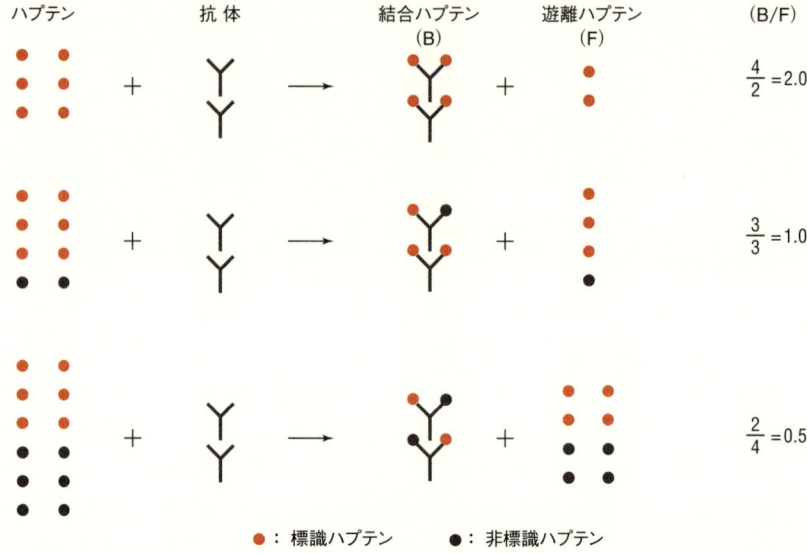

図9・6 ラジオイムノアッセイの原理 非標識ハプテンの濃度を増加させると，抗体と結合した標識ハプテン（結合ハプテン）量は減少し，結合していない標識ハプテン（遊離ハプテン）量は増加する．

b. エンザイムイムノアッセイ（酵素免疫測定法） ラジオイムノアッセイは微量分析法としてすぐれた方法であるが，放射性物質を扱うため特別な設備や施設が必要となるという制約がある．そのため，放射能の被曝や汚染の危険のない酵素による標識法を用いた**エンザイムイムノアッセイ**が開発され，ホルモン，サイトカイン，酵素など生体内のさまざまな微量成分の定量に広く使われている．さまざまな方法が開発されているが，ここでは固相法とよばれる方法について紹介したい．固相法を用いる酵素免疫測定法は特に **ELISA*** とよばれる．以下に説明する例は，2種類の抗体で抗原をはさむことからサンドイッチ ELISA 法といわれる．

測定には，多数の穴（ウエル）をもつプラスチック製のプレート（マイクロプレートとよばれる）を用いることが多い（図9・7）．以下に方法例をあげる．

① ウエルの底面に抗体を吸着（固相化）させる．
② 抗体が結合していないプラスチック表面への抗原の非特異的な吸着を防ぐために，無関係なタンパク質でコートする．
③ 測定したい試料をウエルに加え，試料中の抗原を抗体と反応させる．
④ ウエルを洗浄後，抗体を介してウエル底面に結合した抗原に対して，酵素を結合させた抗体（酵素標識抗体）を反応させる．
⑤ ウエルを洗浄後，酵素の基質の溶液を加えることにより酵素反応を進め，適当な時間の経過後に反応生成物の量を測定する．

酵素反応が進行すると溶液の色が変わったり，蛍光を発したりするような基質を用いることによって酵素量が推定できる．この測定法は，試料中に抗原が多く含まれていれば，酵素で標識された抗体の結合量が多くなり，その結果，酵素反

エンザイムイムノアッセイ（enzyme immunoassay）: **酵素免疫測定法**ともいう．

* ELISA: enzyme-linked immunosorbent assay の略．**酵素結合免疫吸着法**などと訳されるが，ELISA（"エライサ"または"エライザ"と発音）の名称がよく用いられる．

(a) プラスチック製のマイクロプレート

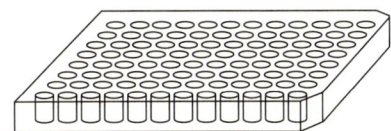

12×8の穴（ウエル）が並んでおり，96の試料を同時に測定できる．

(b) ELISAの操作手順
〔(a)のマイクロプレートの一つのウエルを横から見ている〕

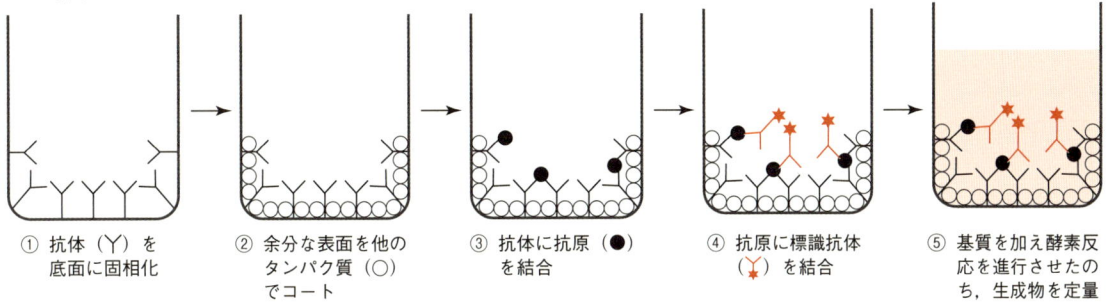

① 抗体（Y）を底面に固相化
② 余分な表面を他のタンパク質（○）でコート
③ 抗体に抗原（●）を結合
④ 抗原に標識抗体（Y★）を結合
⑤ 基質を加え酵素反応を進行させたのち，生成物を定量

図9・7 ELISA法による抗原の定量の概要 抗原を2種類の抗体（底面に固相化した抗体と酵素標識した抗体）ではさむのでサンドイッチELISA法とよばれる．

応が速く進むことに基づく．使用される酵素の例としては，アルカリホスファターゼ[*1]，ペルオキシダーゼ，β-ガラクトシダーゼなどがある．

c. イムノクロマトグラフィー 毛細管現象による試料液の流れの中での抗原抗体反応を利用する．この方法はインフルエンザの診断によく利用されている．A型およびB型インフルエンザウイルス[*2]の検出を行う検査キットの例を図9・8に示す．この方法では，ウイルスに対する2種類の抗体を用いる．一つ目の抗体は，抗体の追跡のために金コロイドで標識した抗体である．この抗体は，試料中に含まれる（含まれないかもしれない）ウイルスを選んで結合する．二つ目の抗体は，一つ目の抗体で生成した抗原抗体複合体を捕捉するための抗体である．二つ目の抗体は，底面の膜に固定化してある．この検査キットの場合は，A型とB型を同時に検査するので，合計4種類の抗体を使っている．抗原を二つの抗体ではさむことから，前述のELISAと同様にサンドイッチ法とよばれる．

具体的な方法は，まずキットの滴下部に試料を滴下する（図9・8a）．底面の膜（たとえばニトロセルロース膜）に浸み込んだ試料液は，毛細管現象により反対側の端に向かって移動していく．もし，試料中にウイルスが存在すれば，途中にある**金コロイド標識抗体**[*3]と結合し抗原抗体複合体を形成する（図9・8b）．さらに移動を続けると，金コロイドで標識された抗原抗体複合体が膜に固定化された二つ目の抗体に捕捉され，キットの判定部に赤紫色のラインが観察される．この検査キットの場合には，抗A型ウイルス抗体と抗B型ウイルス抗体が少し離れて固定化されているので（図中"A"および"B"），どちらにラインが見えるかにより，A型かB型のどちらであるかが判別できる．また，図中"C"には抗IgG抗体が固定化されている．金コロイド標識抗体は過剰に存在するので，抗原と反応しなかった標識抗体が"C"の位置の抗IgG抗体と結合し，ライン

[*1] 酵素反応の例（アルカリホスファターゼの場合）：

p-ニトロフェニルリン酸
（無色）
$\downarrow$ H_2O
p-ニトロフェノール
（黄色）
$+$
リン酸

405 nmの吸光度の測定によりp-ニトロフェノールの濃度を求め，酵素反応の指標とする．

イムノクロマトグラフィー (immunochromatography)：イムノクロマト法ともいう．

[*2] インフルエンザウイルス (influenza virus)：ウイルスの構造タンパク質の抗原性によってA型，B型，C型に分類される．

[*3] 金コロイドのほか，着色したラテックス粒子を用いる場合もある．

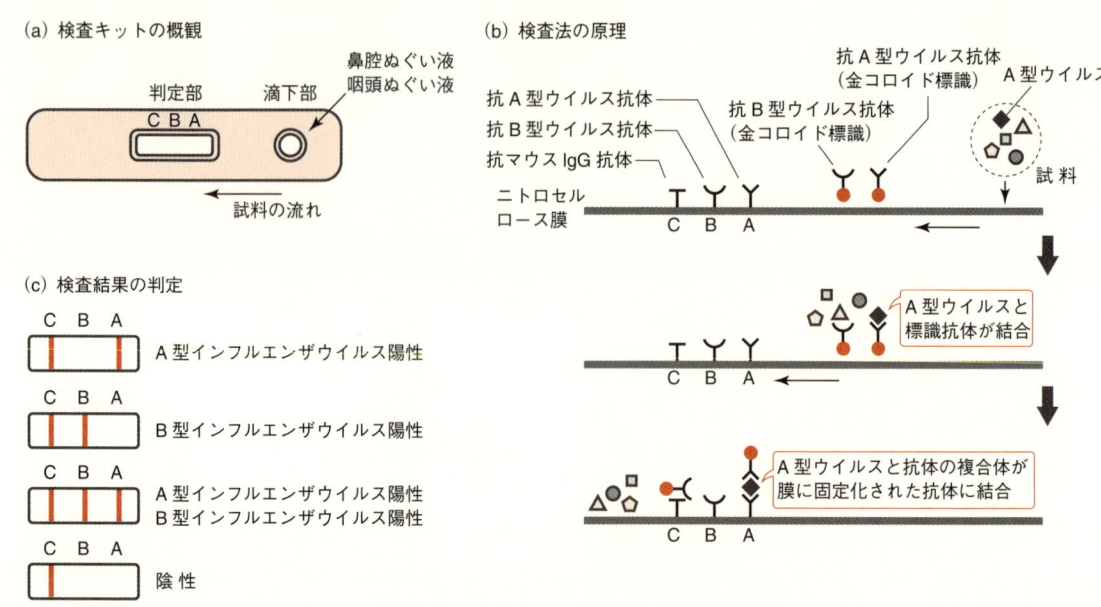

図 9・8 イムノクロマトグラフィーを利用したインフルエンザウイルス検査キット 〔参考: 杏林製薬(株)(2018年6月)〕.

が観察される．このラインの出現により検査が正常に行われたことが確認される．

結果の判定は，抗A型ウイルス抗体が固定化された部位にラインが出現すればA型陽性，抗B型ウイルス抗体の部位にラインが出現すればB型陽性と診断される（図9・8c）．両方にラインが出現する場合もたまにあり，A型とB型の両方に感染していることを示す．試料中にウイルスが含まれないときには"C"の位置のみにラインが観察される．

9・5 ウェスタンブロット法

タンパク質を分離するために用いられる電気泳動法と抗体による抗原検出法を組合わせたのが**ウェスタンブロット法**である．ドデシル硫酸ナトリウム-ポリアクリルアミドゲル電気泳動法（SDS-PAGE*）は，すぐれた分離能をもち，最もよく使われている電気泳動法である．この方法では，タンパク質にドデシル硫酸を結合させることにより負電荷（硫酸基由来）を付与し，負に荷電したタンパク質をポリアクリルアミドゲルの網目の中を陽極側に移動させる．分子量の大きなタンパク質は網目に妨害されゆっくりと移動するが，分子量の小さなタンパク質は邪魔されずに速く移動する（図9・9）．すなわち，タンパク質の分子量によって分離される．このようにしてゲル中で分離したタンパク質をニトロセルロースなどの薄い膜に電気的に写し取る（転写）．この段階では転写されたタンパク質は見えない．目的とするタンパク質を抗体によって可視化するのが次の段階である．通常は検出しようとするタンパク質に対する抗体を一次抗体として用い，この抗体に対する標識抗体を二次抗体として用いることが多い．二次抗体はELISA

ウェスタンブロット法 (western blotting): イムノブロット法ともいう．

* SDS-PAGE: SDS-polyacrylamide gel electrophoresis の略.

の場合と同様に酵素で標識されている．そして，タンパク質（抗原）・一次抗体・標識二次抗体の複合体を形成させる．最後に酵素の基質を加え標識抗体のある場所を可視化する．基質としては，酵素反応により着色するものや化学発光を起こすものがよく使用される．

この分析法の長所は，SDS-PAGE によって分子量に基づき分離されるので，目的タンパク質の分子量を推定できることである．また，可視化されたバンドの

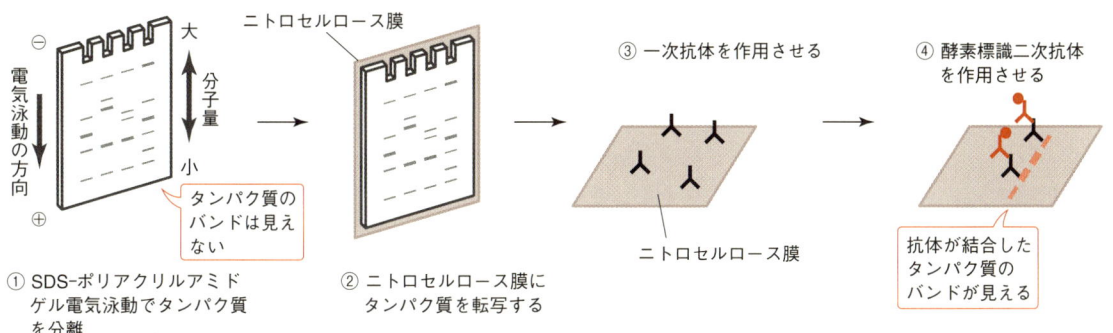

図 9・9　ウェスタンブロット法による抗原タンパク質の検出　SDS-ポリアクリルアミドゲル電気泳動で分離したタンパク質をニトロセルロースの薄い膜に転写（ブロット）した後，目的のタンパク質を抗体を用いて検出する．

コラム 13　ブロット法の（東）西南北

本章で，電気泳動により分離したタンパク質を抗体で検出するウェスタンブロット法について述べた．"ウェスタン"と名づけられた手法であるが，それ以前に"サザン"と"ノーザン"の二つの方角を冠したブロット法が開発されていたので三つ目となる．

1970 年代，英国の E.M. サザン（E.M. Southern）は，DNA 断片の混合物をアガロースのゲル電気泳動で分離したのち，DNA をニトロセルロースの薄い膜に写し取り，放射性同位体や酵素で標識された DNA（プローブとよぶ）によって相補的な塩基配列をもつ DNA 断片を検出する方法を開発した．この検出法は，相補的な配列（A に対しては T，G に対しては C）をもつ DNA が複合体を形成（ハイブリッド形成）することが基礎となっている．"サザン"は開発者の名前，また"ブロット"は，薄膜に写し取る（転写する）ことにそれぞれ由来する．サザンブロット法はゲノム DNA の解析などに広く利用されている．

その後，米国の J. オールウィン（J. Alwine）らが，サザンブロット法を RNA の分析に応用した．薄膜に転写された RNA に対し相補的配列をもつ DNA または RNA を用いて検出する方法で，遺伝子発現解析などに応用されている．先に開発された DNA 分析法であるサザンブロット法になぞらえて"ノーザンブロット法"とよばれる．そして 1979 年，スイスの H. トウビン（H. Towbin）らが，電気泳動で分離したタンパク質を特異的抗体によって検出するウェスタンブロット法を開発した．実際に"ウェスタン"の名前を用いたのは，改良法を提案した米国の W. N. バーネット（W. N. Burnette）のグループである．イースタンではなくウェスタンと名づけた理由は，彼らの研究所がアメリカ西海岸のシアトルにあったからと言われている．免疫学的な手法という意味で"イムノブロット法"とよばれることもある．

その後，考案されたいくつかの手法に四つ目の"イースタン"と名づけることが提案されたが，現在（2022 年）までに確立されたものはない．

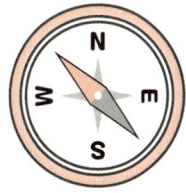

濃淡によって，抗原タンパク質量の多い少ないもある程度わかるが，ラジオイムノアッセイやELISAに比べると定量性は劣る．

9・6 フローサイトメトリー

フローサイトメトリー
flow cytometry

* FITC: fluorescein isothiocyanate

蛍光顕微鏡
fluorescence microscope

蛍光色素を結合させた抗体を用いて，細胞表面分子や細胞内のDNAを検出する方法に**フローサイトメトリー**がある．たとえば，蛍光色素であるフルオレセインは紫外線を照射すると緑黄色の蛍光を発する化合物である．抗体にフルオレセインイソチオシアネート（FITC*）を反応させることにより蛍光色素で抗体が標識される（図9・10 a）．このような蛍光標識抗体を用いることで細胞膜の特定のタンパク質抗原を検出することができる．細胞の浮遊液に蛍光標識抗体を加えると，対応する抗原をもつ細胞のみに蛍光標識抗体が結合し，紫外線を照射すると細胞が蛍光を発する．**蛍光顕微鏡**を使用すれば，蛍光を発する細胞（抗原をもつ細胞）と蛍光を発しない細胞（抗原をもたない細胞）を区別して観察することができる．

フローサイトメトリーは，蛍光標識抗体を用いるが顕微鏡は使わない．その代わりに，蛍光標識抗体の結合した細胞の浮遊液を用意し，それを細い管中に流

(a) 蛍光標識抗体の作成（フルオレセイン標識の場合）

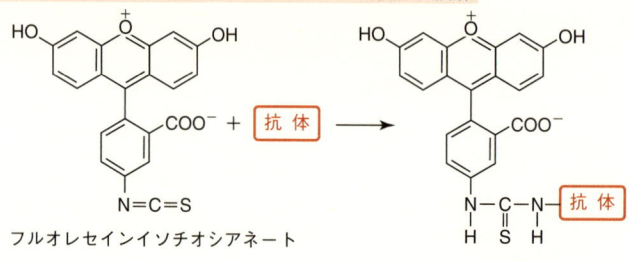

フルオレセインイソチオシアネート　　　フルオレセイン標識抗体

(c) フローサイトメトリーによる細胞表面抗原の測定例

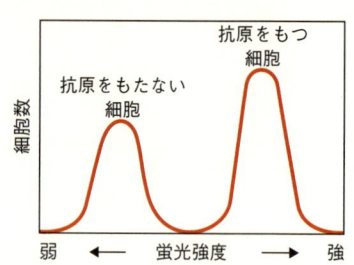

(b) フロートサイトメトリーの仕組み

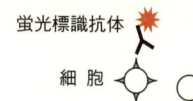

① 抗原をもつ細胞ともたない細胞に蛍光標識抗体を反応させ，抗原をもつ細胞を蛍光標識する

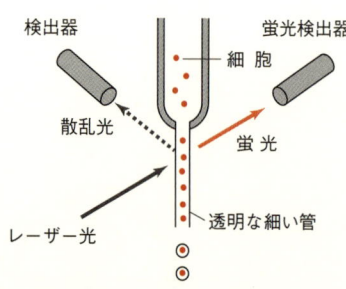

② 蛍光標識抗体が結合した細胞を含む細胞浮遊液を希釈し，フローサイトメーターの透明な細い管の中を高速で流す．

③ 流路の途中にレーザー光を照射し，個々の細胞の発する蛍光や散乱光を検出しコンピューターに記録する

図9・10　蛍光標識抗体の調製とフローサイトメーターによる細胞膜抗原の分析

し，たくさんの細胞について蛍光強度を定量的に分析する測定法である．測定に用いる装置はフローサイトメーターとよばれ，装置には細い透明な管がある．この管に蛍光標識抗体が結合した細胞の浮遊液を高速で流し，流路の一部にレーザー光を照射する．次々に通過する細胞が発する蛍光の強度を測定し，データをコンピューターに記録する（図9・10 b）．同時に散乱光を測定して細胞の形態などの性質も解析する．この装置を用いると1秒間に1万個以上の細胞の抗原量や形態のデータが得られる．細胞表面の抗原量が多ければ抗体の結合量が多くなり，抗原量が少なければ抗体の結合量が少なくなる．抗体の結合量と蛍光強度とは相関するので，蛍光強度から細胞表面の抗原の発現量を知ることができる．

　測定結果の一例を図9・10 (c)に示す．横軸は細胞の蛍光強度，縦軸は細胞数を表す．このグラフから，測定した細胞浮遊液には，細胞表面に抗原をもつ細胞の集団（右側のピーク）と抗原をもたない細胞の集団（左側のピーク）が存在し，両者の比率はおよそ6：4であることがわかる．

　免疫系には，B細胞やT細胞など多種類の細胞が関わっているが，それぞれの細胞に特徴的な分子が発現することがわかっている．したがって，細胞表面の特定の分子（抗原）の発現状況を調べることによって，どのような細胞種なのかを知ることができる．このような細胞のグループ分けに利用される細胞膜抗原は分化抗原とよばれ，数多くのモノクローナル抗体によって調べられた．これらの分化抗原はCD番号によって整理されており，現在までに300種類以上の分子が確認されている（2章参照）．

　フローサイトメーターに細胞分取装置を取付けた機器（FACS*）も開発されており，抗原量の多い細胞と抗原量の少ない細胞を選別して取得することも可能となっている．このような方法の開発により，免疫に関与する細胞の多様性やそれらの特徴が明らかになり，免疫学の発展に大きく貢献している．

* FACS: fluorescence-activated cell sorter（蛍光活性化セルソーター）

10 抗体産生におけるT細胞とB細胞の相互作用

免疫応答は体液性免疫と細胞性免疫の二大カテゴリーから成り立っており，B細胞が体液性免疫における主役を，T細胞が細胞性免疫における主役をそれぞれ担っていることを学んだ．特にB細胞はさまざまな異物に対して，これらを特異的に認識することのできる多様な抗体を産生することができる．とは言うものの，B細胞は単独で抗体を産生できるわけではなく，T細胞の適切な介助が必要である．

10・1 抗体産生にはT細胞が必要である

B細胞 B cell

B細胞は，体液性免疫で主要な働きをする抗体（免疫グロブリン）を産生する．B細胞が細胞表面に免疫グロブリンをもつこと，一つのB細胞は多様な免疫グロブリン分子のうちただ1種類を発現していること，細胞表面の免疫グロブリンは異物を認識する受容体として働き，この受容体の刺激をもとにB細胞が増殖し抗体産生細胞に分化すること，などを9章までに述べてきた．

抗体産生細胞 antibody-producing cell

T細胞 T cell

それでは，B細胞が増殖し**抗体産生細胞**へと分化する現象には**T細胞**との関わり合いがないのだろうか．抗体産生におけるT細胞の関与についての実験を紹介しよう（表10・1）．マウスにX線を照射し，もともと体内にあったリンパ球を不活化した後に，同系の無処理マウスから採取した脾細胞（B細胞，T細胞をともに含む）をX線照射マウスに移入し，免疫系の再構成を試みる実験である．移入する脾細胞は大まかにB細胞とT細胞に分画した．そして，マウスを4群に分け，① 脾細胞すべて，② 分画したB細胞のみ，③ 分画したT細胞のみ，④ 分画したB細胞とT細胞を再び混合したものをそれぞれ移入した．これらのマウスに抗原としてヒツジ赤血球を投与したのち，脾細胞中に抗ヒツジ赤血球抗体を産生する細胞が出現するかどうか観察した．その結果，4群のマウスのうち，T細胞のみを移入したマウス③では，予想どおり抗体の産生細胞が認められず，

表10・1 抗体産生におけるT細胞の関与

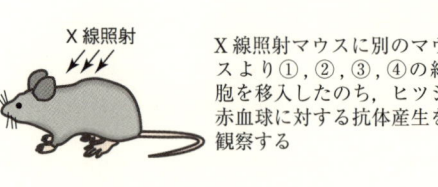

X線照射マウスに別のマウスより①，②，③，④の細胞を移入したのち，ヒツジ赤血球に対する抗体産生を観察する

移入した細胞	抗ヒツジ赤血球抗体産生
① 脾細胞	＋＋＋
② B細胞	±
③ T細胞	－
④ B細胞 ＋ T細胞	＋＋＋

B細胞のみを移入したマウス②でも抗体産生細胞がほとんど検出されなかった．抗体産生細胞が出現したのは，脾細胞すべてを移入したマウス①およびB細胞とともにT細胞を移入したマウス④であった．すなわち，抗体産生にはB細胞はもちろんのこと，T細胞も必要であることがわかった．

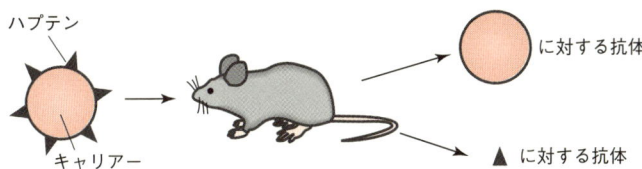

図10・1　ハプテン抗原による抗体産生　ハプテン-キャリアー複合体でマウスを免疫すると，キャリアーに対する抗体とハプテンに対する抗体が生成する．

T細胞の働きをさらに解析するため，低分子物質を用いた動物免疫の実験が行われた．一般に，低分子量の物質で動物を免疫しても抗体は産生されないが，4章で述べたように，タンパク質のような高分子物質に結合させて動物に投与することにより，タンパク質に対する抗体に加え，低分子物質に対する抗体も産生される．このような低分子物質を**ハプテン**，タンパク質を**キャリアー**とよぶ（図10・1）．実験では，図10・2のように2,4-ジニトロアニリンをジアゾ化し，キャリアーとして用いるウシ血清アルブミン（BSA*）にカップリングさせて，ジニトロフェニル（DNP）基を結合したBSA（DNP-BSA）をつくる．この抗原でマウスを免疫したのち，再び同じDNP-BSAを注射すると強い二次免疫応答が起こって，脾臓中には多数の抗DNP抗体産生細胞を観察することができる（図10・3の①）．

ハプテン（hapten）：§4・4参照．

キャリアー　carrier

＊ BSA: bovine serum albumin

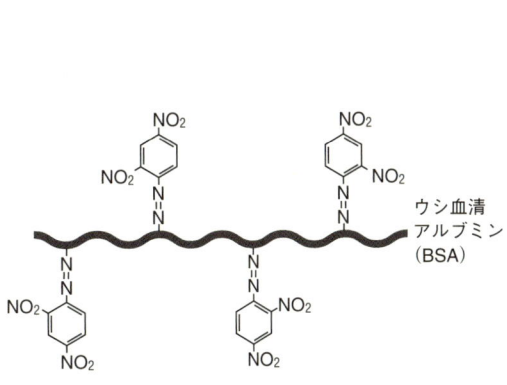

図10・2　DNP-BSAの作製　2,4-ジニトロアニリンをウシ血清アルブミンにジアゾカップリングしてDNP-BSAをつくる．

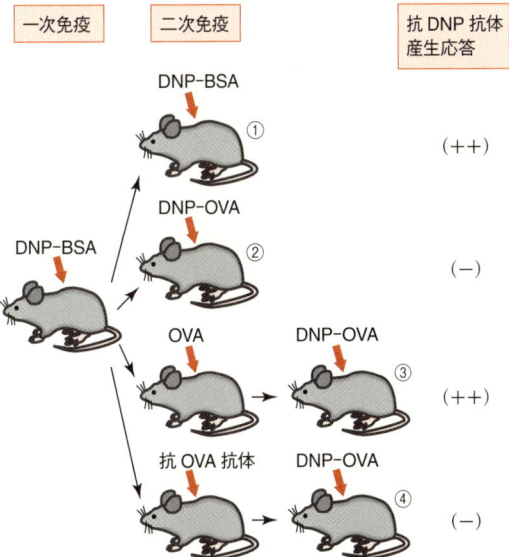

図10・3　抗ハプテン抗体産生へのキャリアーの影響
BSA: ウシ血清アルブミン，OVA: 卵白アルブミン．

抗体産生細胞が生成しているかどうかを評価するため，古典的には補体を用いた赤血球溶血反応が用いられてきた．この方法は，あらかじめヒツジ赤血球の表面に DNP 基を結合させておき，抗体産生細胞を含む脾細胞とこの赤血球を 1：100 の割合で混ぜて寒天で固め，補体を含む培養液を加え保温するというものである（補体については 8 章参照）．抗体産生細胞があれば，この細胞の周囲は，抗体と補体の働きで赤血球が溶血する．赤血球が溶血した部位は溶血斑（プラーク）とよばれ，透明になるので肉眼で観察できる．（図 10・4）．抗体量を直接測定するためには，ELISA（固相法によるエンザイムイムノアッセイ）がよく使用される（§9・4 参照）．

ELISA: enzyme-linked immunosorbent assay

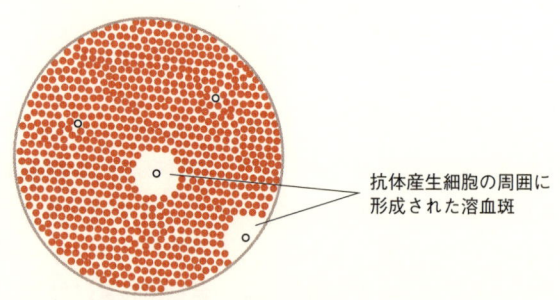

図 10・4 抗体産生細胞による溶血斑の形成 抗体産生細胞の周囲では，補体の作用で赤血球が溶血し，透明な領域が観察される．溶血斑は肉眼でも観察できるが，顕微鏡で観察したイメージを示す．

話を動物実験に戻そう．DNP-BSA で免疫しておいたマウスに DNP 基を結合させた卵白アルブミン（DNP-OVA*）を注射して抗 DNP 抗体産生細胞の出現を調べると，同じハプテン基をもつ抗原で二次免疫しているのに，強い抗 DNP 抗体産生はみられない（図 10・3 の ②）．この結果は，ハプテンに対する強い二次免疫応答を誘導するためには，キャリアーも一次免疫と同じタンパク質を用いなければならないことを示している．ところが DNP-BSA で免疫しておいたマウ

* OVA: ovalbumin（オボアルブミン，卵白アルブミン）

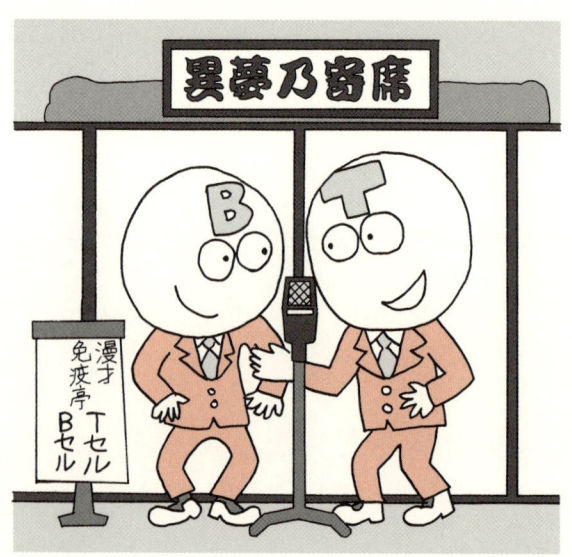

スに OVA を投与し，その後もう一度 DNP-OVA を注射すると強力な抗 DNP 二次免疫応答が起こる（図 10・3 の ③）．つまり，OVA であっても，繰返すことにより強い二次免疫応答が起こる．しかしこのとき OVA で免疫する代わりに抗 OVA 抗体を移入しても効果はないことから，キャリアーに対する抗体が必要なのではないことがわかる（図 10・3 の ④）．

抗 DNP 抗体を産生する細胞は，B 細胞から分化した抗体産生細胞であるから，キャリアータンパク質の影響を受けるのは T 細胞なのではないかと想像される．これは次の実験で確かめられる（図 10・5）．すなわち，DNP-BSA で免疫しておいたマウスに，OVA で免疫する代わりに，OVA で免疫した同系の別のマウスからとった脾細胞を移入すると（図 10・5 の実験 1），その後 DNP-OVA で免疫したときに強い抗 DNP 二次免疫応答が起こる．このとき移入する脾細胞を抗 Thy-1 抗体と補体で処理して T 細胞を除去してから移入すると（図 10・5 の実験 2），抗 DNP 抗体の産生を助ける効果がみられない＊．やはり抗ハプテン二次免疫応答を誘導するには，キャリアーで一度免疫を受けた後，同じキャリアーと出会うことによって活性化される T 細胞が必要であることがわかる．

＊ T 細胞表面の Thy-1 抗原に抗 Thy-1 抗体が結合することにより，共存する補体が活性化され，T 細胞が破壊され死滅する．T 細胞が死滅することによって抗体産生を介助する作用が消失してしまったと考えられる．Thy-1 抗原は，マウス胸腺細胞および T 細胞に特異的に発現している．

コラム 14　抗体は T 細胞がなくても産生される？

抗体産生を促進する方法があれば，医療応用のうえで有用と期待される．このような背景から B 細胞を活性化する物質が探索されてきた．微生物や植物の構成成分あるいは人工的に合成された物質の中には，ヘルパー T 細胞の補助がなくても抗体産生を誘導するものがある．これらは T 細胞（胸腺）非依存性抗原とよばれる．たとえば，細菌内毒素のリポ多糖（lipopolysaccharide, LPS），植物や微生物の多糖体（イヌリン，レバン，デキストランなど），D-アミノ酸のポリマー，細菌の鞭毛由来のフラジェリンポリマーなどが知られる．これらに共通する特徴は，抗原決定基（エピトープ）の繰返し構造をもつ高分子で，生体内で分解されにくいという点である．高分子が B 細胞表面で多数の B 細胞抗原受容体を架橋するとともに，Toll 様受容体（3 章参照）が活性化されることにより，CD40 リガンドによる共刺激（図 10・6 参照）の代わりとなる刺激が入るらしい．これらの抗原により誘導される抗体はおもに IgM である．

リポ多糖は B 細胞を活性化して免疫グロブリンの産生を導く．一方，デキストラン硫酸，ポリビニルピロリドン，ポリ(A-U)，精製ツベルクリン，Ⅲ型肺炎双球菌多糖などは B 細胞を活性化するが，免疫グロブリン産生を誘導する活性はかなり弱い．レクチン（コラム 6 参照）の一種で，アメリカヤマゴボウの根から得られるポークウィードマイトジェン（PWM）は B 細胞の増殖を促し，ヘルパー T 細胞存在下で B 細胞に免疫グロブリンを産生させる．ストレプトリシン O（SLO），ノカルジア水溶性マイトジェン（NWSM），EB ウイルス（EBV）など，一部の微生物あるいはその成分もヒト B 細胞に働く．EBV は免疫グロブリン産生誘導におけるヘルパー T 細胞の必要度が最も低く，NWSM もヘルパー T 細胞なしで弱いながら免疫グロブリン産生を導く．一方，PWM, SLO はヘルパー T 細胞なしには免疫グロブリン産生を導かない．

T 細胞非依存性抗原であるレバン（D-フルクトースの重合体）の構造

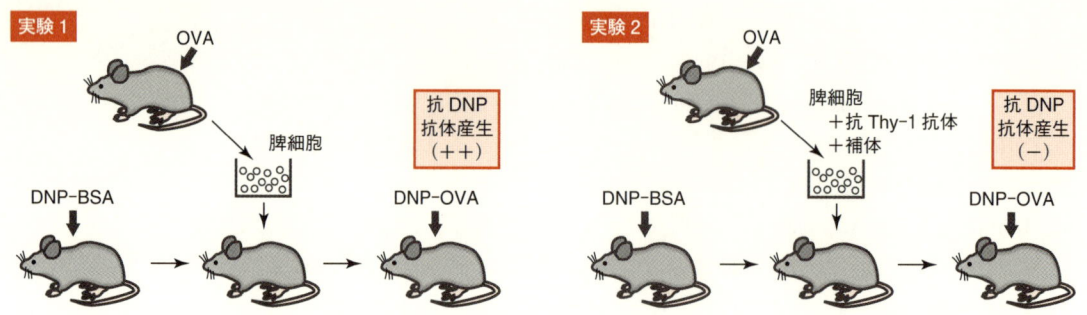

図 10・5　キャリアー特異的な T 細胞の働き　DNP-BSA で免疫したマウスに対して，OVA で免疫した同系マウス由来の脾細胞を移入し，その後 DNP-OVA で免疫すると強い抗 DNP 二次免疫応答が起こる（実験1）．しかし，移入する脾細胞を抗 Thy-1 抗体と補体で処理して T 細胞を除去してしまうと抗 DNP 抗体の産生を助ける効果がみられない（実験2）．

ヘルパー T 細胞（helper T cell）：介助性 T 細胞ともいう．

＊ クラス II 抗原は主要組織適合遺伝子複合体（MHC）によりコードされる膜タンパク質で，臓器移植の拒絶反応に関わる重要な分子である．詳しくは 11 章および 17 章で述べる．

B 細胞の抗体産生細胞への増殖・分化を助ける T 細胞を**ヘルパー T 細胞**とよぶ．このヘルパー T 細胞を特徴づける細胞表面分子として CD4（§2・4 参照）という分子がマーカーとなることがわかってきた．この CD4 分子は，B 細胞の細胞表面にある MHC クラス II 抗原＊を T 細胞が認識するために必要である（11 章で述べる）．

10・2　ヘルパー T 細胞の働き

強力な抗体産生が起こるためには，B 細胞表面の抗原受容体への抗原の結合だけでなく，ヘルパー T 細胞の関与が必要である．その際，ヘルパー T 細胞と抗原刺激を受けた B 細胞とが接触し連結することによって，B 細胞の増殖・分化がもたらされる．この仕組みについて説明する前に，図 10・3 に示した実験を振返ってみよう．この実験では，OVA で免疫したマウス（左から 2 列目の下から二つ目）の脾細胞中のヘルパー T 細胞は，OVA による一次免疫を受けており，また DNP-BSA で免疫されたマウス（左端）の脾細胞中の B 細胞も，DNP に対して一次免疫を受けた状態にある．このように活性化された B 細胞はヘルパー T 細胞に対し抗原を提示する能力をもっている．そして図 10・5 の実験で，DNP-BSA で免疫されたマウスに対して，OVA で免疫したマウスの脾細胞（OVA で免疫されたヘルパー T 細胞を含んでいる）を移入し，このマウスを新たに DNP-OVA で二次免疫すると，抗 DNP 抗体が産生される．

共刺激分子
costimulatory molecule

B7 分子　B7 molecule

CD28 分子
CD28 molecule

サイトカイン（cytokine）：免疫細胞の間で，相互の機能を調節する可溶性因子（液性因子）は総称してサイトカインとよばれる（12 章参照）．

このような現象について図 10・6 に基づいて説明する．活性化 B 細胞は，細胞表面の抗原受容体（免疫グロブリン）で DNP-OVA（抗原）を捕らえて細胞内で分解し，生成したペプチド断片を MHC クラス II とともに，移入されたヘルパー T 細胞に対して提示する．このとき，**共刺激分子**による刺激も同時に伝わる．すなわち B 細胞上の **B7 分子**によって，ヘルパー T 細胞の表面に発現する **CD28 分子**が刺激を受取る（**共刺激シグナル**）．このような仕組みでヘルパー T 細胞は抗原特異的に強く活性化され，抗体産生を助ける可溶性因子（**サイトカイン**）を放出する．この**ヘルパー T 細胞因子**といわれる可溶性因子については §10・4 で説明する．

ここで述べたようなB細胞によるヘルパーT細胞への"抗原提示"の過程は，一次免疫においてマクロファージや樹状細胞によりT細胞が抗原提示を受けるときと同様の仕組みである（詳しくは11章で述べる）．たとえば，ヘルパーT細胞のCD4分子がMHCクラスIIの認識に関わっており，また，B細胞に発現するCD40分子とT細胞に発現されるCD40リガンド（CD40L, CD154ともいう）が相互作用する（図10・6）．これらの細胞間相互作用による刺激およびT細胞が放出する可溶性因子により，B細胞の抗体産生細胞への増殖・分化が強力に促進される．§10・3で，T細胞による抗原認識とヘルパーT細胞因子について詳しくみていこう．

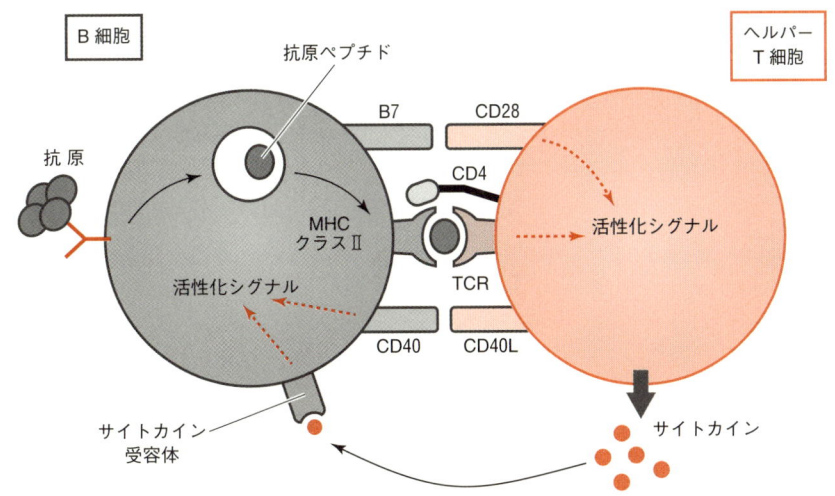

図10・6 T細胞-B細胞が接触連結することにより細胞に伝わる刺激

10・3 T細胞レセプター（TCR）

§10・2で述べたように，T細胞が抗原を識別していることから，T細胞にも抗原受容体が存在することが予想された．しかしT細胞には，B細胞にあるような免疫グロブリンは存在しない．長年にわたりT細胞の抗原受容体が何であるかは謎であったが，現在では抗原受容体が同定され，**T細胞レセプター**（TCR）とよばれている．

B細胞にはなくT細胞に特異的に発現する遺伝子を絞り込むことによってT細胞レセプターが同定され，解析が急速に進んだ．T細胞レセプターは複数の分子から成る複合体であり，T細胞に特徴的なCD3分子を含んでいる．図10・7に示すように，この複合体は，おのおの分子量40,000〜50,000のα鎖，β鎖から成るヘテロ二量体分子（Tiとよばれる）および4種のポリペプチド鎖（CD3γ，CD3δ，CD3ε，CD3ζ）が組合わされてできた$\gamma\varepsilon$，$\delta\varepsilon$，$\zeta\zeta$の3種の二量体から構成される．一部のT細胞では，Tiとしてα鎖とβ鎖の代わりに類似のγ鎖とδ鎖をもつ*．このようなT細胞は$\gamma\delta$型T細胞とよばれ，皮膚，腸，生殖器などの上皮組織に多く存在する．

Tiは抗体（免疫グロブリン）に類似した構造，すなわち，構造多様性をつく

T細胞レセプター（T cell receptor, TCR）：**T細胞抗原受容体**ともいう．

＊ CD3複合体の一部を構成するCD3γおよびCD3δは$\gamma\delta$T細胞レセプターを構成するγ鎖およびδ鎖とは別物である．

るための可変部（$V\alpha$, $V\beta$ あるいは $V\gamma$, $V\delta$）をもっている．その結果，T細胞集団は多くの種類の抗原と特異的に反応できるようになる．細胞表面に突出したα鎖，β鎖（あるいはγ鎖，δ鎖）から成るヘテロ二量体分子が外部抗原（正確にはその分解産物であるペプチド）を認識する一方，CD3複合体は細胞内ドメインにより，Tiが受けた抗原刺激を細胞内に伝達する．

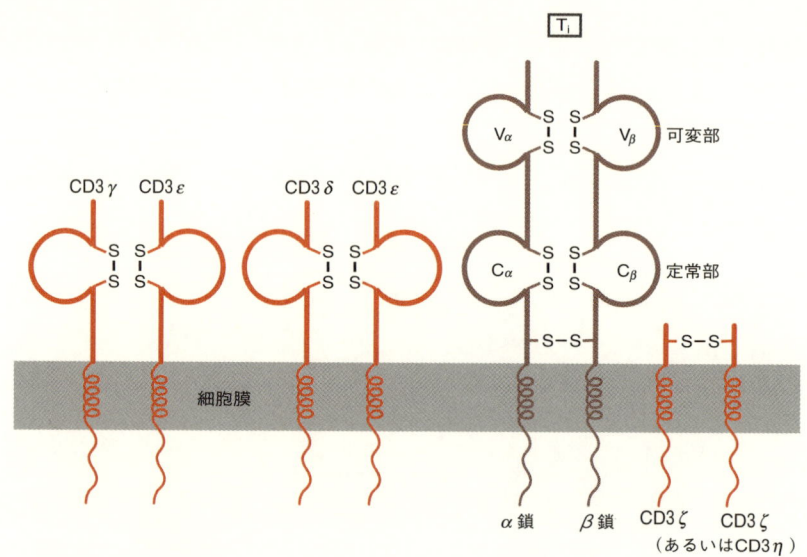

図10・7　T細胞レセプター（TCR）複合体　T細胞レセプター（Ti）はCD3分子と複合体を形成している．

10・4　ヘルパーT細胞因子

抗原刺激により活性化されたT細胞の培養上清中に，B細胞の増殖や抗体産生細胞への分化を助けるヘルパーT細胞因子が存在することが発見されたのは1970年代である．その後，これらの因子は単一のものではなく複数の因子があることがわかり，それらの性質が詳しく解析された．またIgG，IgA，IgEなどの抗体のクラススイッチには異なるヘルパーT細胞因子が作用することも明らかになった．種々のヘルパーT細胞因子の分子生物学的な解析が進み，因子の詳しい性質が検討され**インターロイキン**というサイトカインの一つのグループとしてまとめられている．それらのうち，§10・2で解説した抗体産生を助ける可溶性因子やT細胞の増殖を助けるおもな因子を紹介する．

インターロイキン
interleukin, IL

インターロイキン2
interleukin 2, IL-2

　a．インターロイキン2（IL-2）　T細胞の長期培養を可能にする液性因子として発見されT細胞増殖因子とよばれていたが，その後IL-2と命名された．IL-2は，CD4陽性の1型ヘルパーT細胞（Th1細胞，§10・5参照）などから分泌される分子量15,500の糖タンパク質である．T細胞の増殖促進作用に加え，キラーT細胞の誘導，ナチュラルキラー（NK）細胞の活性化，B細胞増殖などの活性を示す．

　多くのT細胞はIL-2受容体を細胞表面にもっており，自身の分泌したIL-2に応答し増殖が促されることもある．このような分泌様式をオートクリン型分泌

（自己分泌，§12・2 参照）とよぶ．IL-2 遺伝子の発現を調節する脱リン酸化酵素カルシニューリンを阻害する免疫抑制薬（シクロスポリン，タクロリムス）が開発されている．

b．インターロイキン 4（IL-4） B 細胞の抗原受容体に抗原が結合すると，B 細胞の表面に増殖因子に対する受容体が発現されるようになる．この受容体に反応して B 細胞の分裂増殖を誘導する因子は B 細胞増殖因子 I（BCGF-I[*1]）と名づけられた．BCGF-I は，抗原の存在下，G_0 期もしくは G_1 初期の B 細胞に作用する．その後 BCGF-I は，単独で B 細胞に働くと，MHC クラス II の発現増強など B 細胞活性化作用もあることが判明したため，B 細胞刺激因子 1（BSF-1[*2]）ともよばれるようになった．この因子は現在ではインターロイキン 4（IL-4）とよばれる．

IL-4 は，CD4 陽性の 2 型ヘルパー T 細胞（Th2 細胞，§10・5 参照）などから分泌される分子量 18,000〜21,000 の糖タンパク質である．マウス IL-4 は B 細胞分化因子（BCDF[*3]）の作用ももっている．また IL-4 は，抗体の H 鎖 ε 遺伝子へのクラススイッチを促進することで IgE の産生を増強する作用があり，アレルギー（特に即時型アレルギー）反応を亢進させるサイトカインとして注目されている．

c．インターロイキン 5（IL-5） G_1 後期の B 細胞に働き，その増殖を促進する因子は，B 細胞増殖因子 II（BCGF-II）と名づけられた．BCGF-II は増殖を促すばかりでなく，B 細胞の抗体産生細胞への分化も誘導するので，T 細胞置換因子 1（TRF-1[*4]）ともよばれた．現在ではインターロイキン 5（IL-5）とよばれる．IL-5 は，Th2 細胞から分泌される分子量約 46,000 のタンパク質であり，トランスフォーミング成長因子（TGF-β[*5]）と協同して，IgA 産生へのクラススイッチを促進する．

d．インターロイキン 6（IL-6） B 細胞の抗体産生細胞への最終分化にかかわる分子量 21,000 の因子がヒト T 細胞株から単離され，B 細胞刺激因子 2（BSF-2）あるいは B 細胞分化因子（BCDF）とよばれた．現在はインターロイキン 6（IL-6）とよばれる．IL-6 は B 細胞の抗体産生誘導のほか，造血や急性期反応に関わり，多彩な機能をもつ因子である．T 細胞のみならずマクロファージや線維芽細胞からも産生される．

10・5 さまざまなヘルパー T 細胞集団

ヘルパー T 細胞の機能は，B 細胞における抗体産生以外にも，マクロファージが取込んだ病原体の殺傷の誘導などを含め，自身（ヘルパー T 細胞）以外の多岐にわたる細胞の機能を活性化することである．活性化のシグナル伝達は，多くの場合，液性因子であるサイトカインを介している．"どの種類のサイトカインを産生するか"という観点から，複数種のヘルパー T 細胞集団が定義されている（表 10・2）．

抗原特異的に増殖した特定の T 細胞クローンの産生するサイトカインの種類を調べることにより，**Th1 細胞**（IFN-γ，IL-2 を産生する）と **Th2 細胞**（IL-4，

インターロイキン 4
interleukin 4, IL-4

[*1] BCGF-I: B cell growth factor-I

[*2] BSF-1: B cell stimulating factor-1

[*3] BCDF: B cell differentiation factor

インターロイキン 5
interleukin 5, IL-5

[*4] TRF-1: T cell replacing factor-1

[*5] TGF-β: transforming growth factor-β

インターロイキン 6
interleukin 6, IL-6

表 10・2 免疫反応を調節する T 細胞集団の分化と機能

T細胞集団と分化誘導因子		産生するサイトカイン†	おもな免疫調節作用
IL-12, IFN-γ	Th1 細胞	IFN-γ, IL-2	病原体感染を受けたマクロファージの活性化
IL-4	Th2 細胞	IL-4, IL-5, IL-13	好塩基球やマスト細胞を介する防御反応とアレルギー応答
TGF-β, IL-6, IL-23	Th17 細胞	IL-17, IL-22	好中球反応を増幅させ病原体を排除
IL-6, IL-21	Tfh 細胞	IL-4, IL-21, IFN-γ, TGF-β	B 細胞の抗体産生を補助
TGF-β	Treg 細胞	TGF-β, IL-10	免疫応答の抑制

ナイーブ CD4 陽性 T 細胞

† IFN: インターフェロン, IL: インターロイキン, TGF: トランスフォーミング成長因子.

* **Th1 細胞** (Th1 cell) と **Th2 細胞** (Th2 cell): Th1 細胞は 1 型ヘルパー T 細胞, Th2 細胞は 2 型ヘルパー T 細胞. "Th" は "ヘルパー (helper) T 細胞" の略.

Th17 細胞 Th17 cell

濾胞ヘルパー T 細胞 (follicular helper T cell): Tfh 細胞 (Tfh cell) と略される.

IL-5, IL-13 を産生する) という細胞集団が見いだされた*. Th1 細胞は病原体感染を受けたマクロファージの活性化に, Th2 細胞は好塩基球やマスト細胞 (肥満細胞) を介する防御反応とアレルギー応答に関わっている. 後に見いだされた **Th17 細胞** (IL-17, IL-22 などを産生する) は細菌や真菌に対する反応で誘導され, 好中球の反応を増幅させることで病原体の排除に関わっている. B 細胞の抗体産生を助けるヘルパー T 細胞集団として, IL-4, IL-5 を産生する Th2 細胞が関わっていることが想定されてきた. 生体の中でこの働きを担う細胞として, 近年, **濾胞ヘルパー T 細胞** (Tfh 細胞) が注目されている.

歴史を 1980 年代までさかのぼってみると, 産生するサイトカインのパターンによって二つのヘルパー T 細胞の集団が存在することが発見され, それぞれ 1 型 (Th1 細胞) および 2 型 (Th2 細胞) とよばれるようになったことは前述のとおりである. Th1 細胞は IFN-γ や IL-2 を産生することによってキラー T 細胞やマクロファージを活性化し細胞性免疫応答を促進させ, もう一方の Th2 細胞は, IL-4 や IL-5 を産生することによって好酸球, 好塩基球, マスト細胞の活性化作用に加え, B 細胞の抗体産生細胞への分化 (特に IgE 産生) を促すことによって体液性免疫応答を促進させるものと考えられるようになった. また, Th1 細胞と Th2 細胞のバランスによって免疫応答が適切に調節され, このバランスの乱れが免疫関連の疾患の原因となることが推定された. しかし 21 世紀になると, ヘルパー T 細胞の解析が進み, Th17 細胞や Tfh 細胞が発見され, ヘルパー T 細胞を取巻く状況は複雑化することになった. 本章で話題とした抗体産生細胞への分化を介助するヘルパー T 細胞の役割は, おもに**リンパ節**などの二次リンパ組織の濾胞に存在する Tfh 細胞によって担われていることが明らかにされてきている. Tfh 細胞は, 二次リンパ組織での抗体産生の場である濾胞の**胚中心**に存在し, B

細胞の抗体産生細胞への分化を促す主役であると考えられている．これらのヘルパーT細胞は，胸腺を卒業したばかりのナイーブT細胞（CD4陽性）からさまざまなサイトカインの作用によって分化する（表10・2）．

これまで述べてきたこととは逆に免疫応答を抑制するT細胞として，**制御性T細胞**（Treg細胞）が見いだされている．このT細胞もCD4分子を細胞に表出しているが，サイトカインとしては，抑制性の作用をもつトランスフォーミング成長因子（TGF-β）やIL-10を産生することにより，免疫系の抑制に関わると考えられている．Treg細胞は，CD25などの表面分子を発現する特徴をもつが，さらにその特徴を決めるマスター遺伝子としてFoxp3という転写因子が同定された．また，この遺伝子がヒトにおけるIPEX症候群*という自己免疫疾患の原因遺伝子であることが明らかにされた（コラム15，§16・3参照）．Treg細胞は，自己免疫疾患を含むヒトのさまざまな病気の発症と病態制御に深く関わっていると考えられている．

> 制御性T細胞（regulatory T cell）：Treg細胞（Treg cell）と略される．"ティー・レグ"と発音されることが多い．
>
> * IPEX症候群：名称は，免疫調節異常（immune dysregulation），多腺性内分泌障害（polyendocrinopathy），腸疾患（enteropathy），X連鎖（X-linked）に由来する．全身性の自己免疫疾患（コラム15参照）．

コラム15　制御性T細胞が受け入れられるまで

§2・4で"新生仔のときに胸腺を摘出されたマウスは，細胞性免疫応答に重大な障害がもたらされ，また体液性免疫も損なわれる"ことを述べた．一方，胸腺の摘出を出生3日後に行うと，マウスが自己免疫疾患を発症することが報告された．摘出のわずかなタイミングの違いでマウスがまったく逆の形質を発現することはとても不思議なことである．"抑制性をもつT細胞が欠けてしまうから"と考察することはできても，きちんと証明することはとても難しい．はじめの実験が手がけられた頃はまだ胸腺の機能もわかっておらず，処置を施したマウスが卵巣炎を発症することから，ホルモン分泌の異常を疑った研究者もいたそうである．1990年代になって京都大学の坂口志文らの研究により，抑制的なT細胞がもつ特徴的な顔（表面抗原）を捕まえ，T細胞を欠くマウスで免疫系を再構築することにより，免疫系を抑制するT細胞の存在が示された．しかし，ヒトにも同様の抑制性細胞が存在するかについては不明であった．

scurfyマウスは，全身性の致死的な免疫疾患を発症する．この疾患の原因遺伝子はX染色体上にあることが知られていたが，21世紀になってFoxp3という原因遺伝子が同定された．一方，ヒトの先天性自己免疫疾患としてIPEX症候群（本ページの欄外参照）が知られていた．これは二次リンパ器官の重度腫大，1型糖尿病，湿疹，食物アレルギーなどを特徴とする疾患で，scurfyマウスの示す症状に似ている．調べてみると，この患者でFoxp3遺伝子に変異が確認された．

Foxp3遺伝子は制御性T細胞にとって大切な役割を果たしているのではないか．このような着想から研究が進められ，ついにFoxp3遺伝子が制御性T細胞の発生・分化と機能を制御するための鍵となる"マスター転写因子"として機能することが示された．つまり，制御性T細胞がヒトにも存在し，さらに自己免疫疾患の発症にも関わると考えてよいであろう．自己免疫疾患については，未だに有効な根本的治療法がなく，対症療法にとどまる場合も多い．このような中，自己免疫疾患の発症原因となりうるT細胞集団を解明できたことの意義は大きい．

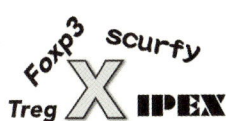

 11 抗体産生と マクロファージ・樹状細胞

体内に侵入した異物（抗原）に対抗するため，B細胞は抗体産生細胞へと分化して抗体を産生する．その過程で，多くの場合ヘルパーT細胞の介助が必要であることを10章で学んだ．T細胞も自身の抗原受容体により特異的に抗原を認識する．ヘルパーT細胞の抗原認識では，マクロファージや樹状細胞などの抗原提示細胞と出会い，それらの細胞から"抗原提示"を受け，同時に共刺激シグナルやサイトカインの刺激を受け取ることが必要である．

11・1 抗体産生への接着細胞の関与

二次リンパ器官
secondary lymphoid organ

マクロファージ
macrophage

樹状細胞　dendritic cell

脾臓やリンパ節は**二次リンパ器官**とよばれ，T細胞，B細胞のほか，**マクロファージ**や**樹状細胞**などの接着細胞を含む免疫担当細胞の巣を形成している（2章参照）．抗体産生におけるこれら接着細胞の働きを調べるために図11・1のような実験を行ってみよう．

まず，マウス脾細胞をプラスチックシャーレでしばらく培養して，シャーレに接着する細胞と接着しない細胞とに分画する．マクロファージや樹状細胞は接着しやすいので"接着細胞"に含まれ，T細胞やB細胞は"非接着細胞"に含まれる．次にこうして分けた接着細胞，非接着細胞に，抗原としてヒツジ赤血球（SRBC）を加えて培養し，SRBCに対する抗体産生細胞の出現の有無を調べてみ

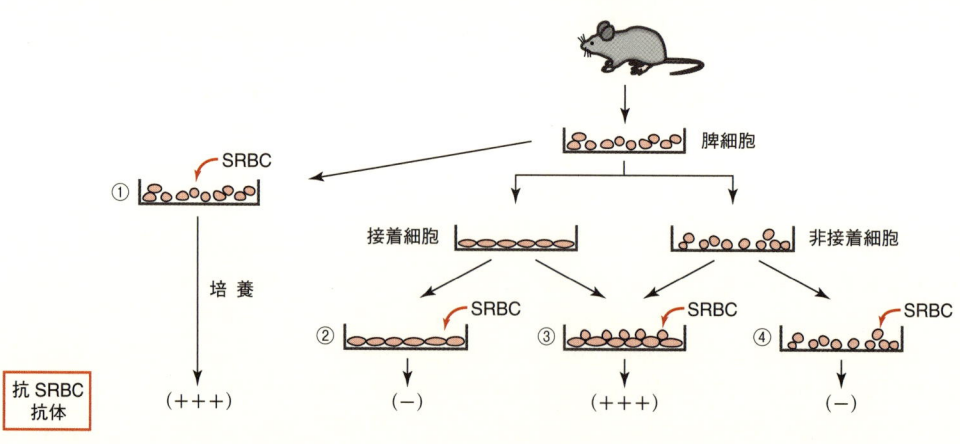

図11・1　抗体産生と接着細胞　マウスから採取した脾細胞（①）を，接着細胞（②）と非接着細胞（④）に分画した．それぞれの分画および再び両分画を混合したもの（③）に対して，抗原としてヒツジ赤血球（sheep red blood cell，SRBC）を加え培養後，抗SRBC抗体の産生を調べた．

る．分画する前の脾細胞（①）に SRBC を加えて培養したときには，抗 SRBC 抗体を産生する細胞が多数出現する．一方，接着細胞（②）と非接着細胞（④）に分けてしまうと，接着細胞の場合はもちろんのこと，T細胞とB細胞がそろっている非接着細胞の場合にも，抗体産生細胞は出現しない．しかし，接着細胞と非接着細胞を再び混合し SRBC を加えて培養すれば（③），抗 SRBC 抗体を産生する細胞が出現する．この実験は，抗体産生にはT細胞とB細胞ばかりでなく，接着細胞も必要であることを示している．

この接着細胞に含まれているマクロファージや樹状細胞は，T細胞に対する抗原提示能をもつため**抗原提示細胞**とよばれる．マクロファージや樹状細胞は，組織内で出会った抗原を食作用により取込み，T細胞に対する抗原提示細胞として働くことが明らかにされている．B細胞がヘルパーT細胞に抗原を提示し，抗体産生をひき起こすことは10章で述べた．同様の抗原提示細胞の働きは，おもにマクロファージを用いた実験から明らかになってきたので，§11・2以降で学んでいこう．

抗原提示細胞
antigen presenting cell

11・2 マクロファージは T 細胞活性化に必要である

リンパ球は抗原刺激によって活性化されると分裂・増殖を始める．このときに増殖するリンパ球は，抗原特異的なごく限られたクローンのみであるが，インゲンマメレクチンやコンカナバリン A（Con A）などのマイトジェン*は多数のT細胞クローンに作用して細胞分裂を誘起させるので，リンパ球活性化実験でよく用いられる．このような実験を行うとき，接着細胞であるマクロファージを完全に除去した精製T細胞に対してCon Aを作用させても細胞分裂は誘導されない（図11・2の実験1）．しかし，T細胞にマクロファージを混ぜてからCon Aを働かせると，細胞分裂が起こる（図11・2の実験2）．

* マイトジェン (mitogen)：細胞分裂促進因子のこと．レクチン（糖鎖結合タンパク質の総称．コラム6参照）のなかには，インゲンマメレクチンやコンカナバリンAのようにリンパ球の分裂増殖を誘発させるものが知られている．

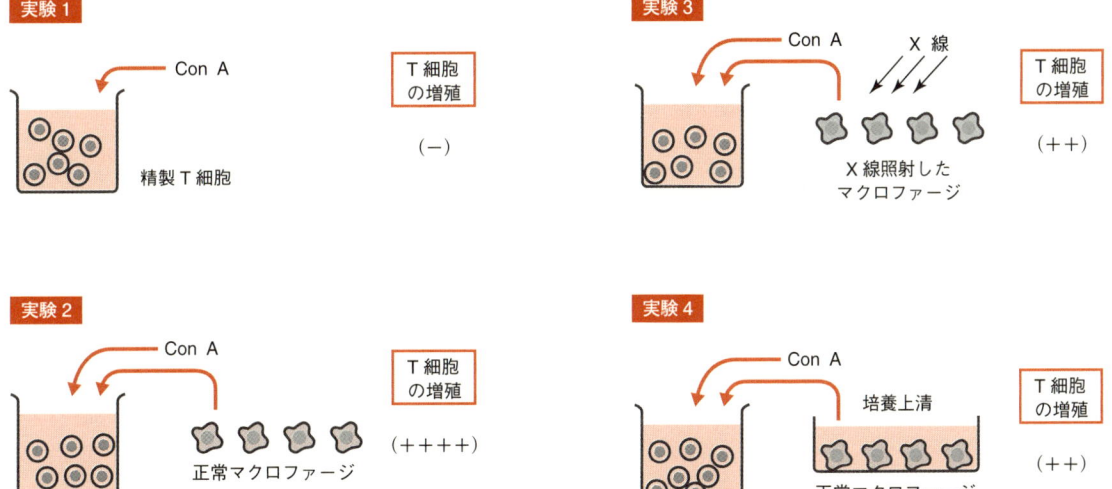

図 11・2 T 細胞活性化とマクロファージ リンパ球分裂促進作用をもつコンカナバリン A（Con A）による T 細胞の活性化にはマクロファージの存在が必要である．

このようなマクロファージの効果が，マクロファージから分泌される可溶性因子によるものかどうかを調べるために次の実験を行ってみる．X線照射したマクロファージ（生きているが可溶性因子を放出することができない）と精製したT細胞を混ぜてからConAを働かせる実験（図11・2の実験3）および正常マクロファージを2日間培養し，その培養上清を精製T細胞に加えてからConAを働かせる実験（図11・2の実験4）である．結果としては，どちらの場合もT細胞の分裂は誘起されるが，精製T細胞と正常マクロファージの混合物にConAを働かせたとき（図11・2の実験2）に比べて，T細胞の増殖は，いずれも50％程度にとどまる．すなわち，マクロファージから放出される可溶性因子はT細胞の増殖を促すが，完全にマクロファージの代わりをすることはできない．T細胞がマイトジェンの刺激を受けて増殖するためには，マクロファージから放出される可溶性因子とマクロファージそのものの両者が必要であることがわかる．

マイトジェンではなく，タンパク質抗原を使用してT細胞を活性化する場合でも，同じように可溶性因子の放出能がある正常マクロファージが存在しないとT細胞の増殖は誘起されない．抗原特異的なT細胞が増殖するためにも，マクロファージから放出される可溶性因子とマクロファージそのものの両者が必要である．§11・3からこれらの点を詳しくみていこう．

11・3　マクロファージから放出される可溶性因子: インターロイキン1

*1 I. ゲリーとB.H. ワクスマンにより発見されたリンパ球活性化因子は，のちに白血球が産生する発熱性物質と同一の分子であることがわかった．その後，インターロイキン1と命名された．

*2 LAF: lymphocyte activating factor の略．

インターロイキン1
interleukin 1

*3 p*I*: 等電点 (isoelectric point) のこと．

T細胞の活性化を促すマクロファージからの可溶性因子は1970年代に発見され[*1]，当初リンパ球活性化因子（LAF[*2]）とよばれた．マクロファージが抗原を貪食したり，リポ多糖により刺激されたりするとリンパ球活性化因子の放出が亢進する．その後，この因子はインターロイキン1（IL-1）と名づけられた．等電点が異なる IL-1α（pI 5[*3]）と IL-1β（pI 7〜8）の2種類の分子が同定されている．IL-1α と IL-1β はともに分子量が約 17,000 のタンパク質であるが，分子としては別物である．IL-1は炎症性サイトカインの一種としても注目されている（§12・4参照）．

11・4　マクロファージによる抗原提示

*4 A.S. ローゼンタール (A.S. Rosenthal) と E.M. シェバック(E.M. Shevach): T細胞の抗原認識へのマクロファージおよび組織適合抗原の関与を明らかにした．

マクロファージはIL-1のようなサイトカインを放出するだけでなく，T細胞に対して抗原提示をするうえでも必要である．1960年代のはじめ，M. フィッシュマンらは，ウイルスの一種であるバクテリオファージを貪食したマクロファージをすりつぶしてつくった抽出液が強い抗原性をもっていることを示した．マクロファージの食作用についてはすでに3章で述べたが，マクロファージは貪食した異物を細胞内で分解し，その部分分解物（フラグメント）を自らの細胞表面に並べてT細胞に提示する特性をもつ．

抗原提示-活性化の関係は，どのようなマクロファージとどのようなT細胞の間でも成り立つわけではない．A.S. ローゼンタールとE.M. シェバック[*4]は，2系統の純系モルモット（strain 2 と strain 13）およびそれらの雑種第一代〔(2×13)F$_1$〕を用いてT細胞の反応性を調べた．モルモットを卵白アルブミン（OVA）で免疫

したのち，それぞれのモルモットの脾細胞からT細胞を精製し，同系あるいは異系モルモットから採取したマクロファージとOVAによって刺激して，T細胞の増殖を観察した（表11・1）．strain 2 および strain 13 のT細胞は，それぞれ同系（自己）のマクロファージと組合わせたときにのみ増殖した．また，$(2 \times 13)F_1$ のT細胞は，どの個体由来のマクロファージと組合わせても増殖する．実験に用いた strain 2 と strain 13 のモルモットはよく似ているが，§11・5で述べる**主要組織適合遺伝子複合体**（MHC）クラスIIとよばれる細胞膜抗原に違いがある．

主要組織適合遺伝子複合体 (major histocompatibility complex, MHC)：17章でも解説する．

表11・1 OVAで免疫したT細胞をOVAで刺激するときに有効なマクロファージ

OVAで免疫したT細胞の由来	加えたマクロファージの由来	T細胞の増殖
strain 2	strain 2	+++
strain 13	strain 13	+++
strain 2	strain 13	−
strain 13	strain 2	−
$(2 \times 13)F_1$	strain 2	++
$(2 \times 13)F_1$	strain 13	++
$(2 \times 13)F_1$	$(2 \times 13)F_1$	+++

この実験から，マクロファージによるT細胞への抗原提示が効果的に行われるためには，T細胞とマクロファージが同系の個体に由来することが必要であるとわかる．これはT細胞が，同系個体のマクロファージ上にあるMHCクラスIIを認識するためである．MHCクラスIIは，マウスの場合には**Ia抗原**，ヒトの場合には**HLA-DR抗原**とよばれ，**主要組織適合抗原**としてまとめられる抗原系である．組織適合抗原については17章で詳しく述べるが，ここでも簡単に解説しておこう．

Ia抗原
I region-associated antigen

HLA-DR抗原
HLA-DR antigen

主要組織適合抗原 major histocompatibility antigen

11・5　組織適合抗原

他人の間で皮膚移植や臓器移植を行うと拒絶反応が起こり，移植された皮膚や臓器は生着しない．異なる系に属する純系マウスの間で移植を行ったときにも拒絶反応が起こる．これは，臓器を提供した動物と受容した動物の間で組織適合抗原の型が異なるために，移植された皮膚や臓器が非自己とみなされ，免疫系の攻撃を受けるためである．

多くの哺乳類には組織適合抗原を支配する遺伝子座はいくつかあるが，それらの中で，最も強力に拒絶反応を誘起するものを主要組織適合抗原とよぶ．ヒトの場合には**HLA**（ヒト白血球抗原），マウスの場合には**H-2抗原**とよばれる．H-2抗原を規定する遺伝子座は*H-2*座とよばれ，マウスの第17染色体にある．この*H-2*座は複合遺伝子座で，大まかに*K*, *I*, *S*, *D*, *L*, *Q*, *T*, *M*の8領域に分けられ（図11・3），それぞれの領域には1個ないし数個の遺伝子が含まれている．これらの遺伝子のうち，*K*領域，*D*領域，*L*領域の遺伝子がコードするタンパク質は，いずれも細胞膜タンパク質である．それぞれの領域の遺伝子産物は，H-

HLA: human leukocyte antigen

H-2抗原　H-2 antigen

2K 抗原, H-2D 抗原, H-2L 抗原とよばれ, 体内のほとんどすべての細胞で発現している. その構造からクラス I 抗原（またはクラス I 分子）*とよばれる. 個体ごとに異なる型をもっており, 型が異なる個体間では移植は成立しない.

* MHC がコードするタンパク質は, その構造からクラス I とクラス II に分けられる. いずれも遺伝的な多様性があり, 臓器移植では同種抗原として働くので "クラス I 抗原", "クラス II 抗原" とよばれる. これらのタンパク質は, §11·6 で述べるように, 外来からの抗原を T 細胞へ提示する機能もあるので, 混乱を来す場合もあり, "クラス I 分子", "クラス II 分子" または単に "クラス I", "クラス II" の名称もよく使われる.

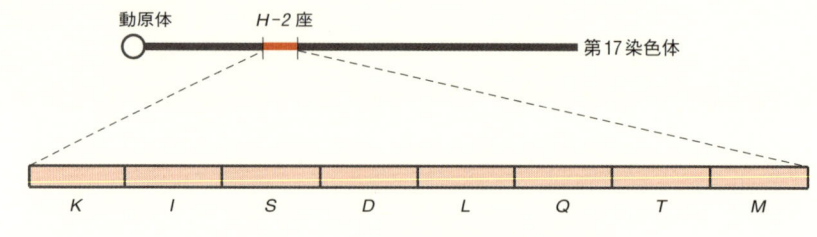

図 11·3　マウス主要組織適合遺伝子複合体

一方, I 領域の遺伝子がコードするタンパク質も細胞膜タンパク質（Ia 抗原）であるが, クラス I 抗原とは構造が異なるためクラス II 抗原（またはクラス II 分子）とよばれる. クラス I 抗原に比べると, 発現する細胞が限られていて, 抗原提示能をもつ細胞（マクロファージ, B 細胞, 樹状細胞など）の細胞表面に発現している.

クラス I 抗原
class I antigen

クラス I 抗原（図 11·4）は, マウスでもヒトでも分子の形には大きな変わりはなく, 分子量約 45,000 の H 鎖および分子量約 12,000 の β_2 ミクログロブリン（L 鎖ともいわれる）というポリペプチドから構成される膜貫通型糖タンパク質である. H 鎖にはそれぞれ約 60 個のアミノ酸がループをつくった三つのドメインがあり, そのうちヒトでは α_1 ドメインに, マウスでは α_1, α_2 ドメインに糖鎖が付いている. クラス I の抗原としての多様性は α_1 ドメインと α_2 ドメインにおける構造の違いに基づくとされている. β_2 ミクログロブリンには多様性がない.

クラス II 抗原
class II antigen

クラス II 抗原（図 11·4）は, 分子量約 34,000 の α 鎖と分子量約 29,000 の β 鎖から構成される膜貫通型糖タンパク質で, おのおのおよそ 90 個のアミノ酸から成る二つずつのドメインをもち, 四つのドメインのうち三つには糖鎖が付いて

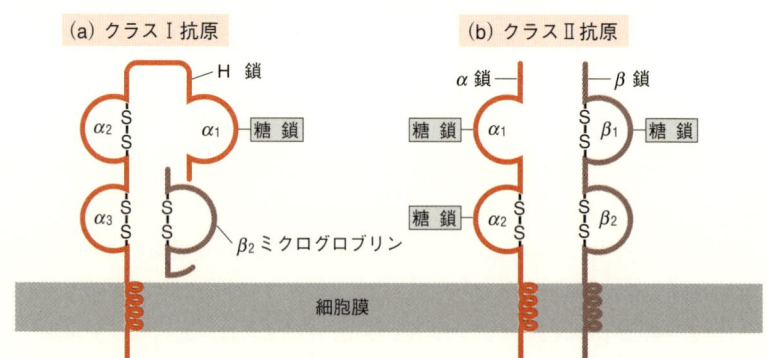

図 11·4　ヒトの MHC クラス I 抗原 (a) とクラス II 抗原 (b) の模式図　クラス I 抗原は H 鎖と β_2 ミクログロブリン（L 鎖）の二量体, クラス II 抗原は α 鎖と β 鎖の二量体である.

いる．クラスⅡ抗原ではβ鎖のβ₁ドメインに可変度の高い部分をもち，α鎖のα₁ドメインにも多様性がある．

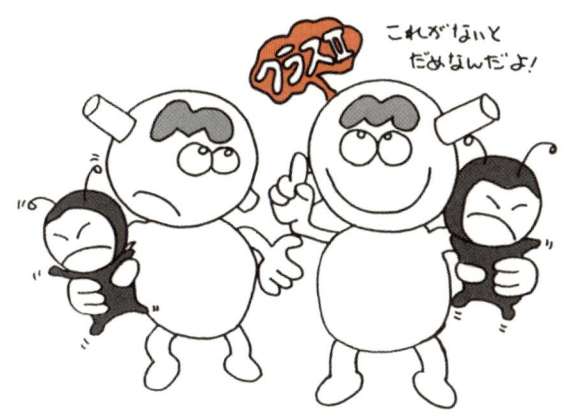

抗原提示にはMHCクラスⅡが必要である

11・6　MHCクラスⅡの抗原提示での役割

　MHCクラスⅡ抗原（クラスⅡ分子）はマクロファージ，B細胞，樹状細胞に発現している．樹状細胞は高い抗原提示能をもつ細胞であり，特に抗原刺激を受けたことのないナイーブT細胞に対する抗原提示能をもつ．これらの細胞による抗原提示によってT細胞が活性化されるためには，表11・1でみたように，T細胞と抗原提示細胞が同系の個体に由来すること，つまりT細胞抗原受容体とMHCクラスⅡが合致することが必要である．これを **MHC拘束性** という．T細胞の抗原受容体は，抗原提示細胞表面のクラスⅡと抗原フラグメントをひとまとめに認識する．より詳しくいうと，自己であるMHCクラスⅡ分子の中に異物である抗原フラグメントがはさまった状態を認識する（図11・5）．このような認識を"修飾された自己抗原認識"とよぶことがある*．T細胞のCD4分子は，抗原提示細胞のクラスⅡと結合して活性化への補助シグナルを伝達する．さらにT細胞活性化には，T細胞のCD28分子と抗原提示細胞のB7分子の結合に

MHC拘束性
MHC restriction

* 自己MHCが抗原の結合によって修飾され，T細胞がこれらをひとまとめに認識するという機構が"altered self"仮説として提唱されている．

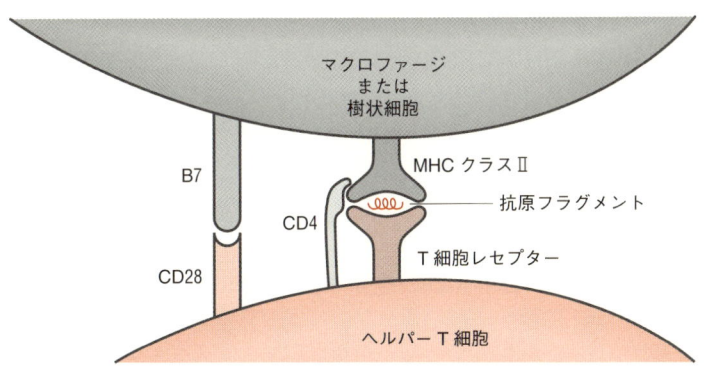

図11・5　ヘルパーT細胞によるマクロファージ（または樹状細胞）の表面のMHCクラスⅡと抗原フラグメントの認識　マクロファージや樹状細胞はMHCクラスⅡに抗原フラグメントを結合させ，ヘルパーT細胞に対して提示する．

よる共刺激が必要である．B7分子を発現していない細胞が抗原を提示してもT細胞は共刺激を受けられないので活性化されない．CD28分子から送られるシグナル（共刺激シグナル）に着眼した医療応用の試みについてコラム16を参照していただきたい．

マクロファージによる抗原刺激により活性化されたTh1細胞からは**インターフェロンγ**（IFN-γ）が放出される．IFN-γはマクロファージに働いてクラスII抗原の発現を促し，マクロファージとT細胞の相互作用をさらに拡大する．

B細胞の場合にも，細胞表面の抗原受容体である免疫グロブリンで抗原を捕らえ，免疫グロブリンと抗原の複合体を細胞内に取込んで分解し，抗原フラグメントをMHCクラスIIとともに細胞表面に提示してT細胞を刺激することができる．一次免疫を受けたB細胞にもB7分子が発現されることから，このB7分子はヘルパーT細胞活性化への抗原提示にも関わっているものと考えられている（§10・2参照）．

コラム16　抗CD28抗体製剤の臨床試験で起こったこと

T細胞の活性化状態を自在に操ることができれば，さまざまな免疫疾患の治療につながりそうである．本章で，T細胞表面のCD28が抗原提示細胞表面のB7と結合することによりT細胞活性化の共刺激シグナルが発生することを述べた．このシグナルを強めれば，免疫反応が活性化するかもしれないとの期待があった．CD28に対する多数の抗体の中から，抗原提示細胞のB7と同じように働いてT細胞にシグナルを送るアゴニスト作用をもつ抗体（作動性抗体）を探索する試みがなされた．得られるアゴニスト抗体のほとんどは，それ自身ではT細胞を活性化させず，あくまでも"共刺激"を伝える抗体であったが，この中にあって，ドイツのバイオベンチャー企業が開発した抗CD28抗体は，単独でT細胞の活性化をひき起こすことができる"スーパーアゴニスト抗体"であった．さらに，この抗体が制御性T細胞を強く活性化し，IL-10などの抗炎症性サイトカインの産生を増強させることから，関節リウマチなど自己免疫性疾患の治療薬として期待がもたれた．

2006年に英国で第I相の臨床試験が実施された．まったく予想されなかったことだが，試験薬を投与された健康な被験者ボランティア6名全員が全身の痛みや呼吸困難を訴え，多臓器不全など重篤な症状が現れたため，試験は急遽中止となった．被験者に生じたサイトカインストーム（12章参照）の発生が，重篤な症状の原因の一つであると考えられた．このような深刻な事態に直面し，有害事象が動物実験の結果から予見できなかったのか，前臨床試験のあり方は本当に正しいのか，などの点が議論された．

CD28アゴニスト抗体によるこの試みを含め，免疫反応を活性化しようとする試みが盛んに行われている．さらに発想を少しだけ転換し，抗体医薬などを用いてT細胞に対して働く免疫応答のブレーキを外すことにより，免疫反応を活性化しようとする試みもなされるようになった．この方向で進められた研究は，現在，免疫チェックポイントを標的とするがん免疫治療として実を結んでいる（20章参照）．

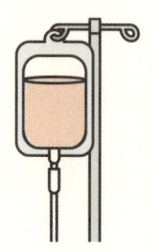

12 免疫担当細胞間のネットワークとサイトカイン

T細胞-B細胞間やマクロファージ-T細胞間の相互作用をはじめとして，免疫応答のさまざまな場面で多くの液性因子が免疫細胞の機能の調節に関わっている．これらの因子のうち，タンパク質性の因子はサイトカインと総称され，免疫系に限らず広い生物現象に関わっていること，これらの因子の異常が病気の原因となることなどが示されてきた．サイトカインの構造的な特徴や遺伝子も明らかにされ，創薬の重要な標的分子ともなっている．

12・1 サイトカインとは

T細胞-B細胞間，マクロファージ-T細胞間の相互作用には，細胞連結に伴う細胞間の認識機構のほかに，これらの細胞から産生される液性因子が必要であることを学んできた（§10・4，§11・3参照）．免疫細胞間の特異的認識が成立した結果として産生されるこれらの液性因子は，免疫応答の有無やその程度を決定する重要な要素であることが明らかにされ，細胞間相互作用を担う液性因子に関する研究が免疫学の一分野となった．液性因子を産生する細胞の違いに着目し，活性化されたT細胞から分泌されるものを**リンホカイン**，単球やマクロファージなど単核食細胞から分泌されるものを**モノカイン**とよんで研究が開始されたが，研究が進むにつれ，同一の液性因子がさまざまな免疫細胞からも，さらに免疫細胞以外の細胞からも産生されること，また白血球以外の細胞に働く液性因子も多いことがわかってきた．

産生細胞の違いで物質を分類することに大きな意味はないと考えられ，白血球間を仲介する物質として**インターロイキン**（IL）という名称で液性因子を統合し，IL-1, IL-2, …などと命名が整理された．さらに，広く細胞間の情報伝達と相互作用をつかさどるタンパク質を総称して**サイトカイン**という用語が定着した．サイトカインとは，免疫細胞の活性化や増殖，分化，機能発現を介して免疫系の制御に関わる分子群である．免疫系に限定されず，生体内のさまざまな細胞の生存と死，増殖，運動などの機能調節と恒常性維持に関わっている．

免疫系のバランスの乱れ，炎症性サイトカインの過剰産生などサイトカイン産生の制御に不具合が生じると，さまざまな病気の原因となる．特に，感染症や薬剤投与によって起こる**サイトカインストーム**とよばれるサイトカインの過剰な産生状態は，本来なら局所に限って作用する炎症性サイトカインが，臓器全体，さらには全身性の炎症応答をひき起こしてしまう状態であり，重篤な場合には致死

リンホカイン
lymphokine

モノカイン
monokine

インターロイキン
(interleukin, IL)："inter"は"間"，"leuk"は"leukocyte（白血球）"に由来する．白血球間で働く因子という意味．

サイトカイン cytokine

サイトカインストーム
cytokine storm

的な状態に陥る．一方，サイトカイン産生とその受容体による応答機構を正常化することは病気の治療につながると考えられる．このような視点から，サイトカインを標的として疾患の治療をねらった医薬品開発が盛んに進められている．

12・2 サイトカインの特徴

サイトカインの特徴を列挙すると，以下のようになる．

① 微量（数 pmol/L から数 nmol/L 程度）で生理活性を示す．
② サイトカインが作用する標的細胞の表面には，それぞれのサイトカインを特異的に結合する受容体が発現している．サイトカインと受容体との親和力（K_d: 10^{-12}〜10^{-10} M）[*1]は，抗原抗体反応の親和力（K_d: 10^{-11}〜10^{-7} M）に比べてもきわめて高く，微量で特異的な活性を発揮することができる．
③ 作用様式としては，産生細胞自身に作用するもの（**オートクリン**），隣接もしくは近傍の細胞に作用するもの（**パラクリン**），離れた場所の細胞に作用するもの（**エンドクリン**）がある[*2]．作用様式の制御は，特に炎症性サイトカインの作用を考えるうえで重要である．
④ 標的細胞によって，一つのサイトカインの生理作用が多様であることがある（作用の多能性）．逆に，異なるサイトカインが，同じ標的細胞に対して同一の作用を示すことがある（作用の重複性）．

サイトカインには多くの種類があり，その作用は以下のように多彩である．次節以降でも取上げるが，1種類の分子がここに示す複数の機能に関わることも珍しくない．

⑤ 免疫系のさまざまな機能を調節する．
⑥ 炎症に先立って産生され炎症を亢進する，もしくは炎症を終結させる．
⑦ 細胞の運動性を促進したり，細胞を特定の方向に誘引したりする．
⑧ 免疫細胞や血液細胞の分化，維持に関わる．
⑨ 抗ウイルス作用を示し，また細胞死をひき起こす．
⑩ 造血系細胞，血管内皮細胞，上皮細胞などの増殖促進に関わる．

表 12・1 に本書に登場する主要なサイトカインを示す．これらのサイトカインを中心にその特徴を取上げる．

12・3 サイトカインは免疫系を調節する: ヘルパー T 細胞因子

免疫細胞に作用するサイトカインの多くはヘルパー T 細胞によって産生される．ヘルパー T 細胞が免疫系の司令塔とよばれる一つの理由は，ヘルパー T 細胞がもつこの機能のためである．§10・5 で述べたように，ヘルパー T 細胞は産生するサイトカインの種類により Th1 細胞，Th2 細胞，Th17 細胞などに分類される．これら 3 種類のヘルパー T 細胞は，未成熟な前駆細胞（Th0 細胞）が異なる刺激を受けることにより分化したものである（図 12・1）．IL-2 や IFN-γ などを産生する Th1 細胞は，キラー T 細胞（細胞傷害性 T 細胞），ナチュラルキラー（NK）細胞，マクロファージなどを活性化することで，細胞性免疫が優位になる

[*1] K_d は解離定数（dissociation constant）を表す．

$$K_d = \frac{[リガンド][受容体]}{[リガンド・受容体複合体]}$$

K_d の値が小さいほど，リガンド（サイトカイン）と受容体の親和性が高いことを示す．単位は M または mol/L で表記する．

[*2] **オートクリン**（autocrine）は**自己分泌**，**パラクリン**（paracrine）は**傍分泌**，**エンドクリン**（endo-crine）は**内分泌**ともよばれる．

方向に作用する．IL-4, IL-5, IL-6, IL-10, IL-13 などを産生する Th2 細胞は，B 細胞の活性化や抗体産生を誘導するとともに，IgE へのクラススイッチを誘導することで，体液性免疫や I 型アレルギー反応が優位になる方向に作用する．また，IL-17, IL-22 を産生するヘルパー T 細胞として近年注目されている Th17 細

表 12・1 主要なサイトカイン

サイトカイン[1]	おもな産生細胞・臓器[2]	おもな活性	関連する記載
IL-1	単核食細胞，上皮細胞	発熱，T 細胞活性化，マクロファージ活性化	§11・3, §12・4
IL-2	T 細胞	T 細胞増殖・分化，NK 細胞増殖・分化	§10・4
IL-3	T 細胞，胸腺上皮細胞，ストローマ細胞	造血初期に効果，好酸球・好塩基球の分化，マスト細胞の成熟	§12・6
IL-4	T 細胞	B 細胞活性化，IgE 産生誘導，Th2 への分化誘導，Th1 への分化抑制	§10・4, §12・3
IL-5	T 細胞	B 細胞活性化，好酸球増殖・分化	§10・4
IL-6	T 細胞，単核食細胞，線維芽細胞	B 細胞分化増殖，急性期タンパク質産生，発熱，Th17 への分化誘導	§10・4, §12・4
IL-7	骨髄細胞	骨髄細胞の B 細胞・T 細胞への増殖分化	§12・6
IL-8	単核食細胞，T 細胞	好中球などの遊走促進	§12・5
IL-10	T 細胞，B 細胞，単核食細胞	マクロファージ機能を抑制，Th1 サイトカイン産生抑制	§10・5
IL-12	単核食細胞	NK 細胞活性化，Th1 への分化誘導	§12・3
IL-13	T 細胞	B 細胞分化，IgE 産生誘導，Th2 への分化誘導	§10・5
IL-17	T 細胞	上皮細胞，血管内皮細胞，線維芽細胞のサイトカイン産生（炎症を誘導）	§10・5
IL-18	単核食細胞	T 細胞・NK 細胞の IFN-γ 産生誘導	§12・4
IL-22	T 細胞	抗菌ペプチドの産生誘導，上皮防御	§10・5
IFN-α	単核食細胞	抗ウイルス作用，MHC クラス I 発現増強	§12・7
IFN-β	線維芽細胞	抗ウイルス作用，MHC クラス I 発現増強	§12・7
IFN-γ	T 細胞，NK 細胞	抗ウイルス作用，MHC クラス I 発現増強，Th1 への分化誘導，Th2 への分化抑制	§10・5, §12・3, §12・7
TNF-α	単核食細胞，T 細胞	発熱，炎症促進，血管内皮細胞活性化，アポトーシス誘導	§12・4
TGF-β	T 細胞，単核食細胞	制御性 T 細胞・Th17 への分化誘導，上皮細胞増殖抑制，IgA 産生誘導	§10・5
GM-CSF	T 細胞，血管内皮細胞，線維芽細胞	骨髄単球系細胞，特に樹状細胞の成長・分化促進	§12・6
M-CSF	単核食細胞，血管内皮細胞，線維芽細胞	単球系細胞の増殖促進	§12・6
G-CSF	単核食細胞	好中球の発生・分化	§12・6
SCF	線維芽細胞，血管内皮細胞	造血幹細胞の維持，血球前駆細胞への成熟，マスト細胞の成熟	§12・6
EPO	腎臓，肝臓	赤芽球系前駆細胞の増殖分化促進	§12・6
TPO	肝臓	巨核球前駆細胞・巨核球の増殖分化促進	§12・6

[1] IL: インターロイキン，IFN: インターフェロン，TNF: 腫瘍壊死因子，TGF: トランスフォーミング成長因子，CSF: コロニー刺激因子，SCF: 幹細胞因子，EPO: エリスロポエチン，TPO: トロンボポエチン．
[2] 単核食細胞とは，おもに単球・マクロファージのこと．

胞は，好中球などの免疫細胞に加え，線維芽細胞，上皮細胞，血管内皮細胞などに作用して炎症を誘発し，病原体の排除を助ける（§10・5参照）．

サイトカインの産生は，種々のサイトカイン間で相互に依存しており，サイトカイン間で作用を補い合う，もしくは相互に抑制するという**サイトカインネットワーク**が形成されている．図12・1にヘルパーT細胞の分化におけるサイトカインネットワークの例を示す．Th1細胞が産生するインターフェロンγ（IFN-γ）とTh2細胞が産生するIL-4は異なるT細胞集団から産生されることから，これらの生物作用は相反することが予想された．実際に，IFN-γがTh2細胞の成熟を抑制すること，IL-4やIL-13がTh1細胞の成熟を抑制することが明らかにされている．また，IFN-γはマクロファージに働きかけてIL-12を産生させ，Th1細胞への分化をさらに促進し，一方，IL-4はTh2細胞への分化をさらに促す．抗体産生においては，IFN-γはIL-4によるIgE産生へのクラススイッチを阻害し，逆にIL-4はマウスでのIgG2aの産生（IFN-γで促進される）を抑制する．このようにIFN-γとIL-4は互いを打ち消し合うように作用する．

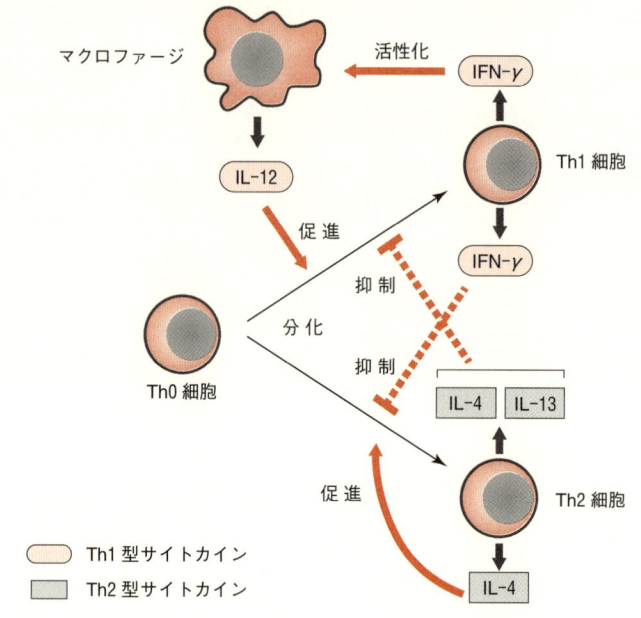

図12・1　**サイトカインネットワークによるヘルパーT細胞の分極化**　Th1細胞とTh2細胞は共通の前駆細胞であるTh0細胞から分化し，異なるサイトカインを産生する．Th1細胞とTh2細胞の産生するサイトカインは，両細胞の分化に対して相互に拮抗的に働く．

12・4　サイトカインは炎症をひき起こす：炎症性サイトカイン

病原微生物や異物の感染，侵襲に対して，生体は局所性の，場合によっては全身性の炎症反応を示す．炎症の病態形成に関与するサイトカインを**炎症性サイトカイン**，もしくは炎症に先立って産生される点を強調して**前炎症性サイトカイン**とよぶ．代表的な炎症性サイトカインとして，IL-1, IL-6, 腫瘍壊死因子（TNF-α），IL-8などがあげられる．IL-1はもともとマクロファージが産生するリンパ

炎症性サイトカイン
inflammatory cytokine
前炎症性サイトカイン
pro-inflammatory cytokine

球活性化因子として見いだされた（§11・3参照）が，炎症性サイトカインとしての役割も注目されている．病原微生物などの侵入を受けると，Toll 様受容体（§3・4参照）などの刺激に依存してマクロファージからTNF-αやIL-1，IL-6が産生される．TNF-αやIL-1は血管内皮細胞や線維芽細胞などに作用しIL-8などケモカイン（§12・5参照）の産生をひき起こす．IL-8は好中球に対して強い遊走活性をもち，局所への好中球の浸潤に関与する．好中球などの炎症細胞が局所に浸潤するためには，血管内皮細胞に発現する細胞接着分子との相互作用が必要であるが（§3・5参照），TNF-αやIL-1は血管内皮細胞の細胞接着分子の発現を増強する活性ももつ．また，TNF-αは好中球を活性化し，顆粒内に蓄えられた物質[*1]を放出させることで感染防御能を高める．

IL-1，IL-6，TNF-αは遠隔部位に対しても作用する．これらは内因性発熱物質として，視床下部の体温調節中枢に作用して**プロスタグランジン E_2**（PGE_2）産生を亢進し，発熱や痛み，食欲不振を誘導する．急性炎症反応時には，肝細胞に作用してC反応性タンパク質（CRP[*2]）をはじめとする**急性炎症タンパク質**やフィブリノーゲン，ハプトグロビンなどの発現を誘導する．

サイトカインシグナルの遮断という考え方は，関節リウマチの治療薬に応用されている．炎症性サイトカイン，特にTNF-αは**サイトカインカスケード**の初発に関与しており，これが引き金となってIL-1，IL-6，IL-8，IL-18，顆粒球マクロファージコロニー刺激因子（GM-CSF）などの炎症性サイトカインの産生誘導をひき起こす．関節リウマチの病変局所では，TNF-αやIL-1などの炎症性サイトカイン前駆体の産生が亢進し，これらのサイトカインによる白血球浸潤，滑膜細胞の異常増殖，骨・軟骨の破壊などの病態が形成される．抗TNF-α抗体やTNF-α受容体分子キメラタンパク質などの生物製剤を用いた治療法が，関節リウマチの病変局所でのIL-6やIL-1などの産生を低下させ，病態の著明な改善効果を示すのは，これが大きな理由である．

12・5　サイトカインは細胞の運動性を高める：ケモカイン

炎症性サイトカインの探索の過程で，白血球に作用して，その濃度の濃い方向に向かって白血球を遊走させる物質群（走化性因子）が同定されてきた．複数の走化性因子に共通の構造が見いだされたことから，特にこれらを総称して**ケモカイン**とよんでいる．現在（2022年）までに50種類以上が報告されている．

ケモカインの多くは分子量 8,000〜12,000 程度であり，硫酸化を受けた糖鎖であるヘパリンやヘパラン硫酸に対する結合性をもつ．分子内に保存されたシステイン残基の位置に基づき，CXCケモカイン〔2残基のシステイン（C）の間に1残基の任意のアミノ酸（X）が入る〕，CCケモカイン（2残基のシステインが隣接する）などに分類される．これらのサブファミリー名と数字の組合わせにより，ケモカインは体系的に名づけられている．たとえば，好中球走化性因子ともよばれていたIL-8はこの命名法でCXCL8と表記される．

IL-8は炎症や感染の局所に好中球をよび寄せる**炎症性ケモカイン**である．IL-8以外にも，種々の免疫細胞に作用して炎症部位によび寄せるさまざまなケモカ

[*1] エラスターゼなどのタンパク質分解酵素，ミエロペルオキシダーゼ（活性酸素などを生成，§3・2参照），ディフェンシン（抗菌ペプチド）などが蓄えられている．

プロスタグランジン E_2
prostaglandin E_2

[*2] CRP: C-reactive protein

急性炎症タンパク質
acute inflammatory protein

サイトカインカスケード（cytokine cascade）：一つのサイトカインが産生されると，その作用により別のサイトカインの産生が次々と誘導される現象をサイトカインカスケードとよぶ．もともとカスケードは，山奥の渓谷で見られる連続した小滝を表す言葉である．

ケモカイン　chemokine

炎症性ケモカイン
inflammatory chemokine

インが知られている．ケモカインは細胞接着分子と協調して，血液中を循環する免疫細胞を血管外の炎症部位に遊走させる（§3・5参照）．血液中を流れている白血球は，細胞接着分子セレクチンを介して血管内皮細胞間との緩やかな結合を保ちながら血管壁に沿って転がる（ローリング）．ついで，血管内皮細胞表面のヘパラン硫酸に結合して提示されたケモカインの刺激を受けると，白血球表面の別の細胞接着分子であるインテグリンの構造変化が誘導される．その結果，白血球は血管内皮細胞に強固に接着したのち，血管外に浸出し，炎症部位で産生されている IL-8（CXCL8）の濃度勾配に従って局所に遊走する．好中球の走化性を促進するケモカイン以外にも，好酸球をよび寄せるもの，単球に対して走化性をもつものなど多くの種類がある．

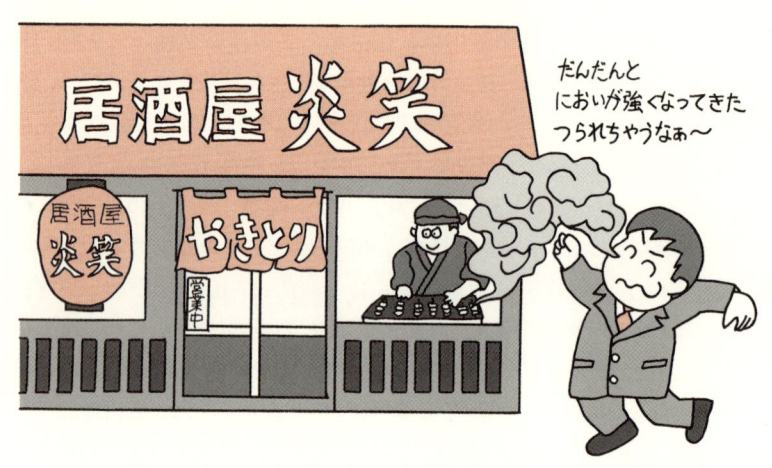

　いくつかのケモカインは，平常時においても免疫細胞をその種類ごとに体内の適切な部位に誘導する役割をもっている．未成熟細胞の骨髄での保持，一次リンパ器官で産生されたリンパ球の二次リンパ器官への移行，樹状細胞の末梢組織からリンパ節皮質への移動，リンパ球ホーミング（2章のコラム4参照）などの免疫細胞の動きは，セレクチン，インテグリンなどの細胞接着分子とともに，**恒常性ケモカイン**とよばれるケモカインの一群によって制御されている．

恒常性ケモカイン
homeostatic chemokine

*1 **コロニー刺激因子**
（colony-stimulating factor, CSF）：骨髄の未成熟な造血系細胞の in vitro での増殖を促進し，培養中に細胞のかたまり（コロニー）が形成されることから命名された．誘導される細胞の種類の違いにより，顆粒球 CSF（granulocyte-CSF, G-CSF），マクロファージ CSF（macrophage-CSF, M-CSF），顆粒球マクロファージ CSF（granulocyte/macrophage-CSF, GM-CSF）が見いだされた．IL-3（マルチ CSF）や幹細胞因子（SCF）も CSF の仲間である．

*2 SCF: stem cell factor

12・6　サイトカインは免疫細胞を産み出す：コロニー刺激因子

　白血球，赤血球，血小板などすべての血液細胞に分化することのできる多能性の幹細胞である造血幹細胞は，おもに骨髄に存在する．造血系細胞の分化・成熟を誘導する一群のサイトカインが知られ，**コロニー刺激因子**[*1]（CSF）と総称される（表12・1）．骨髄の間質を形成する細胞は幹細胞因子（SCF[*2]）を産生する．CSF は多能性造血幹細胞の自己複製とリンパ球系前駆細胞や骨髄系前駆細胞（もしくは血球系前駆細胞）への成熟を誘導する．IL-3 も造血幹細胞からこれらの前駆細胞への分化を誘導する．

　骨髄系前駆細胞からは，顆粒球，マクロファージに共通する幹細胞（顆粒球単球前駆細胞）を経て分化細胞を生じるが，この過程で GM-CSF による成熟，分

化の誘導が必要である（図12・2）．好中球，単球の分化には，それぞれ顆粒球コロニー刺激因子（G-CSF）およびマクロファージコロニー刺激因子（M-CSF）が，好塩基球の分化には IL-3 が，好酸球の分化には IL-3，IL-5，GM-CSF が重要である．図12・2 には示されていないが，マスト細胞（肥満細胞）の成熟は SCF や IL-3 に依存することがわかっている．**トロンボポエチン**（TPO）は血小板の産生を，また**エリスロポエチン**（EPO）は赤血球の産生をそれぞれ促進する．リンパ球系細胞の成熟では，IL-7 が B 細胞前駆細胞の増殖促進や T 細胞前駆細胞の増殖・分化，成熟 T 細胞の維持に働いている．

これらのサイトカインは医薬品としても活用されている．赤血球の産生を促進するエリスロポエチンは腎性貧血の治療薬として，G-CSF はがん化学療法の副作用による白血球，特に顆粒球の減少を食い止める治療薬として利用されている．

トロンボポエチン
thrombopoietin, TPO

エリスロポエチン
erythropoietin, EPO

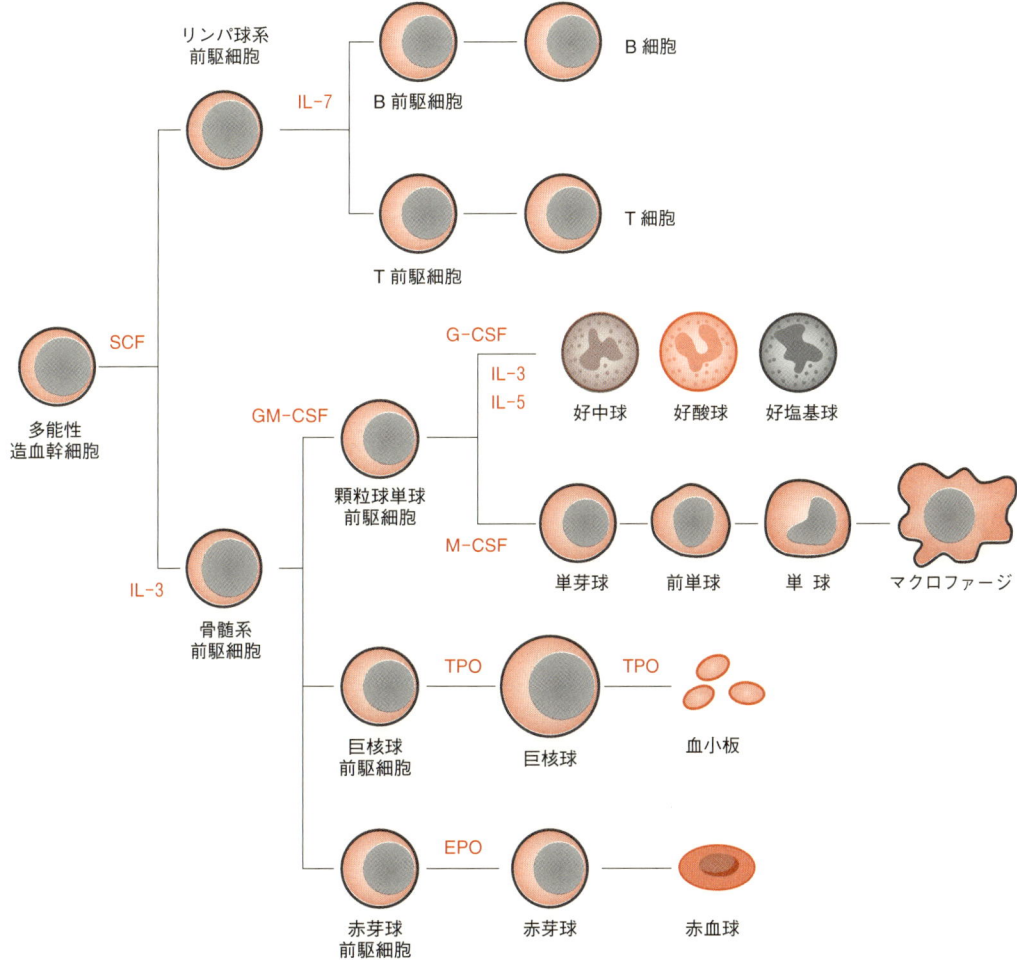

図12・2 **サイトカインによる造血系細胞の分化調節** SCF: 幹細胞因子，G-CSF: 顆粒球コロニー刺激因子，M-CSF: マクロファージコロニー刺激因子，GM-CSF: 顆粒球マクロファージコロニー刺激因子，IL-3: インターロイキン 3，IL-5: インターロイキン 5，IL-7: インターロイキン 7，EPO: エリスロポエチン，TPO: トロンボポエチン．

12・7　サイトカインはウイルスを排除する：インターフェロン

*1 長野泰一（1906〜1998）と小島保彦（1928〜）：両者とも東京大学伝染病研究所．1954年にウイルスの活動を抑制する因子の存在を報告した．

*2 A. アイザック（A.Isaacs, 1921〜1967, 英国）とJ. リンデンマン（J.Lindenmann, 1924〜2015, スイス）は，1957年ウイルス感染の抑制因子を発見し，インターフェロンと命名した．

インターフェロン
interferon, IFN

　長野と小島[*1]は，ワクシニアウイルス（天然痘ウイルスの仲間）をウサギ皮膚に投与する実験過程で，ウイルス投与の数時間後にウイルスの活動が抑制される現象を発見した．この現象は，不活化されたウイルスの投与でも認められ，また液性因子を介するものであった．投与後数時間では抗ウイルス抗体は産生されないため，未知のウイルス抑制因子が産生されているものと考えた．彼らはこの因子を"ウイルス干渉因子"と名づけ，1954年に報告した．A. アイザックスとJ. リンデンマン[*2]は，ニワトリ卵の漿尿膜で2種類のウイルスが干渉し合って互いの増殖を妨げる現象を発見し，この現象にかかわるウイルス感染抑制因子を**インターフェロン（IFN）** と命名した．1957年に発表されたこの名称が現在定着している．

　インターフェロンの抗ウイルス作用は，① ウイルスに感染した細胞内で，ウイルス由来のmRNAを分解する酵素を産生し，ウイルスタンパク質の合成を阻害する，② ナチュラルキラー（NK）細胞を活性化して，ウイルス感染細胞に対する殺傷能力を高める，③ ウイルス未感染の細胞に対して，NK細胞に殺されないように抵抗性を高める，などの機序によると考えられている．また，3種類知られるインターフェロンのうち，IFN-γは多機能なインターフェロンで，強力なマクロファージ活性化作用がある．IL-12の放出を介してTh1細胞の分化の促進やマクロファージの殺菌作用の増強などの作用が知られる（表12・1，図12・1）．

コラム17　サイトカイン研究はつらいよ…

　サイトカインはごく微量で強い生物活性をもたらす．少量であっても純度の高いサイトカインを手に入れることができれば，さまざまな免疫応答を操ることが可能になりそうである．現在では組換えタンパク質としてサイトカインを購入することができるが，サイトカイン研究が始まったばかりの頃は，実験するために純粋なサイトカインを自前でできるだけたくさん調製する（精製する）必要があった．ところがサイトカインはその性質上，ごく微量しか発現されない．わずかなタンパク質を集めるために涙ぐましい努力が繰り広げられた．

　米国国立衛生研究所（NIH）に在籍していた松島綱治らによるIL-1の構造決定は，この分野における画期的な研究成果の一つである．この研究では，単球性の白血病細胞株を500 L培養することにより，ようやくアミノ酸配列の決定にこぎつけた．IL-1はα, β型ともに，前駆体タンパク質が生合成された後に，前駆体の中程が限定的な切断を受けることではじめて活性体となる．サイトカインの本体を知るためには，遺伝子クローニングの情報だけでは不十分で，活性分子としてのサイトカインをタンパク質としてきちんと精製する必要があった．かくいう筆者も，100 Lの培養液（さすがに自分ではできずに，ある企業の厚意で培養していただいた）から，誰も同定したことのない（はずだった）サイトカインの精製に取組んだ経験がある．日夜の努力で，ようやく精製の最終段階である逆相HPLC（高性能クロマトグラフィー）のステップまで進み活性を有する分画を得たが，この時点で既知のあるサイトカインと性質が似ているような気がした．似ていると思われたサイトカインの中和抗体を加えて生物活性を測定し，活性が見事に阻害されたときの落胆を今でも覚えている．

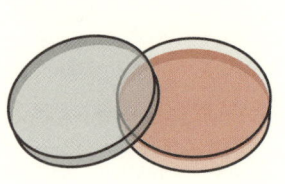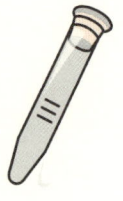

12・8 サイトカイン受容体

サイトカインの生理活性は，サイトカインが標的細胞表面の受容体に結合し細胞内にシグナルを伝えることによって発揮される．**サイトカイン受容体**は，構造とシグナル伝達経路に基づき，いくつかの型に分類されている．ここでは六つに分類し（図12・3），以下にそれらの特徴を述べる．（　）内は対応するサイトカインである．

サイトカイン受容体
cytokine receptor

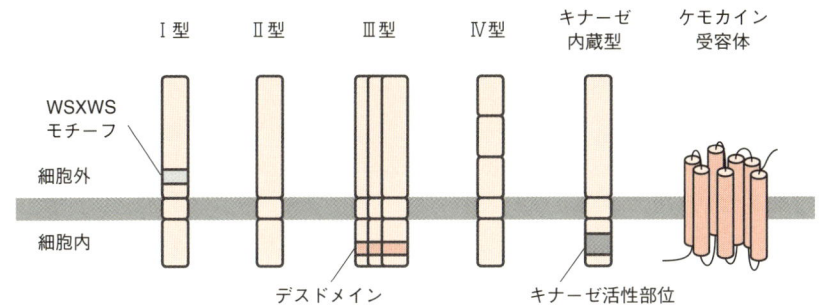

図12・3 **サイトカイン受容体の分類と構造の概要**　サイトカイン受容体には多くの種類があり，構造的な特徴やシグナル伝達の様式から分類される．

a. I型受容体（IL-2〜7，IL-9，IL-11〜13，IL-15，G-CSFなど）　対応するサイトカインと低親和性で結合できるが，単独では細胞内にシグナルを伝達できず，シグナル伝達に関与するサブユニットと複合体を形成して機能的受容体を構成する．このサブユニット分子は複数の受容体間で共有されている．複数種のサイトカインが同じ生物作用を示すことがあるのは，このサブユニット分子が同様の細胞内シグナルを伝達するためであると説明される．

シグナルの実体として JAK と STAT* の関与が解明されている（図12・4）．サイトカインが受容体に結合すると，受容体の細胞内領域に結合している非受容体型チロシンキナーゼである JAK が活性化する．JAK は下流のシグナル伝達分子である STAT のチロシン残基をリン酸化する．リン酸化された STAT 分子は二量体を形成し，細胞質から核内に移行し，標的遺伝子の発現を誘導する．JAK 阻害物質には抗炎症効果が期待されるため，関節リウマチなどの治療薬として利用

JAK: Janus kinase

STAT: signal transducer and activator of transcription

* JAK-STAT（ジャック・スタット）経路とよばれることも多い．

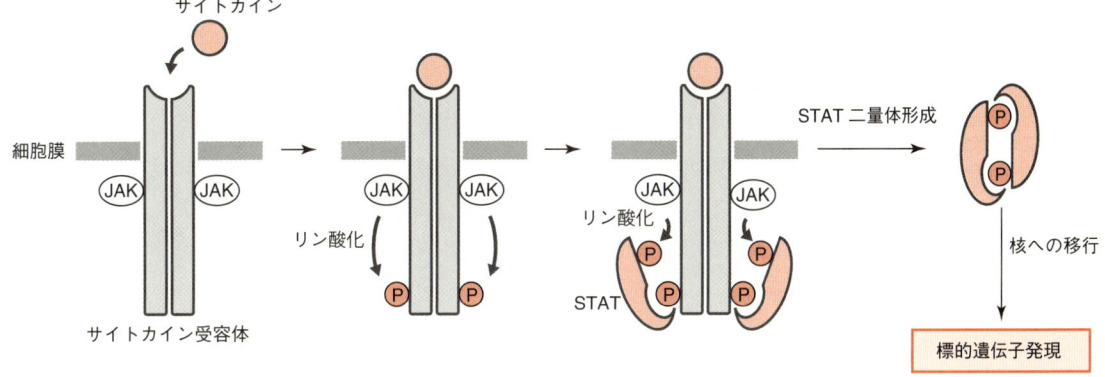

図12・4　**JAK と STAT によるシグナル伝達**

されている.

b. II型受容体（IFN-α, β, γ, IL-10 など）　I型受容体を特徴づける特定のアミノ酸配列〔Trp-Ser-X-Trp-Ser（WSXWS）〕をもたないが，シグナル伝達にJAKおよびSTATが関与する点など，I型受容体との共通点が多い.

c. III型受容体（TNF-α, Fasリガンドなど）　TNF受容体ファミリーとよばれる20近くの受容体分子群であり，三量体を形成する特徴がある. TNF-α受容体1（TNFR1）およびFasの細胞内ドメインにはデスドメインとよばれる配列が存在しており，プロテアーゼであるカスパーゼ8の活性化を介した細胞死（アポトーシス）の誘導に深く関わっている. 一方，T細胞-B細胞が連結する場面で作動するCD40とCD40リガンド（CD40L，CD154 ともいう）分子もTNF受容体ファミリーの仲間である（図10・6参照）. この場合，細胞間相互作用によりB細胞が活性化される.

d. IV型受容体（IL-1α, IL-1β, IL-18, IL-33 など）　細胞外に免疫グロブリンと相同性をもつアミノ酸配列をもつことから，免疫グロブリンスーパーファミリー型とよばれることがある. 受容体の対象となるサイトカインはIL-1, IL-18, Il-33 であるがこれら自身の相同性も高い. 受容体分子にはMyD88とよばれるシグナル伝達分子が会合しており，リガンドが受容体に結合すると，MyD88を介して転写因子であるNF-κBを活性化する.

e. キナーゼ内蔵型受容体（SCF, M-CSF など）　造血系細胞の成熟分化に関わるサイトカインのうち，SCF, M-CSF の受容体は細胞内領域にチロシンキナーゼ活性部位をもつキナーゼ一体型の受容体である. 線維芽細胞増殖因子（FGF[*1]）や上皮成長因子（EGF[*2]）などの受容体も細胞質側にチロシンキナーゼ活性部位をもつ. TGF-β受容体は，細胞質側にセリン/トレオニンキナーゼ活性部位をもつ.

f. ケモカイン受容体　ケモカイン受容体は7回膜貫通型のGタンパク質共役型受容体であるという共通の特徴をもつ. 50種類もの多様なケモカインそれぞれに対して選択的に結合する受容体が免疫細胞に備わっている. 種類の異なる免疫細胞は，異なるセットのケモカイン受容体を発現することが多く，この受容体の発現パターンが実質的に免疫細胞の体内における分布を決める一要因となっている.

ウイルスの一部は，免疫細胞の種類ごとに異なって発現するケモカイン受容体を感染のための受容体として利用する. エイズの原因ウイルスであるヒト免疫不全ウイルス（HIV）の細胞表面受容体として機能するCXCR4やCCR5[*3]の例がある. CCR4の一部は成人T細胞白血病リンパ腫（ATL）細胞に選択的に発現しているが，これを標的として抗体依存性細胞性細胞傷害（ADCC，§2・5および§4・5参照）を誘導する抗体医薬が開発されている.

[*1] FGF: fibroblast growth factor
[*2] EGF: epidermal growth factor

ケモカイン受容体
chemokine receptor

[*3] CXCR4やCCR5はケモカイン受容体である. 名称中の"R"は受容体（receptor）を表す. たとえばCXCR4は，単球やリンパ球の遊走を促すストローマ細胞由来因子1（stromal cell-derived factor-1: SDF-1/CXCL12）に対する受容体である. CCR5は，T細胞，単球，好酸球などの遊走を促すケモカイン RANTES/CCL5 の受容体として働く.

13 細胞性免疫の機構（I）
キラーT細胞の働き

　細胞性免疫は，抗体の関与がほとんどなく，免疫を担当する細胞自身が直接に免疫反応の実行役となる免疫反応である．本章では，細胞性免疫のうち，ウイルス感染細胞やがん細胞に対して攻撃をしかけたり，移植された他人の臓器や組織を拒絶したりするキラーT細胞（細胞傷害性T細胞）の働きと性質について解説したい．

13・1　細胞性免疫とは

　免疫系は体液性免疫と細胞性免疫の2大カテゴリーから成り立っている．生体が外来異物である抗原の侵入を受けると，血清中に抗原と特異的に結合する**免疫グロブリン**（すなわち**抗体**）を産生する．抗体は外来抗原を捕捉し，**補体系**の活性化，**食細胞**による貪食・分解などを通じて抗原を排除する．これが**体液性免疫**である．

　もう一方の細胞性免疫は，1942年，K. ランドシュタイナー*¹ と M. W. チェイス*² による発見がきっかけで確立されたと言われる．反応性の高い化学物質である塩化ピクリル*³ やジニトロフルオロベンゼン*⁴ のように，皮膚に塗布するとアレルギー（過敏症）を起こすものがある．これらの物質で免疫し（感作），数日後に同じ物質を皮膚の他の部位に塗布すると，発赤や腫脹を伴う**接触皮膚炎**を起こす．ウルシや重金属によるかぶれも接触皮膚炎の一種である．ランドシュタイナーとチェイスは，感作動物の血清を正常動物に移入しても，このような感作状態を正常動物に移すことができないが，血清の代わりにリンパ球系細胞を移

*¹ K. ランドシュタイナー（K.Landsteiner, 1868～1943）：オーストリア生まれの免疫学者・病理学者．ABO血液型やRh血液型の発見者．ドイツ語読みの"ラントシュタイナー"ともよばれる．1930年ノーベル生理学・医学賞受賞．

*² M.W. チェイス（M.W. Chase, 1905～2004）：米国の免疫学者．米国ロックフェラー大学においてK. ランドシュタイナーとともに遅延型過敏症についての研究を行った．

*³ 塩化ピクリル

*⁴ ジニトロフルオロベンゼン

接触皮膚炎
contact dermatitis

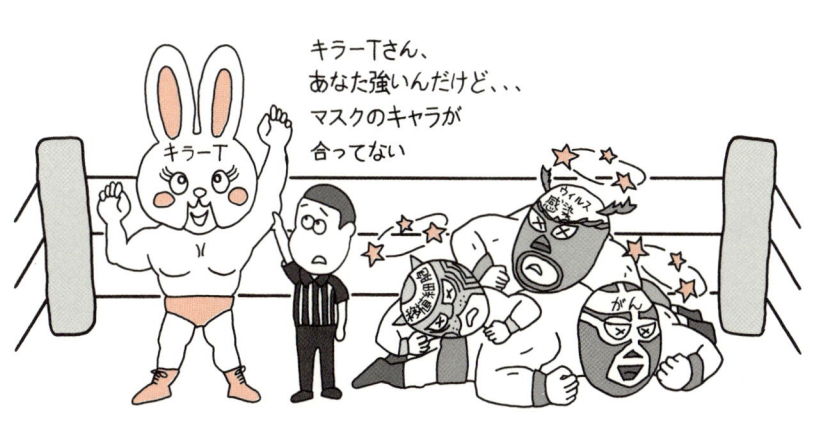

キラーTさん、
あなた強いんだけど、、、
マスクのキャラが
合ってない

入すれば移せることを示した．この種の反応は抗原の移入から 24～48 時間を経てはじめて現れることから**遅延型過敏症**とよばれる（§15・6 参照）．結核菌に対する免疫反応を調べるツベルクリン反応も遅延型過敏症と同じ機序で起こる．このように，抗原が侵入すると血清中の抗体に依存することなく，リンパ球系細胞が直接反応して活性化されて抗原の除去を行う免疫機構，すなわち**細胞性免疫**という機構が存在することが示されたのである．

細胞性免疫の例をあげてみよう．一つは，上述のツベルクリン反応や接触皮膚炎に代表される遅延型過敏症反応である．これについては 15 章でアレルギーと関連させて詳しく述べる．この反応と関連するが，細胞内寄生菌に対する免疫反応にも細胞性免疫が重要な働きを担っており，14 章で説明したい．もう一つは，ウイルスに感染した細胞やがん細胞の破壊，あるいは他の個体からの移植臓器や組織の拒絶反応に関わる**キラー T 細胞（細胞傷害性 T 細胞）**や**ナチュラルキラー細胞**などによる**細胞傷害反応**である．細胞傷害性マクロファージによるがん細胞の殺作用も含めて考えることができよう．本章では，キラー T 細胞による細胞傷害反応について取上げる．がん細胞に対する NK 細胞や細胞傷害性マクロファージの傷害反応については 19 章で述べることにする．

13・2　アロ抗原特異的キラー T 細胞

キラー細胞の存在は A. ホファールツ*によって 1960 年にはじめて見いだされた．彼は，腎移植に拒絶反応を起こしたイヌの胸管細胞（ほとんど T 細胞で構成されている）が，腎臓を供与したイヌの腎臓細胞を破壊することを観察した．その後，同種移植（ヒト-ヒト間，他系に属するマウス間など同じ種に属する他個体間での移植）における細胞傷害反応は，抗体によるものではなく，**アロ抗原**（同種でも個体間で異なる抗原で，この場合は**主要組織適合抗原**）によって感作を受けた T 細胞によることが，図 13・1 のような実験で確かめられた．

まず X 線照射して体内のリンパ球を不活化した A 系マウスに，系統の異なる B 系マウスの**脾細胞**（T 細胞も B 細胞も存在する），**胸腺細胞**（T 細胞），**骨髄細**

キラー T 細胞（killer T cell）：細胞傷害性 T 細胞（cytotoxic T cell）ともいう．

ナチュラルキラー細胞 narural killer cell

* A. ホファールツ（A.Govaerts, 1930～2015, ベルギー）：臓器移植での拒絶反応におけるリンパ球の役割について研究を行った．

アロ抗原（alloantigen）：同種抗原ともよばれる．主要組織適合抗原が代表的なものである．

主要組織適合抗原　major histocompatibility antigen

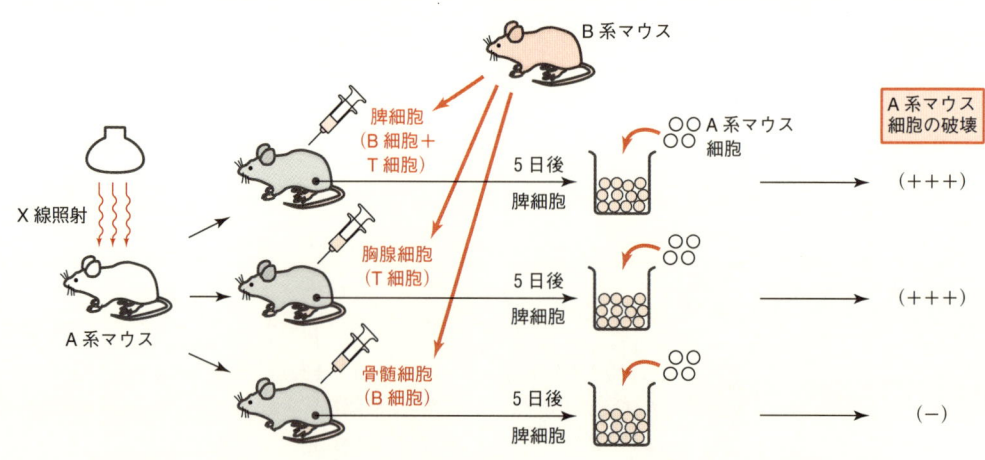

図 13・1　生体内で誘導されたアロ抗原特異的キラー細胞が T 細胞であることを示す実験

胞（B細胞）を移入する．5日後，A系マウスの脾細胞（移入されたB系マウス由来のリンパ球で構成されている）を採取して，A系マウスの細胞に対する細胞傷害性を調べてみる．すると脾細胞，あるいは胸腺細胞を移入した場合は細胞傷害性が認められたが，骨髄細胞を移入したときには細胞傷害性がなかった．この実験から，移入された主要組織適合抗原系を異にするB系マウスのT細胞が，リンパ球を受け取ったA系マウス細胞の主要組織適合抗原によって感作されて，A系マウス細胞に対する細胞傷害性を獲得したことがわかる．

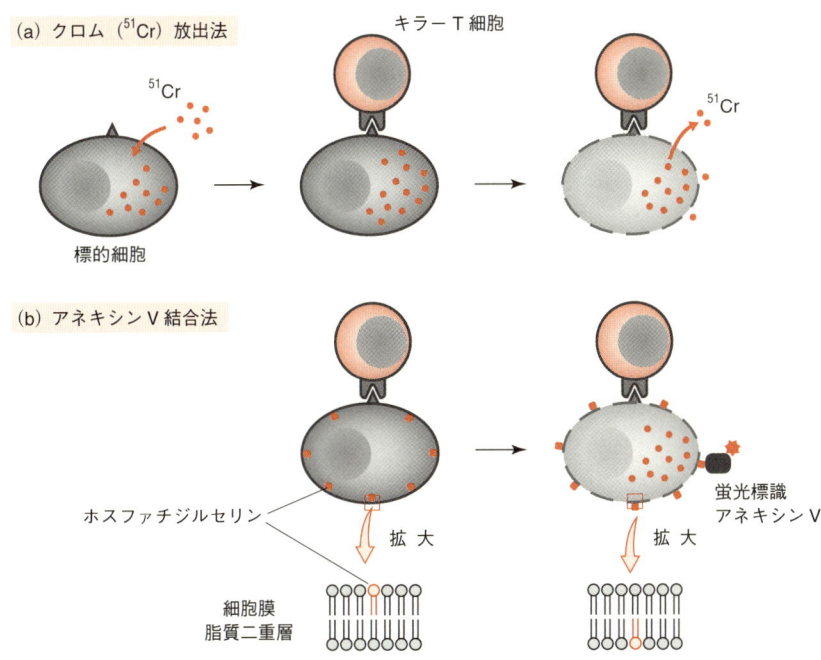

図13・2 **キラーT細胞による細胞傷害の測定法** (a)では，あらかじめ標的細胞に放射性同位元素 ^{51}Cr を取込ませておき，キラーT細胞の攻撃によって細胞膜が傷害されたときにもれ出てくる放射能を測定する．(b)では，細胞死（アポトーシス）を起こした細胞の表面に露出するホスファチジルセリンをアネキシンV（蛍光標識）によって検出する．検出にはフローサイトメトリー（§9・6参照）などが用いられる．

このような細胞傷害性の試験にはいくつかの方法が用いられる（図13・2）．その一つは，放射性同位元素（ラジオアイソトープ）の ^{51}Cr で標識した標的細胞を用いる方法である（クロム ^{51}Cr 放出法，図13・2a）．試験管内で標的細胞を［^{51}Cr］クロム酸ナトリウムで処理すると細胞内に入り，^{51}Cr は細胞質内に蓄えられる．この細胞がキラー細胞に攻撃されると，細胞膜が壊されて ^{51}Cr が細胞外に放出されるので，放射能を測定することにより，細胞傷害活性を定量的に評価することができる．放射性同位元素は取扱いに制約があるので，代わりに蛍光試薬も広く用いられている．また，細胞膜成分であるホスファチジルセリン[*1]と結合するアネキシンV[*2]を用いて細胞死を検出する方法もよく用いられる（アネキシンV結合法，図13・2b）．元気な細胞では，ホスファチジルセリンは細胞膜の脂質二重層の内側に存在するが，アポトーシスによる細胞死を迎えると細胞膜の外側に露出する．このように変化した細胞に蛍光標識したアネキシ

[*1] **ホスファチジルセリン**（phosphatidylserine）: 細胞膜の脂質二重層を構成するリン脂質の一種．

[*2] **アネキシンV**（annexin V）: ホスファチジルセリンに強く結合するタンパク質．この性質を利用して，ホスファチジルセリンが表面に露出するアポトーシス細胞の検出に用いられる．

*1 マイトマイシン C (mitomycin C, MMC)：放線菌が産生する抗腫瘍性抗生物質で，DNA鎖の切断を介してDNA複製を阻害する．

リンパ球混合培養　mixed lymphocyte culture, MLC

ンVを反応させ，フローサイトメトリーなどで測定することにより，アポトーシス細胞が検出できる．

その後，キラーT細胞は試験管内でも誘導できることがわかった．図13・3のように，主要組織適合抗原系の異なる二つの系（A系，B系）のマウスのリンパ球（脾細胞）を採り，A系マウスのリンパ球をあらかじめX線照射するか，マイトマイシン C[*1] で処理して増殖しないようにしておく．両系のリンパ球を混合して培養すると，B系マウスのリンパ球中のT細胞は，A系マウスの主要組織適合抗原による刺激に応答し，増殖し始め，A系マウスの細胞を特異的に傷害するキラーT細胞へと分化する．

このように主要組織適合抗原系を異にする二つの個体のリンパ球混合培養を行うと，互いに反応してDNA合成を誘起し増殖を始める（ただし，図13・3の実験の場合には，A系マウス由来のリンパ球はマイトマイシンCで処理されているので増殖できず，B系マウス由来のリンパ球のみが増殖する）．リンパ球の増殖にはDNA複製を伴うことから，^{3}Hで標識したチミジンの細胞内への取込みで検出することができる．リンパ球混合培養によって起こるDNA合成の測定は，ヒト-ヒト間で臓器移植を行うとき，臓器の提供者と受容者で主要組織適合抗原系が適合しているかどうかを簡便に調べる方法として用いられる．

*2 マウスT細胞の表面に発現しているThy-1抗原に抗Thy-1抗体が結合することによって，共存させておいた補体が活性化（古典経路）し，膜侵襲複合体の形成によってT細胞が破壊される．

*3 CD4を発現し（陽性），CD8を発現しない（陰性）細胞をCD4$^+$CD8$^-$細胞と表記する．CD4$^-$CD8$^+$細胞も同様である．

図13・3で示した細胞傷害性をもつ細胞がT細胞由来であることは次のように確かめられた．5日間のリンパ球混合培養の後，マウスT細胞マーカーであるThy-1抗原に対する抗体と補体で処理しT細胞を除去する[*2]と，A系マウス細胞に対する細胞傷害性は消失してしまった（図13・3a）．この結果より，細胞傷害活性を担う細胞がT細胞であることがわかった．マウスT細胞には，CD4$^+$CD8$^-$およびCD4$^-$CD8$^+$の細胞群[*3]が存在することはすでに述べた（§2・4参照）．抗Thy-1抗体の場合と同様に，抗CD4抗体あるいは抗CD8抗体と補体を組合わせて処理した場合には，抗CD8抗体では細胞傷害活性が完全に消失したが，抗CD4抗体では影響がなかった．すなわち，リンパ球混合培養によって誘導されたキラーT細胞は主としてCD4$^-$CD8$^+$のT細胞であることであることがわかった．

次に，あらかじめB系マウスのリンパ球を抗CD8抗体と補体，あるいは抗CD4抗体と補体で処理してからA系マウスのリンパ球と混合培養した（図13・3b）．抗CD8抗体処理によってキラーT細胞が生成されなくなるのは予想どおりであったが，抗CD4抗体処理によってCD4$^+$T細胞を除いた場合にも，混合培養後の細胞傷害性は30％程度に低下した．これらの事実は，キラーT細胞の誘導にあたって，CD4$^+$T細胞がヘルパーT細胞として働いていることを示している．この場合のヘルパーT細胞としては，主としてTh1細胞が関与し，IFN-γ，IL-2，IL-12などのサイトカインがキラーT細胞の誘導に大きな役割を果たしている．

こうしたアロ抗原（この場合，主要組織適合抗原）に向けられたキラーT細胞は，同種移植での拒絶反応の発現に際し，最も大きな役割を果たしている細胞である．

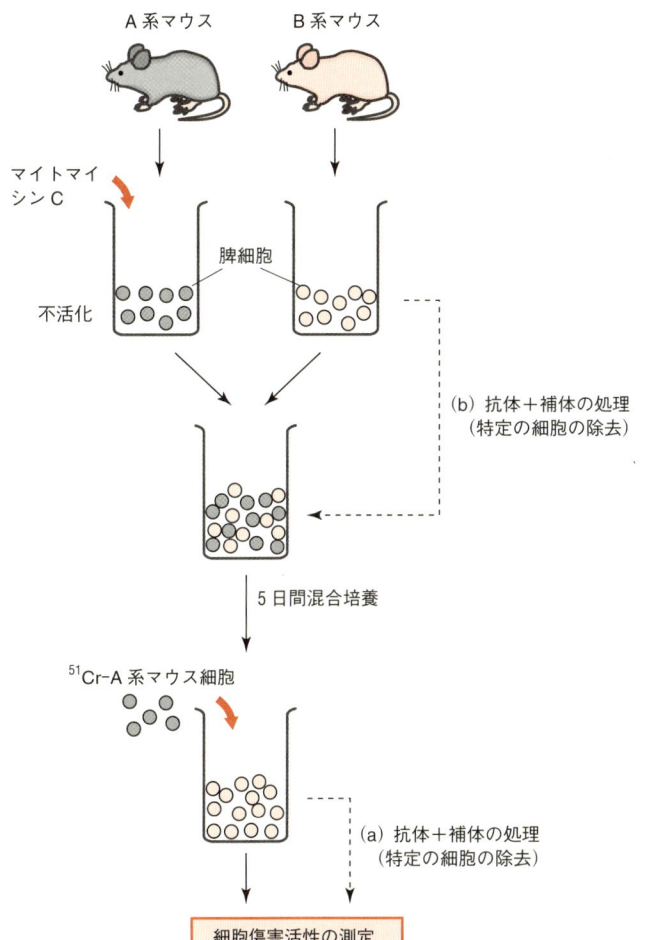

図13・3　リンパ球混合培養　リンパ球混合培養によりキラーT細胞が誘導される．誘導された細胞傷害活性は，T細胞を除去する処理あるいはCD8$^+$細胞を除去する処理を行うと消失する(a)．また，5日間の混合培養前にCD8$^+$細胞を除去すると傷害活性は完全に消失し，CD4$^+$細胞を除いた場合でも30％程度に減弱する(b)．

13・3　主要組織適合抗原系（MHC）に拘束されたキラーT細胞

ウイルス感染が起こると，宿主細胞はウイルスによって殺されることもあるが，ウイルスに対して宿主の免疫応答が誘発されて，ウイルス感染を受けた宿主細胞に対するキラーT細胞が誘導される．宿主細胞を殺さないウイルスによる感染の場合でも，これらのキラーT細胞によって宿主細胞が殺され，一種の**細胞性自己免疫**が起こる．R.M.ツィンカーナーゲルとP.C.ドハーティ*は，この種のキラーT細胞はウイルス抗原に向けられていると同時に，標的細胞がキラーT細胞と同じ主要組織適合抗原（マウスの場合はH-2抗原）を発現していなければならないことを見いだした．

マウスにはH-2抗原系を異にする多種の純系マウスが存在する．すでに11章で述べたが，マウスの*H-2*複合遺伝子座での遺伝子の組合わせは，H-2^k，H-2^b，H-2^d，H-2^{a}など，いくつかの**H-2ハプロタイプ**に分類される．ツィンカーナー

* R.M.ツィンカーナーゲル（R.M. Zinkernagel, 1944～，スイス）とP.C.ドハーティ（P.C. Doherty, 1940～，オーストラリア）：キラーT細胞によるウイルス感染細胞の認識機序を明らかにした．1996年ノーベル生理学・医学賞受賞．

ハプロタイプ
(haplotype)：H-2を含め主要組織適合遺伝子複合体は，複数の遺伝子座から構成されている．各遺伝子座には複数の対立遺伝子が存在し，ある個体がもつ対立遺伝子の組合わせをハプロタイプという．H-2^k，H-2^b，H-2^d…などは，その組合わせが異なっていることを表す．

(a) 特定の細胞を除去した後の細胞傷害活性

細胞の処理		^{51}Cr放出
無処理		100 %
抗Thy-1抗体 （T細胞の除去）	＋補体	0 %
抗CD4抗体 （CD4陽性T細胞の除去）	＋補体	100 %
抗CD8抗体 （CD8陽性T細胞の除去）	＋補体	0 %

(b) 特定の細胞を除去した後の細胞傷害活性

細胞の処理	^{51}Cr放出
抗CD4抗体＋補体	30 %
抗CD8抗体＋補体	0 %

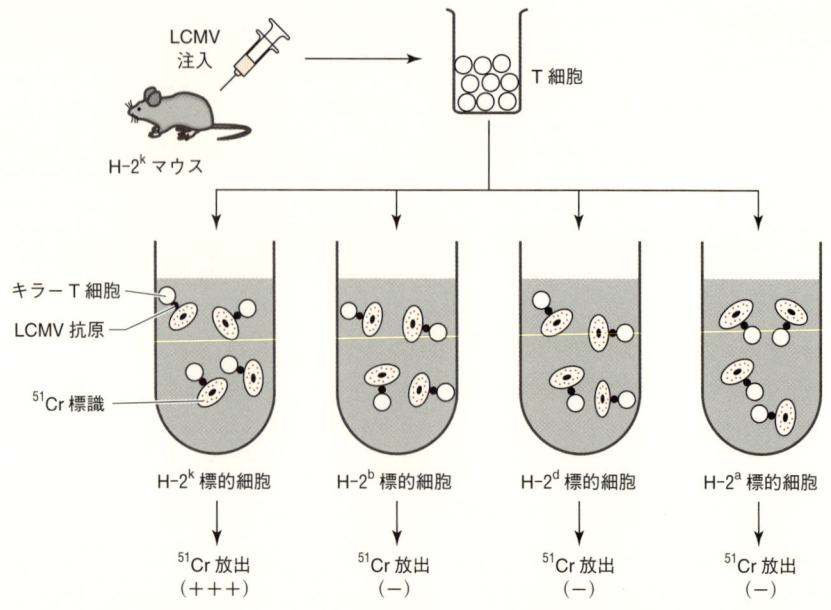

図13・4 **H-2拘束性キラーT細胞の特異性**　リンパ球性脈絡髄膜炎ウイルス（LCMV）を感染させた H-2^k ハプロタイプのマウス由来のキラーT細胞は，同じハプロタイプをもつ感染細胞に対して傷害作用を発揮するが，異なるハプロタイプをもつ感染細胞は傷害しない．

リンパ球性脈絡髄膜炎ウイルス（lymphocytic choriomeningitis virus, LCMV）: アレナウイルス科の RNA ウイルス．マウス，ラット，ハムスターなどをおもな宿主とする．

MHC 拘束性
MHC restriction

　ゲルらは，C3H マウス（H-2^k ハプロタイプをもつ）にリンパ球性脈絡髄膜炎ウイルス（LCMV）を感染させた．そしてこのウイルスに対するキラーT細胞が十分に誘導されたころにT細胞を取出し，LCMV に感染させた各種マウス細胞に対する細胞傷害性を試験管内で調べた．図 13・4 のように，これらT細胞は，LCMV を感染させた H-2^k ハプロタイプをもつマウス細胞に対し殺作用を発揮する．一方，H-2^b，H-2^d など，他のハプロタイプをもつマウスの細胞に対しては，LCMV 感染を受けていてもまったく殺作用を現さなかった．これらの実験結果は，キラーT細胞の特異性はウイルス抗原と標的細胞表面の H-2 抗原の両者に向けられていて，細胞傷害性が有効に発揮されるためには標的細胞とキラーT細胞の H-2 ハプロタイプが一致していなければならないことを示している．これをキラーT細胞の **MHC 拘束性** という言葉で表す．たとえば，A 君がインフルエンザウイルスに感染したときに体内で生成するキラーT細胞は，A 君のウイルス感染細胞を攻撃するが，同じインフルエンザウイルスに感染した B 君の細胞は攻撃しないことを意味する．その後，トリニトロフェニル基などの化学物質を細胞表面に結合させた細胞に対するキラーT細胞も H-2 拘束性のあることが明らかにされた．

　§11・5 で述べたように，*H-2* 遺伝子座は，H-2K 抗原や H-2D 抗原（クラスⅠ），Ia 抗原（クラスⅡ）など，いくつかの**細胞表面抗原**を規定している．ヘルパーT細胞とマクロファージ（または樹状細胞，B細胞）との相互作用ではクラスⅡ（Ia 抗原）の一致が重要であることもすでに述べた．それではキラーT細胞と標的細胞との相互作用では，これらの *H-2* 座支配下の細胞表面抗原のう

ち，どの分子が重要な関連をもっているのであろうか．

F-9 テラトカルシノーマ*細胞株は，H-2^b ハプロタイプをもつマウスから樹立された細胞株で，この細胞株の特徴は H-2 抗原系のうち H-2K 抗原および H-2D 抗原〔いずれもクラス I 抗原（§11・5 参照）〕を発現していないことである．図 13・5 に示す実験は，この細胞をキラー T 細胞の標的細胞として用いたものである．まず，LCMV を感染させた H-2^b マウスから T 細胞を採取しておく．一方，H-2^b ハプロタイプの正常マウス細胞（H-2K 抗原と H-2D 抗原をもつ）および F-9 細胞（H-2K 抗原と H-2D 抗原をもたない）のそれぞれに LCMV を感染させ，^{51}Cr で標識する．これらの標的細胞とキラー T 細胞を混合し反応性をみると，LCMV に感染した正常 H-2^b 細胞は傷害されて ^{51}Cr を放出するが，LCMV に感染した F-9 細胞は傷害を受けなかった．すなわち，キラー T 細胞の標的となるためには，MHC クラス I 抗原の発現が必要であることが明らかになった．

皮膚移植の拒絶反応には**クラス I 抗原**の違いが重要な役割を果たしている．そこで，移植片拒絶反応とキラー T 細胞の傷害性の関係を調べる実験が行われた．キラー T 細胞の標的として，*H-2* 複合遺伝子座の中で *K* 領域あるいは *D* 領域に突然変異を起こしたマウスおよび変異のないもとのマウスの細胞をウイルスに感染させた細胞を用意した．そして，同じウイルスを感染させたもとのマウスから採取したキラー T 細胞による細胞傷害を調べてみると，突然変異マウスともとのマウス間での皮膚移植の拒絶反応が強いほど（すなわち，*K* 領域あるいは *D* 領域における違いが大きいほど），細胞傷害性は逆に弱くなることがわかった．

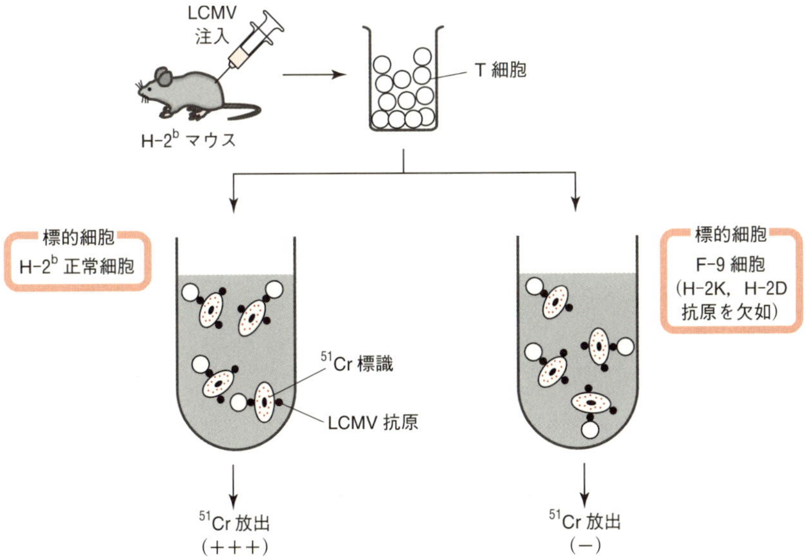

* テラトカルシノーマ (teratocarcinoma)：哺乳類の胚細胞の腫瘍．

図 13・5　H-2 拘束性キラー T 細胞とクラス I 抗原の重要性　リンパ球性脈絡髄膜炎ウイルス（LCMV）を感染させた H-2^b ハプロタイプのマウス由来のキラー T 細胞は，同じハプロタイプをもつ正常感染細胞に対して傷害作用を発揮するが，H-2K および H-2D 抗原を発現しない F-9 細胞はウイルスに感染していても傷害しない．

13・4 キラーT細胞による細胞傷害性

§13・3で述べた実験は，ウイルス抗原に向けられたH-2拘束性（MHC拘束性）キラーT細胞がウイルス抗原とともに，T細胞がもつMHCクラスI分子と同型のクラスI分子を標的細胞表面で認識したときに効果的な細胞傷害性を発揮することを示している．それでは，キラーT細胞はどのようにして標的細胞を認識し傷害するのだろうか．CD8分子を細胞表面に発現するキラーT細胞は，ナイーブ（未感作）な状態では殺傷能力をもたない．ウイルスに感染した細胞では，細胞内でウイルスタンパク質が合成された後，細胞質に存在する**プロテアソーム**によって分解され，ペプチド断片となる．このペプチドがTAP[*1]とよばれるトランスポーター（輸送体）によって小胞体の内腔へ輸送される．そこでMHCクラスI分子の溝（図17・4参照）にうまくはまり込んだペプチドが細胞表面へと運ばれ，MHCクラスI分子とともにキラーT細胞に対して提示される（図13・6a）．このペプチド-MHC複合体が，ナイーブCD8⁺T細胞の**T細胞レセプター**および補助分子CD8によって認識されるとT細胞が活性化され，細胞傷

プロテアソーム (proteasome)：細胞内でのタンパク質の分解に関わる巨大な酵素複合体．

[*1] TAP: transporter-associated protein

T細胞レセプター (T cell receptor, TCR)：**T細胞抗原受容体**ともいう．

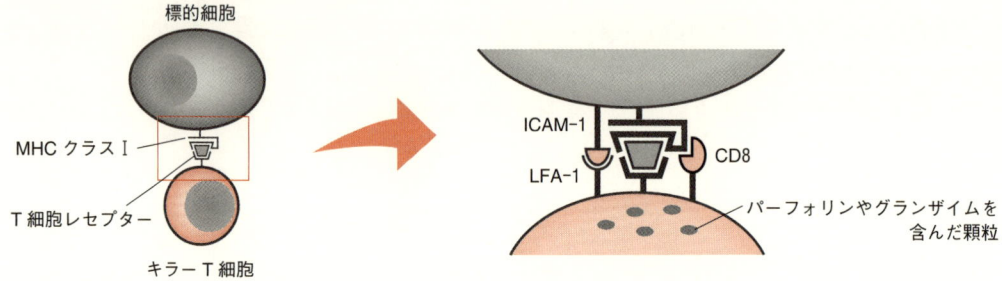

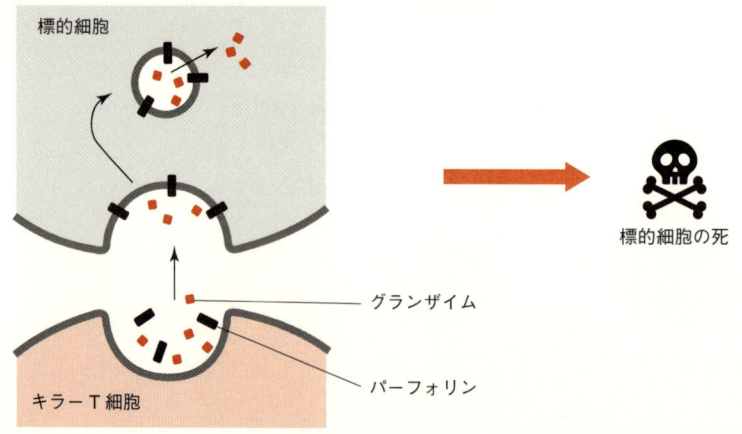

図13・6　キラーT細胞による細胞傷害活性の発現　標的細胞表面のMHCクラスI分子に提示された抗原ペプチドを認識したキラーT細胞は，細胞内の顆粒からパーフォリンおよびグランザイムを放出する．パーフォリンが標的細胞の膜構造を破壊し，グランザイムが細胞内に送り込まれて，最終的にアポトーシスを誘導し，標的細胞は死に至る．

害性に関わる分子の合成も進み，ウイルス抗原特異的なキラーT細胞へと分化する．このとき，インテグリン*1の一種であるLFA-1*2がT細胞レセプターの周囲に集まり，標的細胞表面のICAM-1*3と結合し，**免疫シナプス**とよばれる細胞間の接着構造が形成される．免疫シナプスでは，**パーフォリンとグランザイム**とよばれる細胞傷害因子を含む顆粒の脱顆粒反応が誘導され，両因子が細胞間に放出される（図13・6b）．パーフォリンは標的細胞の細胞膜やエンドソーム膜を破壊し，グランザイムを標的細胞内へ送り込むことを可能にする．一方，グランザイムは，標的細胞の細胞質にあって細胞死に関わる**カスパーゼ**とよばれる一群の酵素を部分分解し活性化することができる．この酵素の働きにより，標的細胞に**アポトーシス**が誘導され死に至る．

このような機序以外にも，標的細胞を死に至らせる経路が知られている．標的細胞の細胞膜にはFasとよばれる**細胞死誘導受容体**が発現している．この受容体に対して，活性化T細胞に発現するFasリガンド（FasL）が結合すると，Fasを介して標的細胞にシグナルが伝達されてカスパーゼが活性化され，標的細胞にアポトーシスが誘導される（コラム18参照）．このFas-FasL経路は，前述のパーフォリンとグランザイムの経路とは独立に働く．

これまで述べてきたMHC拘束性キラーT細胞の誘導についても，アロ抗原特異的キラーT細胞誘導のときと同様に，Th1細胞の関与が必要である．生体内に発生した腫瘍細胞に対して誘導された特異的キラーT細胞もMHC拘束性キラーT細胞である．

*1 インテグリン (integrin)：細胞接着分子の一つのファミリー（§3・6参照）．

*2 LFA-1：leukocyte function-associated antigen 1（白血球機能関連抗原1）

*3 ICAM-1：intercellular adhesion molecule 1（細胞間接着分子1）

免疫シナプス (immunological synapse)：免疫細胞間や免疫細胞と標的細胞との間に形成される分子複合体のこと．神経細胞のシナプスになぞらえて"免疫シナプス"とよばれる．

パーフォリン perforin

グランザイム granzyme

カスパーゼ (caspase)：細胞死に関わる一群のプロテアーゼ．複数のカスパーゼが連鎖的に活性化されアポトーシスを導く．

アポトーシス apoptosis

コラム18　細胞の自爆スイッチ "細胞死誘導受容体" の発見

本章の最後で"細胞死誘導受容体"について述べた．少々恐ろしい名称であるが"デス受容体 (death receptor)"ともいわれる．Fasは代表的な細胞死誘導受容体である．もともとFasは，米原 伸（東京都臨床医学綜合研究所，のちに京都大学）が樹立したヒト線維芽細胞に対するモノクローナル抗体の抗原分子として発見された．このモノクローナル抗体は，さまざまな細胞に作用させると補体の非存在下でも細胞死を誘導するという特徴をもっており，その細胞死誘導の機序に興味がもたれていた．その後，長田重一（大阪大学）との共同研究によりFas分子の性状が明らかになり，がん細胞を含む種々の細胞を傷害するサイトカインである腫瘍壊死因子α（TNF-α）に対する受容体と類似の分子であることがわかった．さらに，Fasに対しての結合分子（リガンド分子）がキラーT細胞株に存在することもわかりFasリガンドとよばれるようになった．その性状を調べたところ，予想されたようにTNF-αに類似の分子であった．すなわち，キラーT細胞の表面のFasリガンドが標的細胞表面のFasに結合することによって細胞死を誘導するという仮説が正しいことが明らかにされた．現在では，Fas以外にも複数の細胞死誘導受容体が発見され，アポトーシスによる細胞死を導く機序も明らかにされている．細胞の自殺ともいうべきアポトーシスを起こす"自爆スイッチ"があることに驚いてしまうが，細胞にとって生存や増殖と同じくらいに細胞死の制御も重要なことなのだろう．

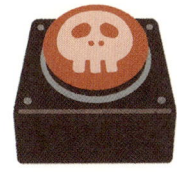

14 細胞性免疫の機構（Ⅱ）
細胞内寄生菌との闘い

　13章で紹介したキラーT細胞は細胞性免疫で中心となる細胞であるが，本章では，もう一つの例としてヘルパーT細胞とマクロファージの協力による細胞性免疫について解説する．マクロファージに取込まれても細胞内で生存を続ける細胞内寄生菌に対しての免疫応答では，ヘルパーT細胞の産生するサイトカインにより活性化されたマクロファージが重要な役割を担う．

細胞性免疫
cellular immunity,
cell-mediated immunity

ヘルパーT細胞
helper T cell

マクロファージ
macrophage

細胞内寄生菌（intracellular bacteria）: 細胞内寄生細菌ともいう．細胞に寄生しなくては生存できない偏性細胞内寄生菌と，細胞外でも生存できる通性細胞内寄生菌に分類される．前者の例は，リケッチアやクラミジアであるが，本章では後者のグループの細菌について述べる．

14・1　ヘルパーT細胞とマクロファージが関わる細胞性免疫

　キラーT細胞が，移植された細胞や組織に対して示す拒絶反応や，ウイルス感染細胞，またがん細胞に対して示す細胞傷害作用については13章で説明した．もう一つの**細胞性免疫**の例は，**ヘルパーT細胞とマクロファージが関わる**免疫応答である（図14・1）．ヘルパーT細胞は，抗原刺激に応じてさまざまなサイトカインを放出する．そのなかには，マクロファージを刺激して，その機能を活性化するものがある．このような反応は**細胞内寄生菌**に対して威力を発揮する．

a. 細胞内寄生菌に抗体は届かない
　ここで登場する細胞内寄生菌とは，結核菌，サルモネラ，リステリア，レジオネラなどで，宿主の体内に侵入したのち，食細胞などの細胞内に取込まれても，細胞内で生存することができる細菌である（表14・1）．細胞の外にいる一般的な細菌に対しては，菌に対する抗体や細菌毒素に対する抗体が活躍する体液性免疫によって菌が排除され，また毒素は中和される．しかし，細胞内に入り込んだ寄生菌に対しては抗体が近づけない

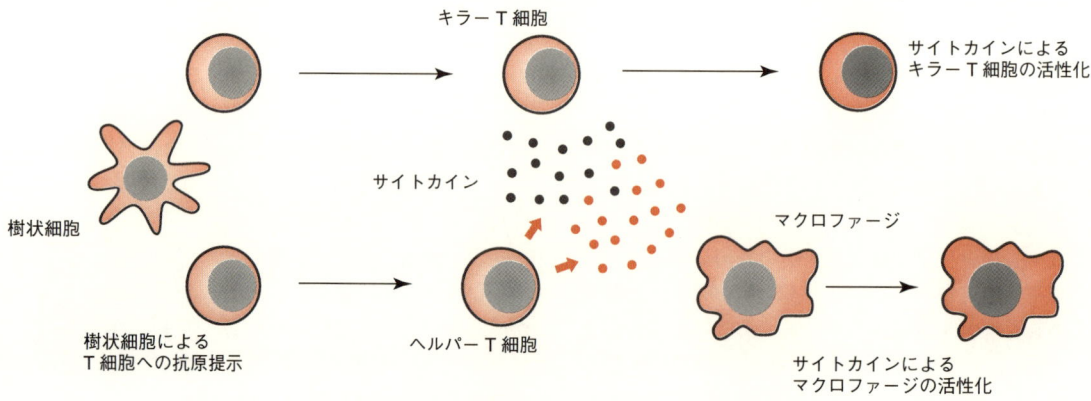

図14・1　細胞性免疫に関わるT細胞とマクロファージ

め，その作用が及びにくい．抗体が関わる防御機構を回避する細胞内寄生菌に対しては細胞性免疫が働く．

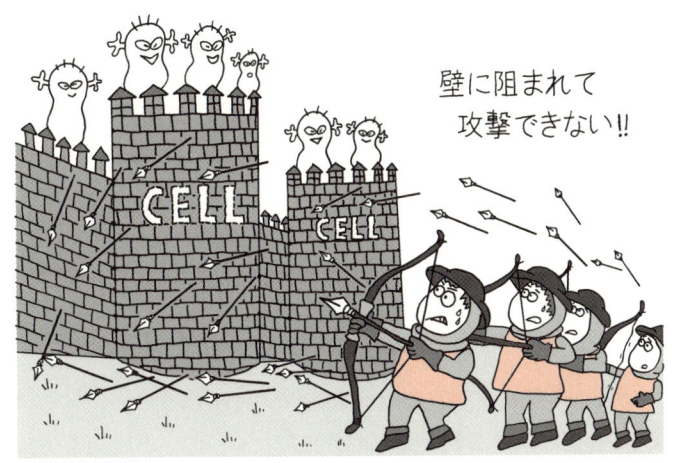

細胞内にいる細菌には抗体が届かない

表 14・1 代表的な細胞内寄生菌

細 菌	菌種（代表例）	おもな感染症
結核菌	*Mycobacterium tuberculosis*	肺結核
らい菌	*Mycobacterium leprae*	ハンセン病
サルモネラ属菌	*Salmonella enterica*	胃腸炎（食中毒）
リステリア属菌	*Listeria monocytogenes*	髄膜炎
レジオネラ属菌	*Legionella pneumophila*	肺炎，ポンティアック熱

b. 細胞内寄生菌はマクロファージ細胞内で生存する　マクロファージの最も重要な働きは，外部から侵入してくる細菌やウイルスなどの感染性微生物に対する食作用および殺菌やウイルス不活化，またそれらの分解である．3章で述べたように，食細胞には病原体を処理するためのさまざまな装置が備わっている．しかし細胞内寄生菌は，マクロファージの殺菌作用を回避する機序を獲得することによって細胞内での"寄生"を可能にしている．おもな機序は以下である．

① マクロファージ細胞内で殺菌作用をもつ活性酸素を消去するスーパーオキシドジスムターゼ[*1]やカタラーゼ[*2]などの酵素を産生する．
② 細胞内に取込んだ細菌を包む小胞であるファゴソーム（食胞）と各種消化酵素を含むリソソームの融合を阻害する．
③ ファゴソームから細胞質に脱出し，ファゴソーム内で行われる殺菌作用から逃れる．

このように，細胞内寄生菌は，マクロファージの攻撃を巧みにかわす能力があるが，ヘルパーT細胞からの支援がマクロファージに達することにより，細菌に対する攻撃能力が増強される．この過程を§14・2でみてみよう．

[*1] **スーパーオキシドジスムターゼ** (superoxide dismutase): スーパーオキシドアニオンの不均化酵素．

[*2] **カタラーゼ** (catalase): 過酸化水素（H_2O_2）の分解酵素．

コラム 19　抗酸菌の"抗酸"とは

結核菌やハンセン病の原因であるらい菌は抗酸菌とよばれるグループに属する．いずれも *Mycobacterium* 属に分類され，これら以外にも非結核性抗酸菌とよばれる仲間がいる．抗酸菌の名前の由来は"酸に対して抵抗性がある菌"と早合点する人もいそうだがそうではない．顕微鏡による細菌観察の前処理の染色過程で，最後に酸を使って脱色する処理があるが，このとき脱色されずに染まったままでいる性質をもつことに由来する．非結核性抗酸菌は，おもに土壌や水中など環境中に生息しており，自然環境の中で増殖することができ，ヒトに病気をひき起こす菌種は少なく，毒性も低いと考えられている．一方結核菌は，ヒトや一部の動物の体内でしか生息することができず，すなわち体内で生息できるように適応した抗酸菌であり，ヒトからヒトへと伝播することで生息範囲を広げている．

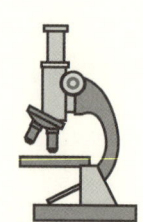

14・2　ヘルパーT細胞による食細胞の活性化

a. 細胞内寄生菌に対する防御は細胞性免疫が担う　細胞内寄生菌の一種であるリステリア（表14・1）を致死的な数より少なめにマウスに投与すると，はじめは体内で菌が増殖するが，時間が経つと菌が徐々に減り始め，やがて菌が検出されなくなりマウスは快復する．その後，快復したマウスに同じ菌を再び接種してもマウス体内で菌はまったく増殖しない．これは，マウスにリステリアに対する獲得免疫が形成されたことを示している．

このように免疫を獲得したマウスから血液を採取し，その血清を他の動物に移入しても免疫能を移すことはできない．すなわち，血清中に存在する抗体では細菌に対する防御能力が発揮されないことを意味する．このような現象は，他の細胞内寄生菌の場合にも認められる．たとえば，**結核菌**に対する**ツベルクリン反応**（§15・6参照）やサルモネラ感染動物などでも観察され，免疫能を移すためには，脾臓などに存在するリンパ球を移入することが必要である．13章で述べたように，免疫細胞自体が免疫能を担うことから"細胞性免疫"といわれる．詳し

リステリア　*Listeria*

結核菌　*Mycobacterium tuberculosis*

ツベルクリン反応　tuberculin reaction

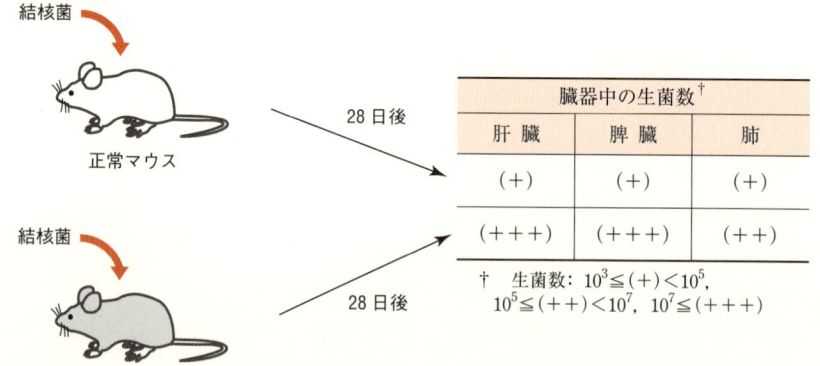

図 14・2　結核菌に対する抵抗性にインターフェロンγ（IFN-γ）が重要であることを示す実験　正常マウスおよびIFN-γ遺伝子ノックアウトマウスに，それぞれ同数（10^5）の結核菌を静脈投与し，28日後に肝臓，脾臓，肺に存在する生菌を計測した〔A.M. Cooper ら, *J. Exp. Med.*, **178**, 2243（1993）〕．

く調べてみると，リンパ球の中でもT細胞，特に**Th1細胞**が重要な役割を担うことがわかってきた．

さらに研究が進み，Th1細胞の産生するサイトカインである**インターフェロンγ**（IFN-γ）が重要な因子であることがわかった．それを示す実験を紹介しよう（図14・2）．正常マウスとIFN-γの遺伝子ノックアウトマウス（KOマウス）[*1]を用意し，それぞれに同数の結核菌を静脈注射し経過を観察した．両マウスとも体内のさまざまな臓器で結核菌の感染が認められるが，ノックアウトマウスでは正常マウスに比べて顕著な結核菌の増殖が観察された．正常マウスでは，しばらくすると菌数が減少してくるが，ノックアウトマウスでは菌数の増加が続く．28日後に肝臓，脾臓，肺に存在する生菌の数を調べてみたところ，いずれの臓器においても，ノックアウトマウスでは正常マウスの数百倍から千倍ほどの生菌が検出された．

b．インターフェロンγによるマクロファージの活性化 それでは，IFN-γはどのようにして細胞内寄生菌に対する防御能を高めるのだろうか．IFN-γは多様な役割を担っているが，そのなかでも重要なものの一つはマクロファージを活性化することと考えられている．具体的には，以下のようなことがわかっている（図14・3）．

Th1細胞（Th1 cell）：§10・5および§12・3参照．

インターフェロンγ interferon-γ, IFN-γ

[*1] **遺伝子ノックアウトマウス**：遺伝子操作法により特定の遺伝子を破壊したマウス．該当の遺伝子によりコードされるタンパク質（この場合にはIFN-γ）をつくれない．

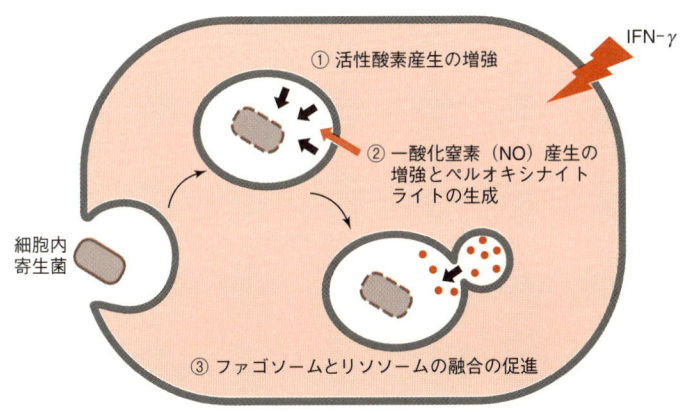

図14・3 インターフェロンγ（IFN-γ）刺激によるマクロファージの活性化

① マクロファージがもともともっている活性酸素産生能力を高める．
② 一酸化窒素合成酵素[*2]を発現させ，NO産生を促す．生成したNOはスーパーオキシドと反応し，強力な殺菌作用をもつペルオキシナイトライト（過酸化亜硝酸，$ONOO^-$）を生成する[*3]．
③ 細菌を取囲むファゴソームとリソソームの融合を促進させることにより，マクロファージが取込んだ細菌の分解を促す．

特に②のNOは，ファゴソームと細胞質を仕切る膜を通過しやすく，ファゴソームから逃れた寄生菌に対しても攻撃を仕掛けることができる利点がある．

c．インターフェロンγ IFN-γは，Th1細胞をはじめCD8$^+$T（キラーT）細胞やNK細胞から産生される炎症性サイトカインの一種である（§12・7参

[*2] **一酸化窒素合成酵素**（nitric oxide synthase, NOS）：NOシンターゼ．L-アルギニンとO_2からNOとL-シトルリンをつくる反応を触媒する．

[*3] $NO + O_2^- \longrightarrow ONOO^-$

*1 IFN-λ（λ1～λ4）が新たに発見され，Ⅲ型インターフェロンとして分類されている．これらはウイルス感染症の病態に深く関わることから注目されている．

*2 **病原体関連パターン分子**（pathogen-associated molecular patterns, PAMPs）とよばれる．

*3 ナチュラルキラー細胞活性化因子として発見された（表12・1参照）．IL-12 p35 および IL-12 p40 の二つのサブユニットから成る．

*4 Th1細胞において，IFN-γ遺伝子の転写を促すT-betとよばれる転写因子が知られる．

*5 分泌されたサイトカインが分泌細胞自身に働くような作用様式を自己分泌（オートクリン）とよぶ．

照）．α型，β型，γ型の3種類が知られているインターフェロンのうち，Ⅰ型インターフェロンである IFN-α や IFN-β は抗ウイルス活性が高い．それに対してⅡ型である IFN-γ の抗ウイルス活性は比較的弱く，おもに獲得免疫系の活性化に関わっている*1．IFN-γ には多彩な作用が知られており，そのなかで T 細胞の分化にも重要な役割をもっている．ヘルパー T 細胞（Th 細胞）の分化は，成熟したての Th 細胞（ナイーブ Th 細胞）が抗原提示細胞から受け取るシグナルによって決定される．外界から侵入した細菌などの微生物と出会った樹状細胞やマクロファージなどの抗原提示細胞が微生物を貪食するとき，微生物成分の特徴的な構造*2 によって Toll 様受容体（TLR，§3・3参照）が刺激され，抗原提示細胞は IL-12*3 などのサイトカインを産生する（図14・4）．IL-12 は，Th1細胞の分化にきわめて重要なサイトカインである（§12・3参照）．抗原提示を受けたナイーブ Th 細胞に働き，IFN-γ の転写を促す転写因子*4 を活性化する．そしてナイーブ Th 細胞は，IFN-γ を産生する Th1 細胞へと分化し，マクロファージの殺菌能を高める．また，産生された IFN-γ が自分自身にも作用し*5，Th1細胞の活性をより強めて，この細胞が支配する Th1 反応を促進する．

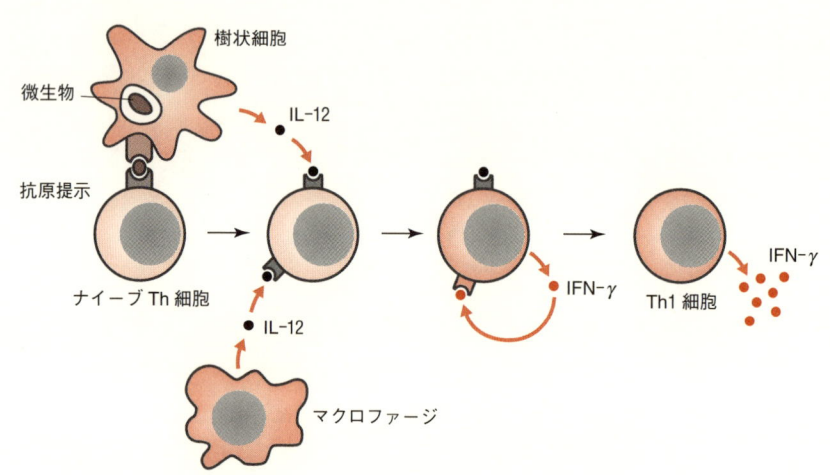

図14・4　**Th1細胞の分化とサイトカイン**　微生物を取込んだ樹状細胞やマクロファージから産生された IL-12 は，抗原提示を受けたナイーブ Th 細胞に作用し，IFN-γ を産生する Th1 細胞へと分化させる．IFN-γ は Th1 細胞自身にも作用し Th1 細胞の活性を強める．

14・3　肉芽腫の形成

§14・1で述べたように，細胞内寄生菌は長い年月をかけて，宿主の食細胞の働きを妨害し，分解に抵抗するように進化してきた．たとえば，結核菌のもつ細胞壁成分は，食細胞内で細菌を閉込めた小胞であるファゴソーム（食胞）とリソソームの融合を阻害するため，結核菌は食細胞内で長期間生存することができる．また，食細胞の産生する活性酸素の殺菌作用を無効化してしまうことも前述のとおりである．そのようなわけで，細胞内寄生菌と免疫系との闘いは長期戦となることが多い．

細胞内寄生菌によってマクロファージやT細胞が持続的に刺激され，細胞性免疫が慢性的に活性化され続ける．その結果，Th1細胞から産生されるIFN-γやTNF-α[*1]などのサイトカインによって血流中の単球が動員・活性化されてマクロファージが集積し，また一部は類上皮細胞とよばれる細長い細胞となる．そして，増殖した線維芽細胞とともに細菌を取囲むように**肉芽腫**とよばれる組織を形成する（図14・5）．

[*1] **TNF-α**: tumor necrosis factor-α（腫瘍壊死因子α）

肉芽腫 granuloma

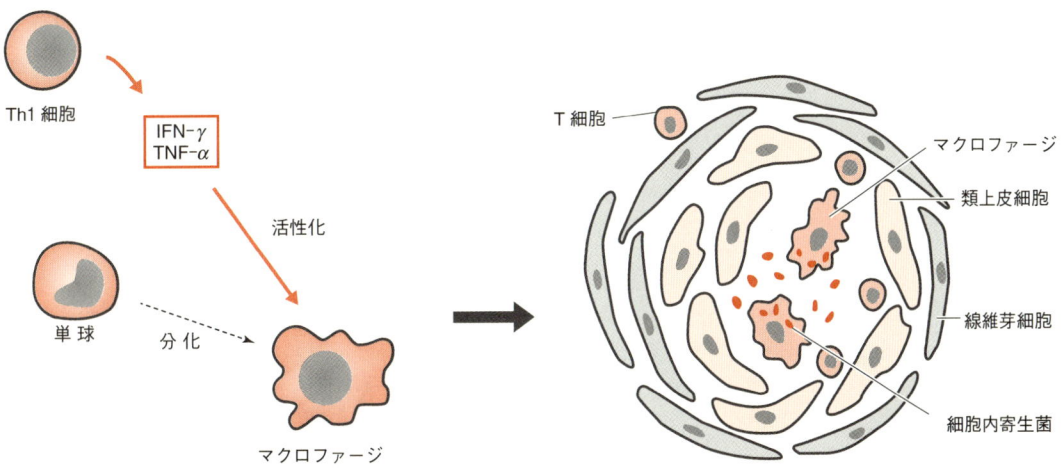

図14・5 **肉芽腫の形成**　細菌感染が慢性的に継続するとリンパ球やマクロファージが集積し，マクロファージ由来の類上皮細胞や線維芽細胞とともに細菌を封じ込めるように肉芽腫が形成される．

肉芽腫の形成は，感染細菌を隔離することによって，それ以上感染が広がらないように"封じ込める"役割を担っているが，一方でその中心部が壊死を伴うほか，組織の線維化[*2]など感染部位の周囲に組織傷害をひき起こすことがある．肉芽腫形成は，細菌由来の抗原に対する**遅延型過敏症**と考えることができ，§15・6でも述べる．

[*2] 正常組織がコラーゲンなどを主とする結合組織と置き換わり，**線維化**（fibrosis）することにより本来の組織の機能が失われる．

遅延型過敏症 delayed-type hypersensitivity

コラム20　クォンティフェロン検査

結核菌に対する免疫の有無を調べる方法として長らくツベルクリン反応が用いられてきた．この反応は，結核菌やBCGに感作されたT細胞と抗原物質であるツベルクリンとの特異的結合によって，注射部位で現れる発赤の大きさで陰性陽性を判定するものである（§15・6参照）．しかし，ツベルクリン検査液は，結核菌から精製された多価抗原性のタンパク質溶液であり，非結核性抗酸菌に由来するタンパク質とも共通性が高く．そのためこの反応は結核菌に感染した者，結核菌未感染のBCG接種者，非結核性抗酸菌感染者でも陽性になるので，結核菌感染を調べる目的としては限界がある．

そこでクォンティフェロンとよばれる検査法が登場した．この検査法では，結核菌は産生するが非結核性抗酸菌が産生しない抗原で被験者のTh1細胞を刺激し，遊離するIFN-γ量を測定することにより結核菌感染の有無を判定する．インターフェロンγ遊離試験ともいわれ，2006年から保険適用となった．

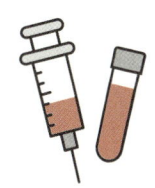

14・4 敗血症と全身性炎症反応症候群

細菌やウイルスが局所に感染したとしても，通常は宿主の免疫系が働いて最終的にこれらを排除する．しかし，これらの防御がうまく働かず，感染微生物が局所から血流に侵入し全身に広がり，重篤な状態に陥ってしまうことがある．本来無菌であるはずの血液中に菌が存在することから"菌血症"ともよばれた．その後，血液から菌が検出されなくても全身症状を示すことがわかり，**敗血症**という用語が使われるようになった．全身的な症状がもたらされる理由は，微生物由来の成分により IL-6 や TNF-α などの**炎症性サイトカイン**が産生され，免疫系が過度に活性化されることにある．そして，免疫細胞が異常に活性化されることにより多量のサイトカインが血中に放出されると，免疫系が暴走して過剰な炎症反応が誘発されてしまう．このような現象を**サイトカインストーム**（サイトカインの嵐）[*1]とよび，さまざまな臓器に致命的な傷害を生じる．

古くは古代ギリシャ時代には敗血症の概念があり，当時は大腸由来の有害物質による中毒と考えられていた．崩壊・腐敗を表す "septika" が語源となっている．1914 年に H. ショットミューラー[*2]は，侵入した微生物が血液中に侵入することによりひき起こされる病気を敗血症と定義した．しかし，敗血症の症状や原因が統一されていなかったことから，1991 年に開かれた会議において，さまざまな原因で起こる全身性炎症反応による病態を**全身性炎症反応症候群**（SIRS）とよぶことが提唱された．SIRS は，呼吸の状態，脈拍数，体温，白血球数などを基準として診断される．そして，細菌，真菌，寄生虫，ウイルスなどの微生物感染が原因で起こる SIRS が敗血症として定義され，外傷（けが）や熱傷（やけど）による炎症症状と区別されることとなった．

敗血症において，その初期にはサイトカインストームによる多臓器傷害が原因で死に至ることがあるが，興味深いことに，この免疫活性化状態を乗切った後，逆に免疫抑制状態が長引く場合がある．この症候を SIRS に対して代償性抗炎症反応症候群（CARS[*3]）あるいは**免疫麻痺**とよぶ．このような免疫抑制状態の間に二次感染や日和見感染[*4]を起こすと重症化し死亡することもあるため，院内感染でしばしば問題になっている．どのような要因により，敗血症による"炎症状態"から"抗炎症状態"へと変化するかは不明な点が多いが，抗炎症サイトカイン産生の上昇や抗炎症性免疫細胞の増加および活性化が関与すると考えられている．

敗血症　sepsis

炎症性サイトカイン
inflammatory cytokine

サイトカインストーム
cytokine storm

[*1] 2019 年から世界中で流行した新型コロナウイルス感染症（COVID-19）による重症肺炎にもサイトカインストームが関わっている．

[*2] H. ショットミュラー（H. Schottmüller, 1867〜1936）：ドイツの細菌学者．

全身性炎症反応症候群
systemic inflammatory response syndrome, SIRS

[*3] CARS: compensatory anti-inflammatory response syndrome の略．

免疫麻痺
immune paralysis

[*4] 日和見感染
(opportunistic infection)：免疫力の低下により，健康な人では問題とならないような弱毒性の病原体に感染してしまうこと．

15 アレルギー
免疫による身体の傷害

> 病原微生物など外界から侵入する異物を排除するために働く免疫反応が，逆に身体を傷害するように作用して病気の原因となってしまうことがある．このような過剰な，あるいは不適切な免疫反応をアレルギーあるいは過敏症とよぶ．アレルギーは，その免疫学的な機序の違いによっていくつかに分類される．本章では，アレルギーの類型を紹介し，その機序について解説する．

15・1 アレルギーとは

　免疫反応は，病原微生物など異質のものを排除して，身体を守るために生体に有利に働く場合と，時には身体を傷害するように働き，病気の原因となるなど不利に働く場合がある．この相反する現象を包括する概念が，**アレルギー**〔ギリシャ語の allos + ergo（変化した反応能力）〕であり，1906 年に C.F. フォン・ピルケー[*1]がはじめて用いた．この発見によって免疫機能の理解に大きな混乱が起こり，数十年間にわたって議論が続いた．しかし，その原因や機構がしだいに明らかになるに従って，アレルギーは身体を守るという，本来の免疫機能の概念と矛盾なく理解できるようになった．アレルギーは抗原と接触して初めて起こり，条件や機構によって多種多様な症状の反応として現れる．現在では，アレルギーは免疫反応に基づく生体の過敏反応のことであり，全身および局所に傷害をひき起こすものであると理解されている．

アレルギー　allergy

[*1] C.F. フォン・ピルケー (C.F. von Pirquet, 1874～1929)：オーストラリアの小児科医．

15・2 アレルギーの分類

　アレルギー反応については，組織傷害の機序の違いに基づいた R. クームスと P. ゲル[*2]による I～IV 型の分類がよく使われている．各反応は，関与する抗体や免疫細胞の違いにより分類されるが，反応の出現にかかる時間と性状により分けられる．これらのうち，I～III 型は血清中の抗体が関与する体液性免疫によるが，IV 型は T 細胞による細胞性免疫が反応の中心となっている（表 15・1）．

[*2] R. クームス (R. Coombs, 1921～2006) と P. ゲル (P. Gell, 1914～2001)：英国の免疫学者．

15・3 I 型アレルギー反応

　多くの人たちにまったく無害な物質が，少数の人たちに I 型アレルギーをひき起こす．このアレルギーの原因となる抗原を**アレルゲン**とよぶ．種々の経路で身体の中に入ったアレルゲンは，IgE 抗体と反応してアレルギーを発症させる．ア

I 型アレルギー
type I hypersensitivity, type I allergy

アレルゲン　allergen

表 15・1 アレルギーの分類

型	主役となる抗体や細胞	補体系の関与	代表的な反応
Ⅰ型	IgE 抗体	−	花粉アレルギー, じん麻疹, 食物アレルギー, アナフィラキシー
Ⅱ型	IgG 抗体, IgM 抗体	+	血液型不適合による溶血, 糸球体腎炎, 甲状腺機能亢進症
Ⅲ型	IgG 抗体	+	アルサス反応, 血清病
Ⅳ型	活性化 T 細胞	−	接触過敏症, 肉芽腫形成, ツベルクリン反応

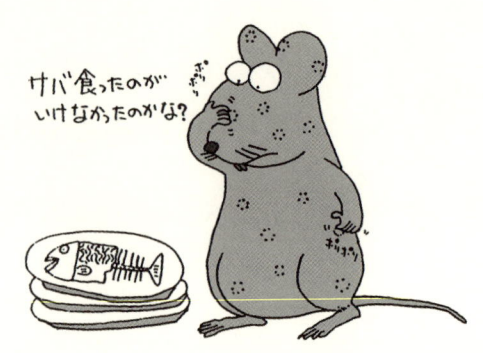

レルゲンとなるものには，いろいろなものがある．鼻や目の粘膜を通って身体の中に入ったり，呼吸によって吸込まれたりするアレルゲンには，スギやブタクサの花粉，室内のほこり，動物の毛などがある．食物として口から入るアレルゲンには，卵，牛乳，小麦，ソバ，落花生（ピーナッツ），エビ，カニ，サバ，タケノコなど多くのものがある．医薬品では，予防接種に用いられるワクチンや抗生物質のペニシリンなどもアレルゲンとなる．

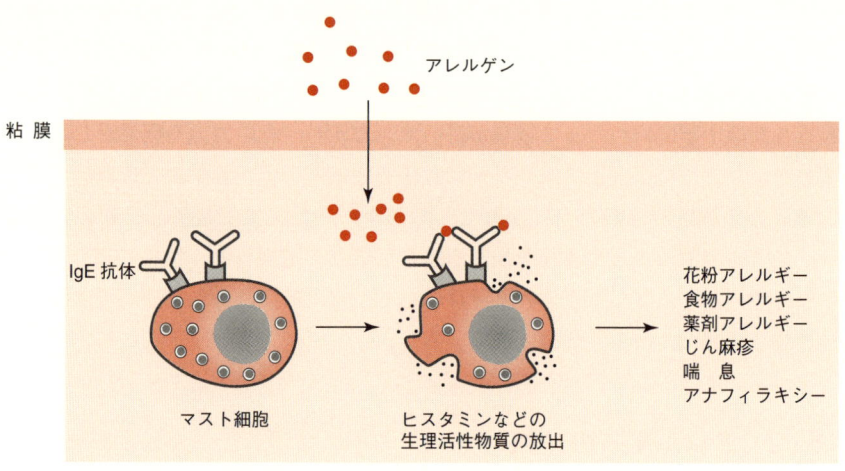

図 15・1 IgE 抗体による Ⅰ 型アレルギー IgE 受容体（Fcε 受容体）を介して細胞に結合した IgE にアレルゲンがさらに結合することにより，細胞の活性化が促され，細胞内の顆粒に蓄えられていた生理活性物質が放出される．

いわゆるアレルギー反応としてよく知られているスギ花粉症の場合，スギ花粉が体内に入ることによってスギ花粉に対する **IgE 抗体**がつくられ，この抗体がIgE 受容体を発現している**マスト細胞**や**好塩基球**に結合する．再びスギ花粉が体内に侵入すると，細胞表面の IgE 抗体に結合して架橋される．そして，その刺激がマスト細胞や好塩基球の細胞内の顆粒に蓄積されたヒスタミンなどを遊離させ，血管拡張により充血したり，粘液の分泌促進により鼻水が出たりする（図

IgE: immunoglobulin E
マスト細胞（mast cell）: 肥満細胞ともいう．
好塩基球　basophil

15・1). 発症のピークまでにかかる時間が数分から10分程度と早い反応のため，**即時型過敏症**ともよばれる．またハチに刺されたときに，毒に対するアレルギーで血管拡張による血圧降下や気道収縮による窒息が現れてショック症状（**アナフィラキシーショック**とよばれる）がひき起こされることがあり，場合によっては死に至る．その他，食物アレルギーやじん麻疹もⅠ型アレルギーに分類される．マスト細胞から分泌されるメディエーターには，細胞内であらかじめつくられて貯蔵されているメディエーター（preformed mediator）と，細胞膜の脂質からつくられる脂質メディエーター（lipid mediator）があり，前者にはヒスタミン，トリプターゼ，コンドロイチン硫酸などが，後者にはプロスタグランジン類やロイコトリエン類が含まれる．

即時型過敏症 immediate-type hypersensitivity

アナフィラキシー anaphylaxis

　Ⅰ型アレルギーが抗体の作用によることは，1921年C.プラウスニッツとH.キュストナー*の研究により証明された．プラウスニッツは，魚のタラにアレルギーのあるキュストナーから血清をとり，少量を自分の皮膚に注射した．そして，24時間後にタラの抽出液を同じ場所の皮膚に注射すると，赤くはれあがることを見いだした．この反応は**プラウスニッツ-キュストナー反応**とよばれ，Ⅰ型アレルギーの検査法として利用された．このようなⅠ型アレルギーをひき起こす抗体の本体は長い間不明であった．1966年に石坂公成・照子夫妻は，この抗体がそれまでに見いだされていない新しいクラスの抗体であることを証明し，IgEと名づけた（§5・6参照）．IgE抗体の大きな特徴は，Ⅰ型アレルギーをひき起こす活性がきわめて強いことで，数ナノグラム（ng）もあれば上述のプラウスニッツ-キュストナー反応を起こすことができる．

* C.プラウスニッツ（C. Prausnitz, 1876～1963）とH.キュストナー（H. Küstner, 1897～1963）：ドイツの医師.

プラウスニッツ-キュストナー反応 Prausnitz-Küstner reaction

　同様の皮内反応は，アレルギー患者のアレルゲンを調べるのに用いられている．アレルゲンであると疑われる成分の抽出液をごく微量，患者の皮膚に注射，あるいは塗布する．もし，数分ほどで投与した部分が赤くはれあがれば，この成分がアレルゲンであることがわかる．前述のように，IgE抗体によるアレルギーに関与する細胞は，組織中のマスト細胞と血液中の好塩基球である．これらの細胞の表面には，IgE抗体のFc部分を結合するFcε受容体とよばれる受容体がある．アレルゲンに対して産生されたIgE抗体は，このFcε受容体を介して細胞に結合する（図15・1）．この結合はきわめて強く，健康な人の皮内にIgE抗体を注射すると，IgE抗体はその付近のマスト細胞に結合し，数週間もの長い期間にわたって存在し続ける．

15・4　Ⅱ型アレルギー反応

　Ⅱ型アレルギーは，細胞表面や組織に発現する抗原（あるいはその抗原に結合したハプテン）にIgGやIgM抗体が結合したのち，補体系が活性化されたり，食細胞による食作用が促進されたりした結果として起こる細胞傷害あるいは細胞融解型の反応である（図15・2）．

Ⅱ型アレルギー type Ⅱ hypersensitivity, type Ⅱ allergy

　Ⅱ型アレルギーの代表的な反応の一つに血液型不適合による溶血反応がある．この反応は，赤血球に対する抗体が結合し（オプソニン化，§4・5参照），抗体

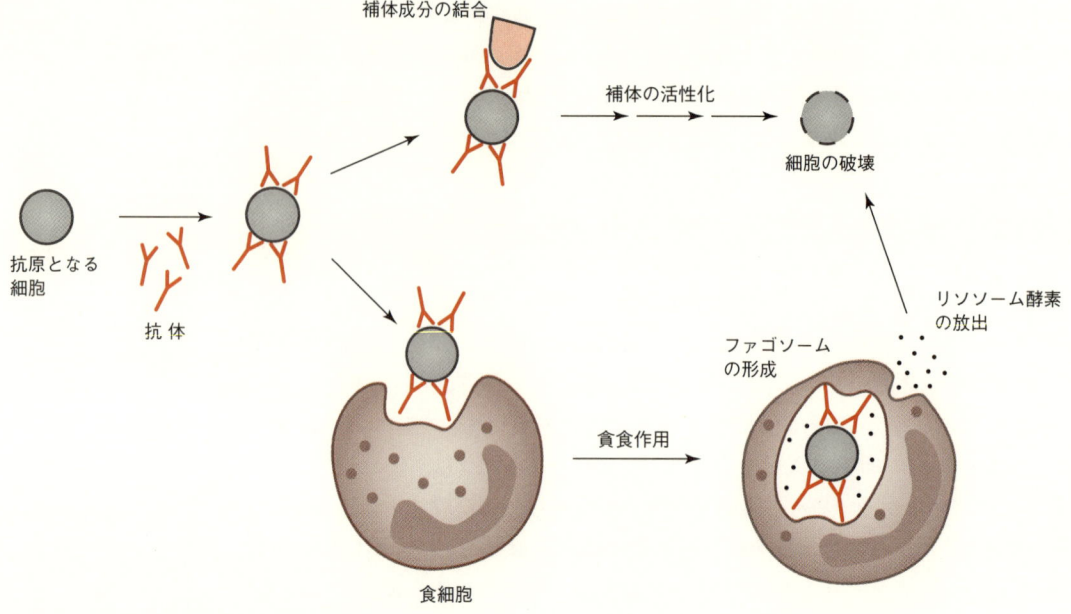

図15・2 **抗体による組織細胞の傷害（Ⅱ型アレルギー）** 細胞や組織に発現する抗原に抗体が結合すると，補体系の活性化や食作用の促進がもたらされ，細胞の溶解や傷害が起こる．

に対するFc受容体を発現するマクロファージなどの食細胞に結合し，貪食されることで赤血球の数が減少するために起こる．血液型の異なる血液を輸血（血液型不適合輸血）したときに起こる反応は人為的な傷害反応の例である．たとえば，A型の人に誤ってB型の血液を輸血したとしよう．輸血を受けた人（A型）の血液中にはB型赤血球に反応する抗B抗体があるので，この抗体が輸血されたB型赤血球に結合して凝集させる．また，補体系を活性化して赤血球を溶血させたり，貪食細胞による赤血球の破壊が起こったりする．その結果，輸血を受けた人に重い症状が現れる．

輸血という人為的な操作以外でも，血液型不適合による傷害反応が起こる．Rh血液型不適合による**胎児赤芽球症**＊は，Rh抗原をもたない母親が父親からの遺伝でRh抗原をもつRh(＋)の赤血球をつくる胎児を妊娠したときに発症する（コラム8，p.50も参照）．母親が産生する抗Rh抗体はおもにIgGクラスのため，胎盤を通過して胎児へ移行して胎児の赤血球を破壊する．胎児は赤血球の減少を補うために幼若な赤血球を多量につくり赤芽球症となる．出生後，新生児は溶血した赤血球を自分自身では十分除去できないので黄疸症状を起こす．

一方，ABO血液型不適合妊娠では胎児赤芽球症はまれにしか起こらない．たとえば，O型の母親がA型やB型の子どもを妊娠したとしても，母親の抗A抗体や抗B抗体の大部分はIgMクラスなので，胎盤を通過せず胎児に移行しない．また，少量の抗体が移行したとしても，赤血球以外の組織に存在するA型抗原やB型抗原によって抗体が吸収されるので，赤血球の溶解が起こりにくい．

＊ **胎児赤芽球症**：赤血球の破壊は出生後も続くことも多く，**新生児溶血性疾患**ともよばれる．

グッドパスチャー腎炎とよばれる糸球体腎炎では，組織の抗原に抗体が結合した後，補体が活性化される．すると補体活性化の連鎖反応（カスケード反応）の副産物として産生されたC3aやC5aなどのアナフィラトキシン（§8・5参照）が好中球の遊走および活性化を促し，活性化された好中球が腎組織に集積し腎炎が発症する．

組織傷害を直接伴わないものの，抗体によってひき起こされるII型アレルギー疾患がある．一つは**甲状腺機能亢進症**である．この疾患は，甲状腺の上皮細胞表面に発現する甲状腺刺激ホルモン（TSH[*1]）受容体に対する抗体が何らかの理由で産生されることが原因となる．この抗体は，TSHの有無にかかわらず，アゴニストとして働いて常に受容体を刺激してしまい，甲状腺ホルモンの過剰な分泌をもたらす．もう一つは**重症筋無力症**である．この疾患では，**アセチルコリン（ACh）受容体**に対する抗体が産生される．この抗体が筋細胞表面のアセチルコリン受容体と結合し，神経終末から分泌されるアセチルコリンの受容体への結合を遮断することにより，筋肉が動かなくなる．

15・5 III型アレルギー反応

III型アレルギーでは，抗原と抗体が結合してできる**免疫複合体**が関わる．血管を循環する免疫複合体が血管内に沈着すると，補体の活性化とともに，複合体に含まれる抗体のFc部分を介して好中球などの炎症細胞が動員・活性化され，炎症細胞から分泌される酵素や活性酸素種により血管が傷害されることで発症する（図15・3）．**アルサス反応**や**血清病**がIII型アレルギーの代表的な反応である．アルサス反応は，N.M.アルサス[*2]によって見いだされた傷害反応である．動物にタンパク質などの抗原を注射し，一定の期間を経て同じ抗原を皮下に注射すると，その局所で多量の抗原抗体複合体が生じ，皮膚組織がはれあがり，出血して壊死する．

グッドパスチャー腎炎: グッドパスチャー症候群（Goodpasture's syndrome）ともよばれる．

[*1] TSH: thyroid stimulating hormone

アセチルコリン受容体 acetylcholine receptor, AchR

III型アレルギー type III hypersensitivity, type III allergy

免疫複合体 immune complex

アルサス反応 (Arthus reaction): アルサス反応ともいう．

血清病　serum sickness

[*2] N.M. アルサス （N.M. Arthus, 1862〜1945）: フランスの生理学・免疫学者．

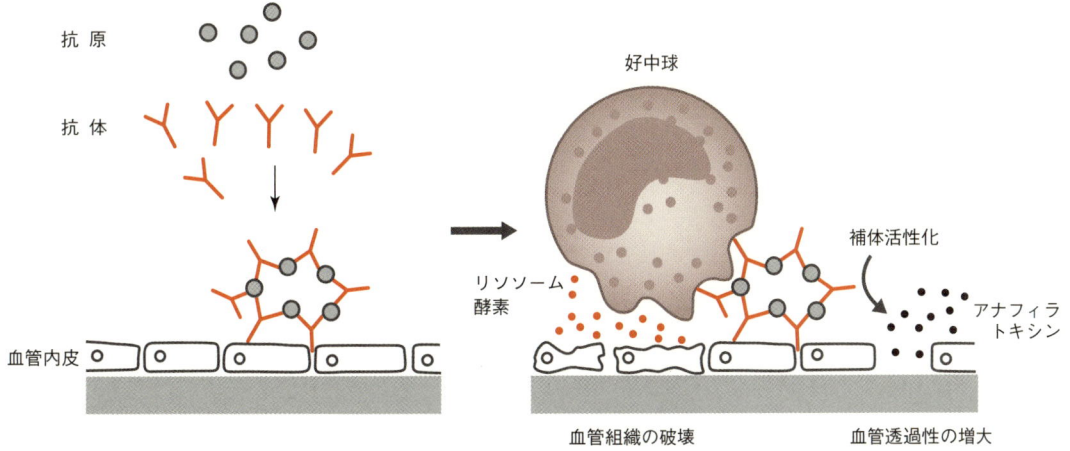

図15・3　**抗原抗体複合体の沈着による血管の傷害（III型アレルギー）**　抗原と抗体が結合してできる免疫複合体が血管内に沈着すると，補体が活性化されるとともに，Fc受容体をもつ好中球などの炎症細胞が集積する．活性化された細胞から放出される酵素や活性酸素により血管が傷害される．

血清病は，ジフテリアや破傷風などの治療を目的として，異種動物で作成した抗血清を用いる血清療法で起こる傷害反応である．たとえば，ジフテリア患者にウマでつくられた抗血清を注射すると，抗体の作用によってジフテリア菌の増殖や毒素の毒作用が抑えられるので患者は快復する．しかし，ウマの抗血清中のタンパク質は患者にとって異物なので，ウマのタンパク質に対する抗体がしだいに産生されるようになる．抗体が産生される時期（約1週間後）に，ウマのタンパク質が患者の身体の中に残っていると，抗体が反応して複合体を生じ，血清病を発症させる．リンパ節や関節がはれ，じん麻疹などの症状が現れる．この症状は抗血清を繰返し注射すると激しくなる．

III型アレルギーはおもにIgG抗体によって起こり，その発症は補体系や好中球などの多くの因子が関与する複雑な機構で起こる．生成した抗原抗体複合体は血管，腎臓，関節，皮膚などの組織に沈着して補体系を活性化する．複合体の量が多いときには，補体系が過度に活性化し，多量のC3a，C4a，C5aの**アナフィラトキシン**（§8・5参照）が生じ，そのために血管透過性の亢進を伴う炎症が起こる．また，アナフィラトキシンの作用で集積した好中球などの食細胞が抗原抗体複合体を除去しようと働くときに，リソソームの脱顆粒反応が起こり，リソソーム内のプロテアーゼなど多種類の加水分解酵素が細胞外に放出される（§3・1参照）．このために組織や細胞の傷害が進み，III型アレルギーが発症する．

この型の傷害反応は，自己の身体を構成するタンパク質などの抗原に対して自己抗体を産生する多数の自己免疫疾患の発症にも重要な役割を果たしている．指定難病であり患者数が増加傾向にある**全身性エリテマトーデス**では，DNAや核タンパク質などに対する抗体による免疫複合体が，血管や腎臓，関節など全身のさまざまな臓器に炎症をひき起こす．

全身性エリテマトーデス
systemic lupus erythematosus, SLE

15・6　IV型アレルギー反応

1891年R.コッホ[*1]は，結核に感染したモルモットの皮内に結核菌あるいは結核菌抽出物を注射すると，1〜2日後にその局所に発赤，硬結がみられることを発見した（コッホ現象）．これがツベルクリン反応の最初の発見である．その後，結核菌抽出物（ツベルクリン）に対する皮内反応を用いて結核感染の有無を検査する方法が確立された．

1942年になり，K.ランドシュタイナーとM.W.チェイス[*2]によって，ツベルクリンに対する反応性は陽性動物の血清では陰性動物に移すことができないが，リンパ球により伝達可能であることが示された（図15・4）．したがって，ツベルクリン反応には細胞性免疫の関与が大きいと考えられる．その後，このようなツベルクリン反応性の他の動物への伝達は，陽性動物のリンパ球を抗T細胞抗体と補体で処理してT細胞を除去してしまうと無効になることが示され，ツベルクリン反応で抗原に対する情報を担う細胞はT細胞であることがわかった．

ツベルクリン反応に代表される**IV型アレルギー**反応では，I〜III型アレルギーとは異なり，抗体が介在せず，T細胞がきっかけをつくることで発症する（図

[*1] **R.コッホ**（R. Koch, 1843〜1910）: ドイツの細菌学者．L.パスツールと並んで近代細菌学の祖とよばれる．

[*2] **K.ランドシュタイナー**（K. Landsteiner）と**M.W.チェイス**（M.W. Chase）: §13・1参照．

IV型アレルギー
type IV hypersensitivity, type IV allergy

15・5). 皮膚や粘膜に抗原が侵入すると，ランゲルハンス細胞[*1]とよばれる樹状細胞の仲間が抗原を捕捉し，細胞内で抗原を処理するとともに所属リンパ節に移動し，ナイーブT細胞[*2]に対して抗原断片を提示する（§11・6参照）．この過程で抗原特異的なT細胞が誘導され，一部は記憶（メモリー）T細胞となる．これを感作とよぶ．その後，同じ抗原が再び侵入すると，メモリーT細胞が活性化され，抗原特異的なエフェクターT細胞（おもにTh1型 $CD4^+$T細胞）が誘導される．このT細胞が活性化され，種々のサイトカインが放出され，これらにより炎症反応がひき起こされ増幅されるものと考えられている．すなわち，エフェクターT細胞が産生するサイトカインによって活性化されたマクロファージやキラーT細胞（細胞傷害性T細胞）により，再刺激された末梢局所で免疫応答がひき起こされる．集積したマクロファージは，マクロファージ活性化因子（MAF[*3]）であるインターフェロンγ（IFN-γ）や腫瘍壊死因子α（TNF-α）によって活性化される．それらの作用により，マクロファージの貪食，抗原処理能は高まって，T細胞の活性化もますます進み，局所での反応が増幅される．また活性化マクロファージによる O_2^- などの活性酸素の放出を介した殺菌作用も促進される．さらに，好中球や好酸球などの炎症性細胞も集まってくる．遅延型皮膚反応においては，毛細血管の拡張と透過性の増大により発赤，腫脹が起こる．そして血管透過性が増大することでフィブリノーゲンの滲出が起こり，フィブリン形成が亢進されて硬結も起こる．さらにリンホトキシン[*4]とよばれるサイトカインは非特異的な細胞傷害活性をもっており，局所での組織細胞にも傷害を及ぼし，遅延型過敏症反応の発現に一役を担っている．

Ⅳ型アレルギーは，その反応が最大になるまで24～48時間あるいはそれ以上の時間がかかることから**遅延型過敏症**ともよばれ，即時型であるⅠ型アレルギー

[*1] **ランゲルハンス細胞**（Langerhans cell）: 表皮などに存在する樹状細胞の一種．ドイツの解剖学者 P. ランゲルハンス（P. Langerhans）により発見された．MHCクラスⅡ分子をもつ．

[*2] **ナイーブT細胞**（naive T cell）: 抗原によって刺激されていないT細胞のこと．抗原提示細胞からの抗原刺激を受け，エフェクターT細胞に分化する．

[*3] MAF: macrophage activating factor

[*4] **リンホトキシン**（lymphotoxin）: 細胞傷害性をもつサイトカイン．腫瘍壊死因子β（TNF-β）ともよばれる．

遅延型過敏症 delayed-type hypersensitivity, DTH

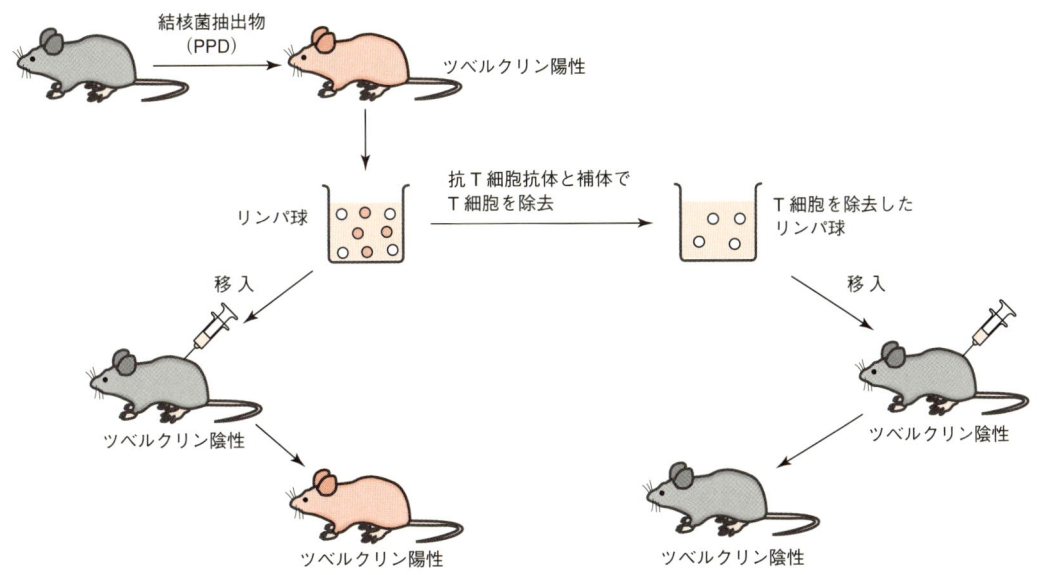

図15・4 ツベルクリン反応性は陽性動物のT細胞により陰性動物に移すことができる

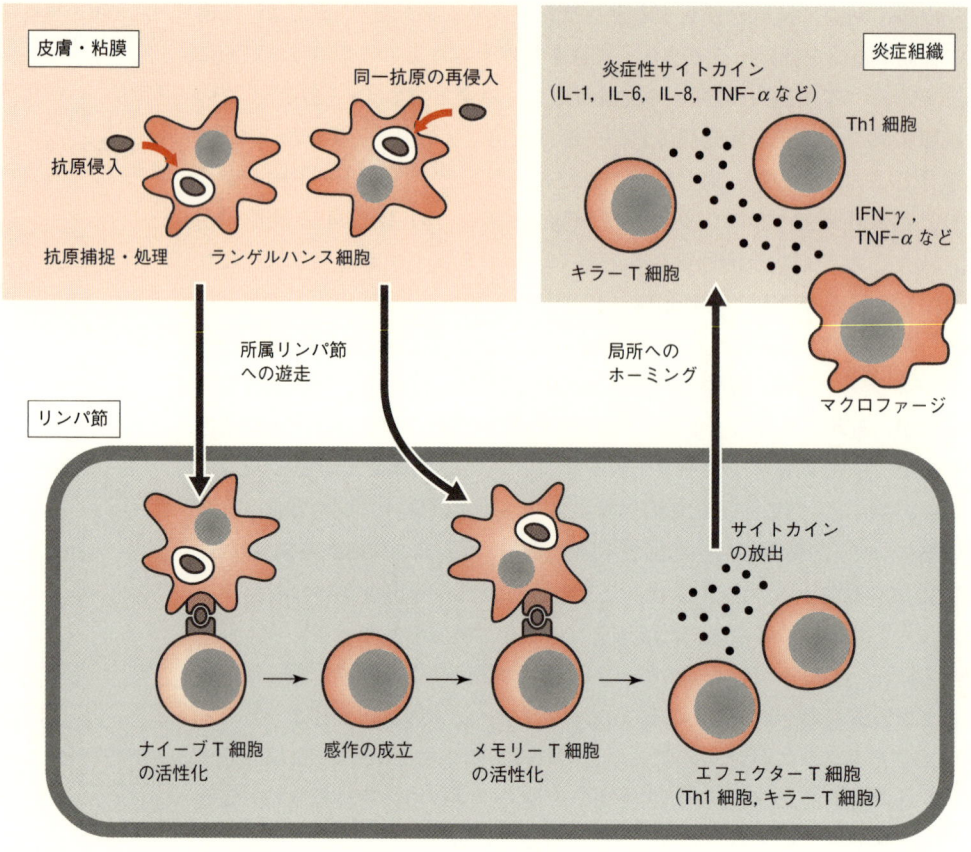

図 15・5 マクロファージおよび T 細胞を中心とした遅延型過敏症（IV型アレルギー）の発現 皮膚や粘膜に侵入した抗原は，ランゲルハンス細胞（樹状細胞の仲間）に捕捉されたのち，ナイーブ T 細胞に提示される．抗原特異的な記憶（メモリー）T 細胞が形成され感作が成立する．同じ抗原が再び侵入すると，メモリーT 細胞が活性化され，抗原特異的なエフェクター T 細胞〔1型ヘルパーT細胞（Th1 細胞）およびキラーT細胞〕が誘導される．活性化されたヘルパーT細胞から多種類のサイトカインが放出され，炎症反応がひき起こされ増幅する．

と対比される．また，反応極期の組織像において，即時型では顆粒球を主体とした細胞の浸潤がみられるが，ツベルクリン反応ではマクロファージを主体とする単核球の浸潤が起こる．遅延型過敏症の発症に必要な抗原量は抗体による即時型過敏症に比べ 100 倍から 1000 倍も大きい．

遅延型過敏症には，おもに**ツベルクリン型反応，接触過敏症，肉芽腫形成型反応**の 3 種がある（表 15・2）．

ツベルクリン型反応
tuberculin-type reaction

接触過敏症
contact hypersensitivity

肉芽腫形成型反応
granuloma-forming reaction

a．ツベルクリン型反応 ツベルクリン型反応は，結核菌ばかりではなく，らい菌，ブルセラ，リステリア，熱帯リーシュマニアなどの細胞内寄生性をもつ細菌や原虫でもひき起こされる．これらで感作された動物の皮内に抗原を注射すると，数時間で明瞭な発赤がみられるようになり，およそ 48 時間で腫脹は最大に達する．この皮内反応は感染歴の有無の診断に利用されている．組織像では，抗原感作後 24 時間までに局所にマクロファージやリンパ球の強い浸潤がみられ

表15・2　IV型アレルギー反応の特徴

反応名	主として局所に浸潤する細胞	皮膚症状	反応が最大になる時間	抗原
ツベルクリン型反応	マクロファージ,リンパ球	発赤,腫脹,硬結	48時間	ツベルクリン,細胞内寄生性細菌の抗原
接触過敏症	マクロファージ,リンパ球	湿疹	48時間	重金属,ウルシなど
肉芽腫形成型反応	マクロファージ,類上皮細胞	硬結,肉芽腫形成	4週間	マクロファージにより分解されにくい抗原

る．顆粒球の浸潤は早期にみられるが，速やかに消退し，ヒトでは顆粒球の浸潤はほとんどみられない．この反応の最終的なエフェクター細胞（実際に反応を起こさせている細胞）はマクロファージと考えられるが，これらのマクロファージを活性化させ，反応をコントロールしているのは，抗原に対する特異的な反応性をもつT細胞であり，T細胞から放出される種々のサイトカインである．

b．接触過敏症　塩化ピクリルやジニトロフルオロベンゼンなどの反応性に富む低分子化合物を溶媒に溶かして皮膚に塗布すると感作が起こる．数日後に同じ物質を皮膚の他部位に塗布すると，湿疹様の皮膚反応が発現し，48時間後にこの反応は最大に達する．ツベルクリン型反応の場合と同じように，局所にマクロファージやリンパ球の浸潤がみられ，表皮層が肥厚する．これらの化学物質はそれ自身では免疫原性はないが，生体を構成するタンパク質と結合しハプテンとして働き，免疫原性を獲得してT細胞の感作が起こる．

ツベルクリン型反応が真皮で起こる反応であるのに対して，接触過敏症は表皮での反応である．T細胞が抗原を認識するとき抗原提示細胞が必要であり，前述のランゲルハンス細胞とよばれる細胞が抗原提示細胞として働く．上記の化学物質のほか，臨床的にはニッケルなどの金属や植物のウルシが問題となることが多い．

c．肉芽腫形成型反応　臨床的には最も重篤なIV型アレルギー反応である．マクロファージ細胞内で分解困難な細菌や原虫による感染が起こり，それらが細胞内で増殖したときや，同じく分解困難なタルクのような化学物質が生体内に侵入したときのように，マクロファージが連続的な刺激を受けた結果，おそらく活性化されたマクロファージ由来と考えられている巨大な**類上皮細胞肉芽腫**が形成される（§14・3参照）．ツベルクリン型反応が可溶性抗原による一過性の刺激で起こるのに対し，肉芽腫形成型反応は，分解困難な粒子状抗原（菌体や不溶性化学物質など）によって起こる．通常の免疫反応によって異物の分解処理がうまくできなかったときに，類上皮細胞や炎症性細胞，線維組織などで異物を閉じ込めてしまう反応であると考えられている．肉芽腫形成型反応を伴う疾患としては，結核をはじめ，ハンセン病（らい），リーシュマニア症，リステリア症，住血吸虫症，サルコイドーシスなどがある．

類上皮細胞肉芽腫
epithelioid cell granuloma

コラム 21　食物アレルギー

わが国では乳幼児の数％が食物アレルギーをもつという調査がある．特定の食物を摂取した後に，おもにⅠ型アレルギーの反応が現れる．多くの場合，食物に含まれるタンパク質がアレルゲンとなる．健康危害を防止する観点から，アレルギー発症の頻度や重篤度が考慮され"特定原材料"7品目が定められている．エビ，カニ，小麦，ソバ，卵，乳，落花生を含む加工食品などは，これら原材料の表示が義務づけられている（参考：消費者庁ホームページ）．また，アーモンド，アワビ，イカ，イクラ，オレンジ，カシューナッツ，キウイフルーツ，牛肉，クルミ，ゴマ，サケ，サバ，大豆，鶏肉，バナナ，豚肉，マツタケ，モモ，ヤマイモ，リンゴ，ゼラチンの 21 品目が"特定原材料に準ずるもの"として表示が推奨されている．

症状としては，かゆみやじん麻疹などの皮膚症状，鼻づまり，咳，息苦しさなどの呼吸器症状，目の充血，まぶたや口腔内のはれなどの粘膜症状，下痢，嘔吐などの消化器症状，意識障害などの神経症状など多岐にわたり，複数の症状が同時に現れることも多い．症状が重度に認められる場合はアナフィラキシーとよばれる．また，血圧低下や意識障害などの全身症状が現れる場合をアナフィラキシーショックとよび，生命の危険があるため速やかな対応が必要となる．

原因となる食物を摂取しなければ発症を防げるので，食品表示を確認することが大切となる．アナフィラキシーが生じたときのためのアドレナリン自己注射薬（エピペン®）の処方を受け携帯しているアナフィラキシー経験者も多い．食物アレルギーに対する免疫療法として，脱感作による耐性の獲得を目的とした治療法も研究されている．

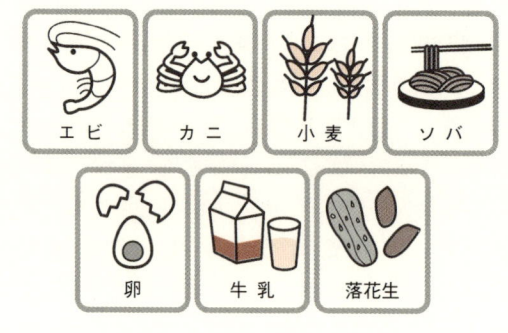

16 自己免疫
自己が自己を攻撃する病気

　免疫系は通常は自己成分に対しては反応しない．しかし，何らかの原因で免疫系が自己を攻撃してしまうことがある．このように，誤って自己に対する免疫反応が起こると，身体の正常な働きが障害され，自己免疫疾患とよばれる疾患が発症する．自己免疫疾患はさまざまな臓器で起こり，免疫系のさまざまな異常が原因となる．発症の機序が不明の自己免疫疾患も多い．

16・1　自己成分への免疫寛容

　自己と非自己を区別することが免疫系の大きな特徴である．自己成分に対しては，その分子の大きさ，あるいは分子の形の複雑さの点から抗原性があっても不思議でない成分であっても免疫系は応答しない．すなわち自己成分は，いわゆる**免疫寛容**を獲得している．

　しかし自己成分のうちでも，たとえば眼の水晶体タンパク質や精子のように，血流中に入って免疫担当細胞と出会うことがなく，しかも局在性の高いものは別である．これらを積極的に取出して同一個体を免疫すれば，これらの自己成分に対する免疫応答をよび起こし，抗体をつくることもできる．若い男性がおたふくかぜ（流行性耳下腺炎）にかかると，病原体ウイルスにより精囊の基底膜が壊されて，精子が免疫担当細胞と出会うことができるようになる．その結果，自己抗体が産生されて無精子症となることがある．このような免疫寛容を獲得していない局在性の高い自己成分のことを**隔絶抗原**とよぶ．また，このように免疫系と隔絶されている，あるいは臓器内で自己制御されているなどの理由で免疫応答が起こりにくい性質のことを**免疫特権**という．

　なぜ自己成分に対して免疫寛容が成立するのであろうか．米国の遺伝学者R. オーウェン[*1]は，多くのウシの双子は，別々の受精卵に由来し遺伝的に異なっているのに，互いの構成成分に対して免疫応答を起こさないことを示した．ウシの場合には，双子が胎盤を共有しており，二つの胎仔の血液はよく混ざる．それぞれがつくった赤血球も混ざるが，たとえ二つの個体の血液型が異なっていても，それに対して抗体を産生しないのである．F.M. バーネット[*2]は，オーウェンのこの観察に刺激され，1949年に"免疫系が未発達な胎生期に抗原が導入されると，その抗原に対する受容体（抗原受容体）をもつ免疫細胞クローンは不活化され，**禁止クローン**となる（クローン欠失）．自己成分は胎生期においても大量に存在し，未成熟な免疫系と出会うから自己反応性クローンは欠失する"

免疫寛容
immunological tolerance

免疫特権
immune privilege

[*1] R. オーウェン
(R. Owen, 1804〜1892)：
英国の解剖学者，古生物学者．

[*2] F.M. バーネット
(F.M. Burnet, 1899〜1985)：
オーストラリアのウイルス学・免疫学者（§1・1および§7・1参照）．

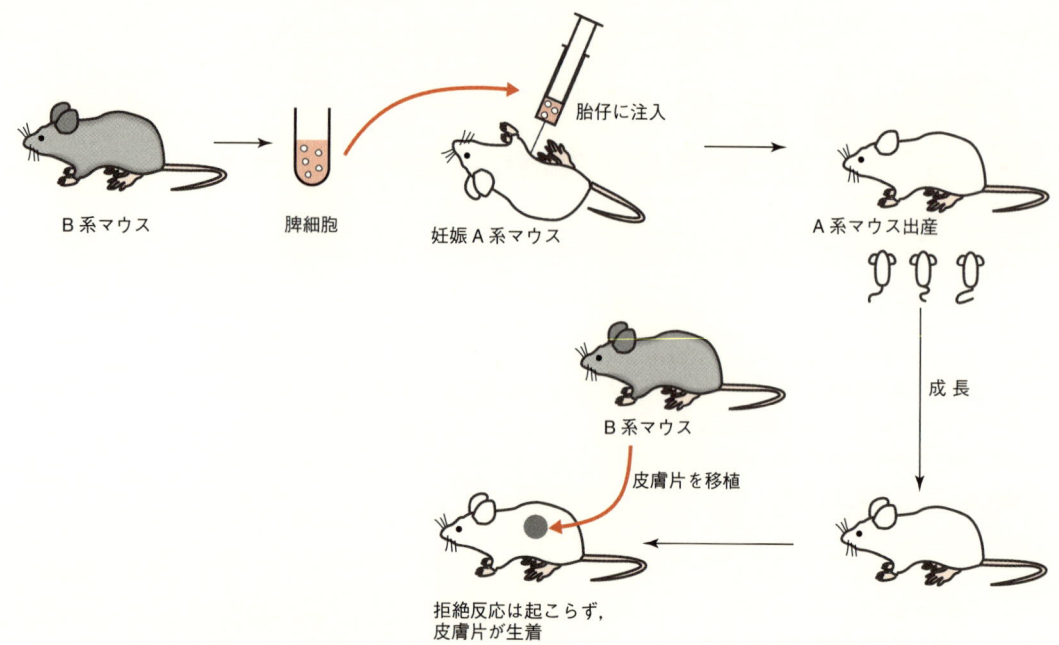

図 16・1 移植抗原に対する免疫寛容の誘導（Medaware の実験） マウスの胎仔に異系マウス由来の細胞を注入しておくと，出生・成長後に，その系統のマウスからの皮膚移植に対する拒絶反応が起こらない．

という仮説を提唱した．

　この仮説を裏づけるかたちで，1953 年 P. B. メダワー[*]らは次のような実験結果を報告した．すでに述べたように，マウスでは多数の主要組織適合抗原系を異にする純系マウスが樹立されている（11，17 章参照）．主要組織適合抗原系を異にする純系マウスの間で皮膚移植を行うと拒絶反応が起こる．メダワーらは，皮膚移植が通常は成立しない A 系と B 系マウスを用いて実験を行った（図 16・1）．まず B 系マウスの脾細胞を妊娠後期の A 系マウスの胎仔中に移入した．マウスが出生，成長したのち，B 系マウスからの皮膚を移植すると，移植された皮膚片を受入れることを観察した．この結果は，A 系マウス胎仔の未熟な免疫系が，B 系マウス脾細胞に発現されている主要組織適合抗原に出会ったことにより，これに対する受容体をもつ T 細胞クローンが欠失し，免疫寛容が成立して，細胞性免疫に基づく拒絶反応が起こらなくなったものと考えることができる．

　2 章で述べたように，T 細胞は胸腺で分化，成熟する．骨髄から前駆細胞が胸腺皮質に到達して分化を始めるときに，前駆細胞の集団には自己の抗原と反応する細胞がたくさん含まれている．また胸腺内は自己の抗原で満ち満ちているが，こうした自己抗原が胸腺内の抗原提示細胞により処理されて，自己の主要組織適合遺伝子複合体（MHC）がコードするタンパク質とともに未熟な T 細胞（$CD4^+CD8^+CD3^-$ 細胞，図 2・8 参照）に提示されると，この自己抗原ペプチド-MHC 複合体と強い親和性をもって反応する細胞は **負の選択** を受けて死滅する．一方，自己抗原ペプチド-MHC 複合体とまったく反応しない細胞は刺激を受けないので増殖することなく寿命死する．そして，複合体ときわめて弱く反応

[*] P. B. メダワー
(P.B. Medawar, 1915〜1987)：
英国の生物学者．

負の選択
negative selection

した細胞のみが**正の選択**を受けて生き残り増殖し，成熟Ｔ細胞へと分化していく．実際に胸腺内に入った幹細胞のうち95％以上は死滅するといわれる．

B細胞の場合は，骨髄中で未熟なIgM$^+$B細胞（§2・4参照）が自己抗原と出会ったとき，強く反応する細胞は**アポトーシス**により除去される．あるいはIgM発現減少により不応答状態（**アナジー**）になり成熟できず，自己抗原と反応しなかった細胞はIgM$^+$IgD$^+$細胞へと分化する．

正の選択
positive selection

アポトーシス　apoptosis

アナジー（anergy）：免疫系が生理的あるいは病理的に抗原に応答しなくなること．免疫不応答ともいう．

16・2　自己免疫疾患とは

自己成分には免疫寛容が成立しているはずであるが，現実には自己成分に対する免疫応答による**自己免疫疾患**が存在する．自己免疫疾患とは，自己成分と反応する自己抗体やＴ細胞の産生が病因となっているか，少なくとも病態の成立に深く関与していると思われる疾患であり，その主要なものの一部を表16・1に示す．

自己免疫疾患
autoimmune disease

表16・1　主要な自己免疫疾患

疾　患	自己抗体が結合するおもな抗原	おもな発症部位
橋本病	甲状腺チログロブリン	甲状腺
グレーブス病（バセドウ病）	甲状腺刺激ホルモン受容体	甲状腺
悪性貧血	内因子，胃腺壁細胞，甲状腺チログロブリン	赤血球
自己免疫性萎縮性胃炎	胃腺壁細胞	胃
重症筋無力症	骨格筋，心筋アセチルコリン受容体	骨格筋，心筋
自己免疫性溶血性貧血	赤血球	赤血球
血小板減少性紫斑病	血小板	血小板
多発性硬化症	ミエリン塩基性タンパク質（MBP）	中枢神経系
シェーグレン症候群	唾液管上皮細胞，核，IgG，ミトコンドリア	口腔・結膜の粘膜，関節
全身性エリテマトーデス（SLE）	DNA，核タンパク質，リンパ球	腎臓，中枢神経系，心臓，肺，皮膚
関節リウマチ	IgG	関　節

このような疾患では，自己反応性のリンパ球クローンの存在が強く疑われる．そこで欠失したはずの自己反応性クローンが，リンパ球の体細胞突然変異によって復活するという仮説が出された．もし突然変異による特定クローンの復活ならば，自己抗体は1種類（モノクローナル）か，限られた数（オリゴクローナル*）のクローン由来であるはずであるが，通常，かなりの数のクローン由来のポリクローナル抗体である．たとえば，甲状腺機能低下症である橋本病と悪性貧血は，しばしば併発することが知られている．ともに甲状腺チログロブリンに対する自己抗体の産生がみられ，また悪性貧血では，胃腺壁細胞に対する自己抗体を産生することからも複数のB細胞クローンの関与が示唆される．さらに，正常個体

＊"オリゴ"は"少ない"を意味するギリシャ語に由来する．

のリンパ球をB細胞マイトジェン（分裂促進因子，§11・2参照）である細菌性リポ多糖で刺激すると，多数の自己抗原に対する自己抗体の産生が観察される．一般にT細胞は自己抗原に対して選択的な寛容状態を保つ傾向が強いが，B細胞における自己反応性クローンの除去（欠失）は不十分で，自己抗原結合性をもつB細胞クローンが多数残存することがわかっている．

では，自己反応性B細胞クローンやごく一部の自己反応性ヘルパーT細胞クローンの存在下で，正常個体はいかにして自己免疫疾患を発症しないでいられるのか．逆にいえば自己免疫疾患はどのようなときに発症するのであろうか．

16・3　自己免疫疾患の発症機構

10章で述べたように，抗体産生には免疫担当細胞間の複雑な相互作用が必要である．正常個体では自己反応性クローンが抗体産生細胞へと分化しないように，主としてT細胞や抗原提示細胞のレベルでの調節機構が働いているが，このような機構が破綻したときに自己免疫疾患が起こると考えてよいだろう．抗体産生調節のための細胞間相互作用には種々のステップがある．したがって自己免疫疾患の発症機構もすこぶる複雑で，とても一義的に解釈できるものではないが，発症要因のいくつかについて以下に記す．

交差反応性
cross-reactivity

a. 分子擬態　抗体の**交差反応性**が自己免疫疾患に関わることがある．微生物などの外来抗原に対してつくられた抗体が，宿主細胞に発現している別の抗原と偶然結合する（たまたまエピトープの構造が似ている）場合に自己免疫疾患を発症する．例をあげると，リウマチ熱と関連のあるA群レンサ球菌は，ヒト心臓抗原と類似の抗原をもつとされ，リウマチ熱患者はしばしば心筋炎を併発する．また，相同性をもつ微生物抗原などにより自己反応性クローンの活性化が導かれる場合もある．自己反応性リンパ球受容体の自己抗原に対する親和性が低く，通常ならリンパ球の活性化をもたらさない場合でも，微生物抗原と交差反応していったん活性化されると，これらの自己反応性リンパ球が自己抗原をもつ組織に対して傷害性をもつようになる．たとえば，コクサッキーウイルスの複製に関与する抗原の一部が，膵臓のβ細胞内にある酵素と似たアミノ酸配列をもつため，このウイルスの感染によりβ細胞が自己反応性リンパ球によって破壊され，自己免疫性の糖尿病をひき起こしてしまう．

b. T細胞バイパス　自己反応性クローンの欠失が必ずしも十分でないB細胞がむやみに自己抗体を産生しない理由として，抗体産生を助けるヘルパーT細胞では，B細胞に比べて免疫寛容が成立しやすいことが考えられている．すなわち，B細胞に対しては免疫寛容が成立していない抗原であっても，T細胞に対して寛容が成立していれば，自己抗体は産生されない．しかし，このような制御が働かない場合がある．たとえば，ウイルスと自己抗原とが結合して複合体をつくることがある．このとき自己抗原はT細胞に対しては寛容が成立しているが，B細胞に対しては寛容が成立していないとする．その場合，外来抗原（ウイルスタンパク質）の部分が**キャリアー**，自己抗原部分が**ハプテン**として作用し*，図

＊ ハプテンおよびキャリアーについては§4・4および§10・1を参照．

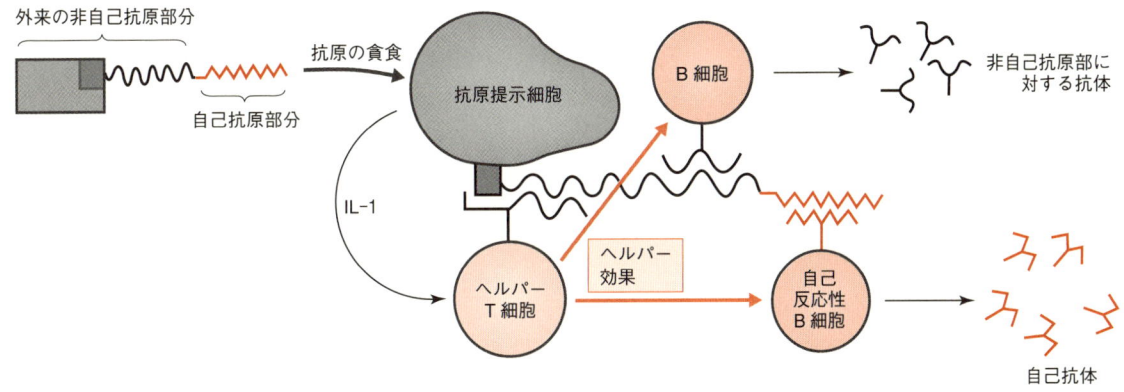

図16・2　修飾自己抗原による自己抗体の産生

16・2のように，外来の非自己抗原部分がヘルパーT細胞を活性化し，この細胞の介助を受けて自己抗原反応性B細胞クローンが活性化され**自己抗体**を産生してしまう．ヘルパーT細胞のレベルでの自己抗原に対する寛容状態がバイパスされて自己抗体産生が起こるのである．

c. 抑制機能をもつT細胞の機能低下　自己免疫疾患の発症と抑制作用をもつT細胞の機能低下との関係についてはいろいろな議論があるが，要因の一つとなっていると考えてよいだろう．マウス新生仔に胸腺摘出手術を施したり，少量の放射線照射あるいは免疫抑制剤投与を行ったりすることで，T細胞機能をあらかじめ障害しておくと，自然発症する甲状腺炎やミエリン塩基性タンパク質による免疫で起こる**実験的アレルギー性脳脊髄炎**が起こりやすくなることが確かめられている．

自己免疫の研究には疾患モデル動物が頻繁に用いられる．New Zealand Black (NZB) マウス，NZBマウスと一見正常な New Zealand White (NZW) マウスを交配した第1代雑種 BW/F_1 マウス，B×SBマウス，MRL/1マウスなどは，ヒトの**全身性エリテマトーデス**（SLE，表16・1）ときわめて類似した疾患を発症するモデル動物としてよく用いられる．NZBマウスでもSLE患者と同じように抗DNA抗体が産生されるが，それより前に胸腺細胞を傷害する自己抗体がつくられる．特に抑制性のT細胞は，この抗体に対して感受性が高く傷害されやすい．またSLE患者でも同様な抗リンパ球抗体が見いだされている．

IPEX症候群とよばれる自己免疫性疾患の患者では，**制御性T細胞**（§2・4参照）のマスター転写因子*である Foxp3 に変異があり，制御性T細胞が正常に働かないことが明らかにされた．また，自己免疫性の胃炎を自然発症する scurfy マウスでもやはり Foxp3 の変異により制御性T細胞の機能不全がみられることが示され，自己免疫疾患抑制に制御性T細胞が重要な役割を果たすことが明らかとなった．

d. B細胞の過剰反応性　前述の NZB マウス，BW/F_1 マウス，MRL/1 マウスなど自己免疫モデル動物では，脾臓中に正常マウスに比べてはるかに多数の活発な抗体産生細胞が存在する．また，これら自己免疫マウスでは，抗原の過

自己抗体　autoantibody

全身性エリテマトーデス (systemic lupus erythematosus, SLE)：多種類の自己抗体が産生され，全身（関節，皮膚，肺，腎臓，中枢神経など）にわたり炎症性の組織傷害がひき起こされる．

IPEX症候群 (IPEX syndrome)：内分泌腺機能不全や腸炎をひき起こす遺伝性の自己免疫疾患．X連鎖劣性（潜性）遺伝疾患であるため，おもにX染色体を1本しかもたない男児に発症する．(10章コラム15参照)．

制御性T細胞　regulatory T cell

＊**マスター転写因子**：細胞分化に伴い，ある特定の転写因子が遺伝子発現制御領域に結合することで，その細胞に特有の一群の遺伝子発現に連鎖的な反応を起こす．そのような最初のスイッチとなる転写因子をマスター転写因子という．

剰投与による免疫寛容の誘導も正常動物に比べて困難である．アルブミンやγグロブリンなどの血清タンパク質は，免疫寛容の誘導が比較的容易な抗原である．これらのタンパク質をアジュバントと混合したり，タンパク質の凝集体をつくったりしてから動物に投与すると，強力な抗原として抗体が産生される．一方，凝集粒を丁寧に除いて非凝集タンパク質として用いると，抗体産生を起こさずに免疫寛容を誘導できる．図16・3のように，非凝集ヒトγグロブリン（HGG単量体）

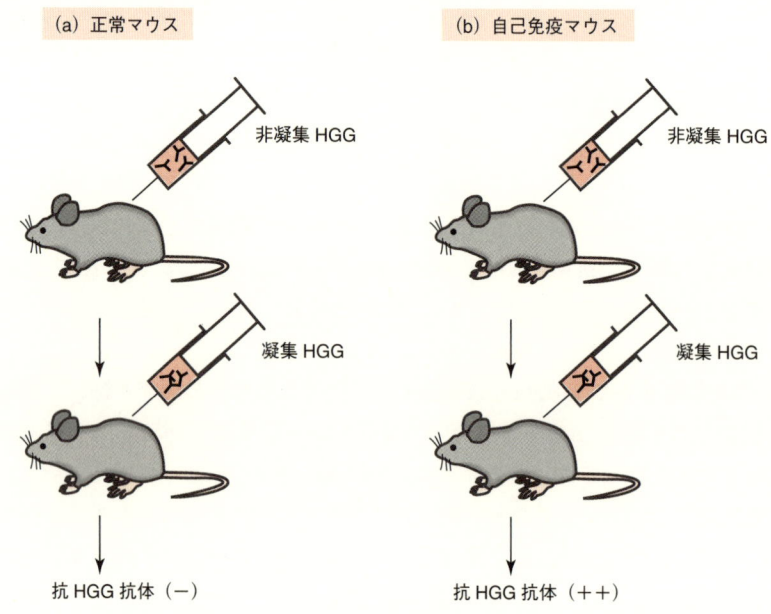

図16・3　非凝集γグロブリン（HGG）による免疫寛容の誘導　(a) 正常マウスでは，あらかじめ非凝集HGGを投与すると免疫寛容が誘導され，その後免疫原性の高い凝集HGGを投与しても抗体は産生されない．(b) 自己免疫マウスでは，免疫寛容が誘導されず抗体が産生される．HGG: human γ-globulin.

を投与しておくと，正常マウスでは免疫寛容が誘導されて，その後，凝集HGGを投与しても抗HGG抗体は産生されないが，自己免疫マウスでは抗HGG抗体が産生される．自己免疫マウスで抗体を産生している細胞が多数存在することの一因は，このように免疫寛容の誘導が困難であるためであると考えられている．

　自己免疫マウスでは，免疫寛容が誘導されにくいことに加え，原因は不明であるが，B細胞が活性化しやすいことが推測されている．一例として，自己免疫マウス由来のB細胞は，正常マウス由来のB細胞に比べ，リポ多糖などのB細胞マイトジェンに対し，より強く反応することが知られている．

　以上のようにB細胞が過度に活性化されていると，抑制活性をもつT細胞や抗原提示細胞にも大きな影響を及ぼし，細胞間の共同作用に変調を来す．その結果，抗体産生の調節機構に異常がひき起こされ，自己反応性B細胞による自己抗体産生が促進されることになろう．

16・4 自己抗体による傷害機序

自己免疫により産生された自己抗体は次のような機序によって自己組織に対して傷害を与えることになる．

a. 自己抗体による直接的な細胞傷害 細胞が自己抗体によって覆われ，その自己抗体に補体結合能があれば補体活性化による細胞融解（**補体依存性細胞傷害**，CDC[*1]）が起こる．また，Fc受容体をもつNK細胞による**抗体依存性細胞性細胞傷害**（ADCC[*2]，§4・5参照）反応によって細胞が壊される．直接的な傷害作用とは異なるが，Fc受容体あるいは補体成分C3bに対する受容体を介してマクロファージや好中球が標的の細胞に接着して，これらの食細胞による貪食を受けることもある（図16・4）．

[*1] CDC: complement-dependent cytotoxicity

[*2] ADCC: antibody-dependent cell-mediated cytotoxicity

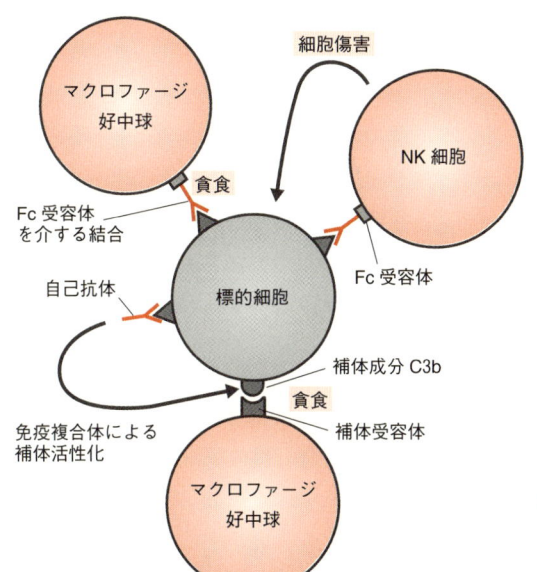

図16・4 **自己抗体を介する直接的な細胞傷害** 抗体が自己の標的細胞に結合すると，補体依存性細胞傷害（CDC）や抗体依存性細胞性細胞傷害（ADCC）に加え，マクロファージや好中球による食作用が促進される．

b. 免疫複合体による傷害 自己抗体が産生され，これが抗原と結合すると，抗原抗体複合体（免疫複合体）が形成され，補体が活性化される．これにより細胞遊走活性のあるC5aが放出され，免疫複合体が存在する局所に好中球がひき寄せられる（図16・5）．好中球はリソソーム酵素に富んだ細胞で，リソソーム酵素を放出したり，また免疫複合体が沈着した組織を貪食したりして組織を破壊する．さらに免疫複合体は好塩基球や血小板を活性化して血管透過性を高め，免疫複合体の沈着をさらに促進する．実際に，甲状腺機能低下症である**橋本病**では，チログロブリン[*3]と抗チログロブリン抗体の複合体が甲状腺に沈着する．また，**関節リウマチ**ではIgGに対するIgMおよびIgGクラスの自己抗体（リウマチ因子）が関節滑液中で産生され，免疫複合体が関節滑液中に生成したり，全身性エリテマトーデスではDNA-抗DNA抗体複合体などの免疫複合体が腎臓の糸球体基底膜に沈着するなど，各種自己免疫疾患で免疫複合体沈着による組織傷害が観察される（15章参照）．

橋本病
Hashimoto's disease

[*3] **チログロブリン**（thyroglobulin）: 甲状腺濾胞上皮細胞でつくられる糖タンパク質であり，分子中にヨウ素を含み甲状腺ホルモンの前駆体となる．

関節リウマチ
rheumatoid arthritis

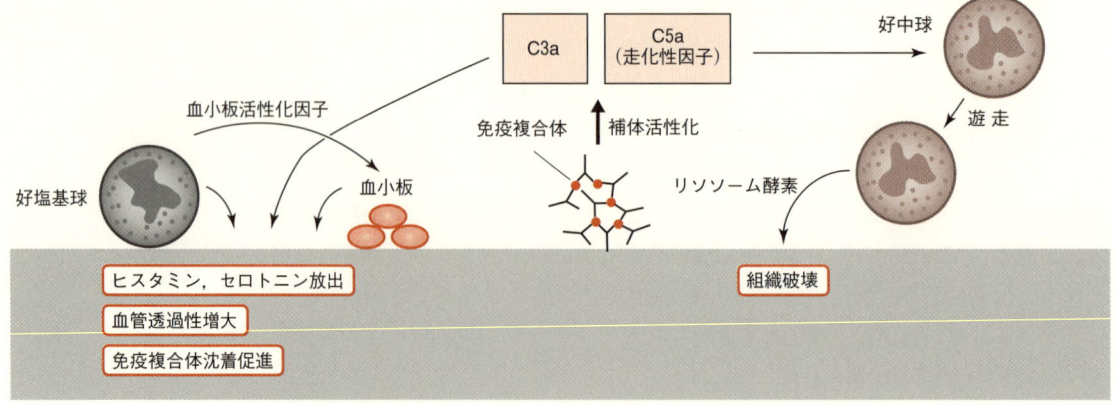

図16・5 免疫複合体による細胞傷害 免疫複合体の形成に伴い，補体が活性化され，好中球を誘引する走化性因子および好塩基球や血小板を活性化する因子（アナフィラトキシン）が生成する．

c. 生理活性物質の阻害および過活性化 生理活性物質が標的細胞の受容体に結合して生理活性を発揮するとき，自己抗体がこれに競合し阻害する例が知られている．このような例については，15章で組織傷害を伴わないⅡ型アレルギー疾患として一部紹介している．たとえば**重症筋無力症**では，神経筋接合部の終板にあるアセチルコリン受容体に対する自己抗体が産生され，アセチルコリンのシグナル伝達が阻害される．**悪性貧血**の患者では，ビタミン B_{12} の腸管からの吸収

重症筋無力症（myasthenia gravis）：アセチルコリン受容体に対する自己抗体の産生により神経筋伝達が阻害され，筋力が低下する．

悪性貧血
pernicious anemia

コラム22　関節リウマチとTh17細胞

わが国では60〜100万人が関節リウマチを患っているという〔厚生労働省（2018年）〕．かつて関節リウマチはTh1型（§10・5参照）の自己免疫疾患であると考えられていたが，Th1細胞分化を促すIL-12や，Th1細胞のエフェクターサイトカインであるIFN-γを欠損するマウスで，むしろ疾患が増悪することから，Th1/Th2バランスでは疾患発症の説明がつかなくなった．そのため，新たなヘルパーT細胞サブセット（亜集団）の存在が予測され，2005年にTh17細胞が報告された．Th17細胞はおもにIL-17を産生するためこの名がつけられたが，他にIL-22なども産生する．

IL-17は上皮細胞に作用してケモカイン（§12・5参照）や他の炎症性サイトカイン産生を促し，好中球などを炎症組織に動員する働きをもつ（コラム25参照）．IL-22は，腸管上皮細胞に作用して抗菌ペプチド産生を誘導することから，腸管や上皮バリア機能の維持に重要である．Th17細胞は通常，細菌や真菌感染により誘導されるが，関節リウマチ患者の滑膜にもみられる．骨の恒常性は，骨をつくる骨芽細胞と骨を壊す破骨細胞の厳密なバランスによって維持されているが，Th17細胞から産生されるIL-17は滑膜マクロファージを活性化し，IL-6など関節破壊を促す炎症性サイトカインを産生させる．また，IL-17は滑膜線維芽細胞に働いて破骨細胞誘導因子であるRANKリガンド（RANKL）を産生させ，破骨細胞分化を高めるため骨破壊が進行する．したがって，Th17細胞は関節リウマチ発症に関わる重要な免疫細胞であるといえる．

関節リウマチ治療における生物学的製剤として，以前より抗TNF-α抗体に加え，抗IL-6抗体や抗IL-6受容体抗体が使われ効果を上げている．Th17細胞の分化にはIL-6が必要であることから，抗IL-6抗体や抗IL-6受容体抗体は単に局所炎症を抑えるだけでなく，滑膜Th17細胞の分化誘導をも抑制することで，効果的に関節リウマチを抑えることができると考えられている．

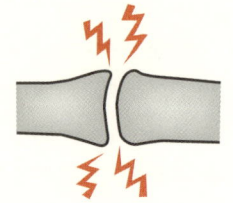

に重要な役割を果たす内因子に対する自己抗体が産生されて，ビタミン B_{12} の吸収が阻害され，さらにこの疾患では内因子を産生する胃腺壁細胞に対する自己抗体も産生される．

逆に，受容体に対する自己抗体が臓器機能を亢進させることもある．**グレーブス病**では，**甲状腺刺激ホルモン（TSH）**の受容体に対する抗体が産生され，甲状腺を過度に刺激する．この疾患では下垂体による甲状腺刺激ホルモンを介した甲状腺機能の調節が働かなくなる．

グレーブス病
(Graves' disease)：甲状腺機能亢進症の一つで，**バセドウ病**ともよばれる．過剰な甲状腺ホルモン産生のため全身の代謝が影響を受ける．

甲状腺刺激ホルモン
thyroid-stimulating hormone, TSH

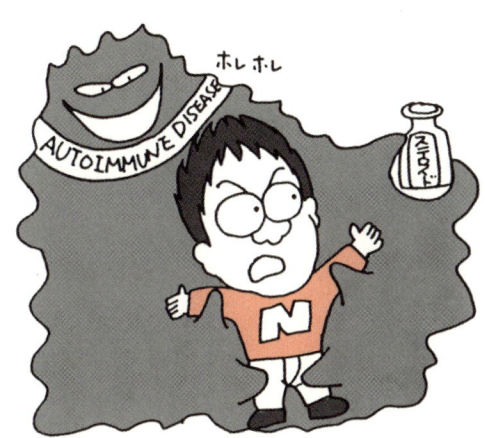

自己免疫疾患の治療法は限られている

以上のように自己免疫疾患には多数の発症要因があり，これらに関連して複雑な遺伝的要因が関与している．治療法の確立にも多大の努力が払われているが，このような多要因疾患の根治は容易なことではなく，種々の免疫調節薬の適用も試みられてはいるものの，現状では副腎皮質ステロイドなど免疫抑制薬の投与により炎症を抑え，病状をコントロールする治療が主力である．2000年代以降，病態に関与するサイトカインの作用を調節する医薬品なども開発され使用されており，これからの研究の進展が期待される．このような臨床的な問題については他書にゆずりたい．

17 移植と拒絶反応
自己と非自己を区別する主要組織適合抗原

　自分自身の皮膚を他の部位に移植する場合にはうまく生着するが、他人からの皮膚を移植した場合には拒絶反応が起こり、移植された皮膚は生着しない。これは、移植を受けた個体の免疫系が移植された皮膚を非自己とみなし、排除しようとした結果である。拒絶反応は、皮膚に限らずすべての臓器の移植に際して起こり、その反応の強弱は遺伝的に支配されている。本章では、このような拒絶反応が起こる仕組みと免疫系が自己と非自己を識別するための目印となる組織適合抗原について解説する。

17・1 移植に伴う拒絶反応とは

　臓器移植に伴う**拒絶反応**に関しては、現在広く行われている移植医療からの知見および実験的に扱いやすい純系マウスを用いた移植実験から、反応の特徴や機序、基本的な法則などがわかってきた。心臓の冠動脈のバイパス手術のように同一個体間の臓器移植(**自家移植**)や一卵性双生児のように遺伝的に同一である個体間の臓器移植(**同種同系移植**)では、**移植片**(移植された組織や臓器の総称)が100%生着する。一方、遺伝的に関係のない個体間の臓器移植(**同種異系移植**)や種の異なる個体間の臓器移植(**異種移植**)では、数週間で移植片は拒絶される。

　たとえば、やけどのあとに皮膚を移植したとしよう。時間が経つにつれて移植された皮膚片から毛細血管が伸びて、移植を受けた人の組織から新たに生じた毛細血管と連結し、皮膚片に血液が流れる。もし移植された皮膚が自分の身体の他の部分の皮膚片であると、そのまま生着する。しかし、他人の皮膚片であると、血液とともに流れ込んだリンパ球(おもにT細胞)が皮膚片中の毛細血管の内壁の成分を異物(非自己成分)と認識して活性化し、内壁を攻撃するようになる。その結果、内壁が傷害されて血液が流れなくなり、皮膚片は脱落する。これが移植片に対する拒絶反応である。

　a. 拒絶反応の分類　　拒絶反応は、移植後に発現する時期によって分類され、その機序も異なる。上述のような拒絶反応は、**急性拒絶反応**とよばれ、移植後、数日から数週間で起こる最も頻度の高い拒絶反応である。このほか、移植直後から数時間で起こる**超急性拒絶反応**および移植後数カ月から数年かけて徐々に起こる**慢性拒絶反応**が知られている。

　拒絶反応の多くを占める急性拒絶反応は、以下のような機序によることがわ

拒絶反応　graft rejection

自家移植　autograft, autotransplantation

同種同系移植　isograft, syngeneic transplantation

同種異系移植　allograft, allogeneic transplantation

異種移植　xenograft, heterotransplantation

急性拒絶反応
(acute rejection): おもに細胞性免疫の機序により起こる。拒絶反応の多くはこれに該当する。

超急性拒絶反応
(hyperacute rejection): 移植を受ける人がもつ抗体(たとえば、血液型抗原に対する抗体など)が関与し、補体系や血液凝固系の活性化を伴う。

慢性拒絶反応
(chronic rejection): 時間が経過してから起こる拒絶反応で、炎症性血管傷害を伴う。機序については未知の部分が多い。

かっている.

① **直接同種認識**：臓器の**ドナー**由来の抗原提示細胞〔臓器移植に乗ってきたという意味からパッセンジャー（乗客）細胞ともよばれる〕によって，移植を受けた**レシピエント**由来のCD8陽性キラーT細胞が活性化され，移植片を傷害する．

② **間接同種認識**：レシピエントの抗原提示細胞が移植片を非自己抗原として認識し，CD4陽性ヘルパーT細胞が活性化され，移植片に対する抗体を産生する．これは，微生物などの外来抗原に対するT細胞応答と同様のものである．

いずれの場合でもT細胞を介する拒絶反応であることが特徴である．多くの免疫抑制薬によって制御される拒絶反応はこのタイプの反応である．

超急性拒絶反応は臨床的に大きな問題となっている．レシピエントに輸血などの既往があると，すでにドナー抗原に対する抗体をもっている場合が多い．この抗体のことを同種抗体といい，多くの場合，血液型抗原に対する抗体である．同種抗体は，補体系および血液凝固系を活性化することによって短時間のうちに移植片の血管閉鎖を起こし，結果として移植片は壊死に陥り拒絶される．この拒絶反応を未然に防ぐためにABO型適合試験および交差適合試験が行われ，ドナーとレシピエントの適合性が調べられる．

すぐれた免疫抑制薬が開発された今日でも，移植臓器の長期生着率は飛躍的に伸びているわけではない．それは，おもに移植片に対して起こる炎症性血管傷害による慢性拒絶反応のためである．この反応の機序が同種抗原に対する免疫反応なのか，非免疫反応なのか，もしくは両者なのか解明されていない部分も多い．臨床的に発見が困難であり，発見されたときにはすでに臓器不全に陥っていることが多い．

ドナー（donor）：臓器の提供者．

レシピエント（recipient）：臓器の受容者．

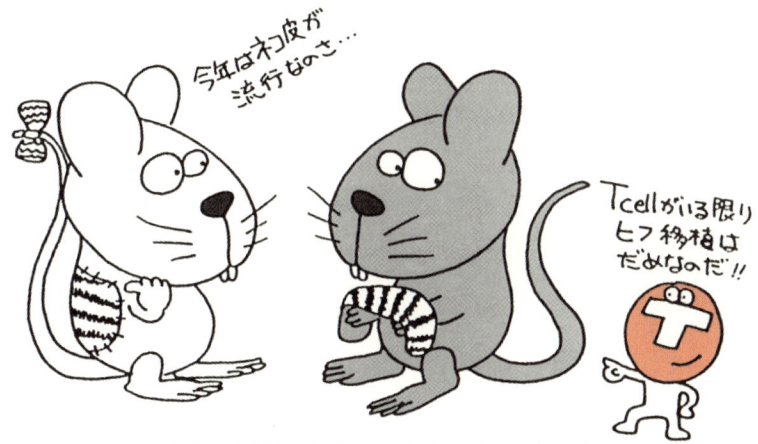

T細胞は皮膚移植など細胞性免疫応答に深く関与する

b. 移植片対宿主病（GVHD）　血液のがんである白血病や骨髄の造血幹細胞の障害による再生不良性貧血の治療に**骨髄移植**（造血幹細胞移植）が行われるが，その場合には特別の型の反応が現れる．ドナーから採取された骨髄液にはT細胞などのリンパ球が含まれているので，これらの細胞を除かないで移植する

骨髄移植　bone marrow transplantation

コラム23　免疫抑制薬による拒絶反応の制御

さまざまな免疫抑制薬の開発によって組織適合抗原の型が完全に一致していなくても臓器移植後の拒絶反応がある程度コントロールされるようになり，移植の成功率は大きく向上した．免疫抑制薬としては，副腎皮質ステロイド（プレドニゾロンなど），代謝拮抗薬（ミコフェノール酸モフェチル，ミゾリビンなど），カルシニューリン阻害薬（シクロスポリン，タクロリムス），mTOR阻害薬（エベロリムスなど）があり，拒絶反応に関わる免疫反応を異なる機序で抑制する．多くの場合，複数の薬剤が組合わせて用いられている．

副腎皮質ステロイドは免疫反応全般を抑制する作用があるので，アレルギーや自己免疫疾患に用いられているが，拒絶反応の予防にも効果的な薬剤である．代謝拮抗薬は，免疫反応の活性化に伴うリンパ球増殖を抑制するが，おもな作用点は，核酸の生合成阻害作用を介するものが多い．カルシニューリン阻害薬は比較的新しく開発された薬剤であり，T細胞の活性化を特異的に抑制する効果をもつ．その機序は，細胞内に存在する特定のタンパク質に結合し，形成された複合体がカルシニューリンとよばれる脱リン酸酵素（ホスファターゼ）を阻害する．その結果，IL-2などのサイトカイン産生に関わる転写因子の脱リン酸が阻害されることにより，転写因子の核移行が妨げられ，関連する免疫反応が抑制される．これと類似のT細胞増殖阻害作用をもつのがmTOR阻害薬である．mTOR (mammalian target of rapamycin, 哺乳類ラパマイシン標的タンパク質）は，細胞増殖に関わるシグナル伝達物質であり，その機能を阻害することにより免疫抑制を示す．

これらの薬剤のほか，抗体製剤である抗CD25モノクローナル抗体も急性拒絶反応の抑制に用いられる．CD25はIL-2受容体の一つであり，これをブロックすることでT細胞機能を抑制する．また，抗CD20モノクローナル抗体も拒絶反応の抑制に使われている．この抗体製剤は，もともとCD20陽性のB細胞性非ホジキンリンパ腫の治療薬として開発されたが，B細胞にもCD20が発現するため，B細胞の抑制を介してABO血液型不適合移植における抗体関連型拒絶反応の抑制に用いられる．

現在も免疫抑制薬の開発は世界中で進行しており，さらに優れた免疫抑制薬の登場が期待される．

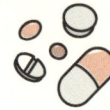

移植片対宿主病　graft versus host disease, GVHD

混合リンパ球反応（mixed lymphocyte reaction, MLR）: 異なる個体由来のリンパ球を混合培養したときに起こるリンパ球活性化反応のこと．リンパ球の増殖やサイトカイン産生などの反応を調べることにより，体内で起こる免疫反応の一部を in vitro で再現できる方法である．図13・3 (p.125) では，マウスの脾臓からのリンパ球を混合培養しキラーT細胞を誘導した．

免疫特権
immune privilege

と，レシピエントの組織が攻撃されるようになる．その結果，レシピエントの臓器や組織が傷害され重篤な合併症が起こる．この反応は，移植片がレシピエント（宿主）を傷害するという意味で**移植片対宿主病（GVHD）**とよばれる．GVHDの原因となるドナー由来のT細胞は，**混合リンパ球反応**によって検出することができる．

c. 免疫特権　　角膜移植は，拒絶反応の起こらない数少ない例である．角膜は血管がない組織なので，宿主のT細胞はドナー由来の角膜を攻撃できない．いわば免疫系から隔絶された部位であるといえる．このような性質を**免疫特権**とよんでいる．そのため，通常の臓器移植に比べて，角膜移植では拒絶反応がほとんど起こらない．この性質を利用して角膜が白濁して目が見えにくくなった患者（レシピエント）の治療として，健常者（ドナー）のきれいな角膜の移植が行われる．

17・2　拒絶反応を支配する組織適合抗原

他人からの臓器移植やマウスの異なる系統（異系）間の移植が成功しないのは，次の理由による．ある個体を構成するほとんどすべての細胞は，その個体に固有の抗原をもつ．この抗原は，他人（あるいは異系の個体）の対応する抗原の

構造と多少異なるので，レシピエントの免疫細胞は，移植片を非自己として攻撃する．このような抗原を**組織適合抗原**とよぶ．移植の際には，これら組織適合抗原に対して抗体が産生されるが，移植片を排除する主要な因子は，移植片に含まれる細胞の組織適合抗原を識別して攻撃するキラーT細胞（13章参照）であり，拒絶反応（特に急性拒絶反応）は，おもに細胞性免疫の機序によって進行する．

組織適合抗原
histocompatibility antigen

個体のもつ組織適合抗原は1種類ではなく，ヒトやマウスでは数十種類以上の抗原が存在し，それぞれの抗原の構造が個体ごとに異なり，**アロ抗原性**（同種であるが異なる個体に対する抗原性）を示す．組織適合抗原には抗原性の強いものや弱いものがある．そのなかで，最も強力な抗原性を示すものは**主要組織適合抗原**とよばれる抗原系である．ほとんどの哺乳類は，このような抗原系をもち，ヒトでは HLA，マウスでは H-2 とよばれる．このほかにも多数の組織適合抗原があるが，抗原としての作用が弱いので，**副組織適合抗原**と総称される．ABO 血液型物質もこの種の抗原である．

アロ抗原性
alloantigenicity

主要組織適合抗原　major histocompatibility antigen

HLA：human leukocyte antigen（ヒト白血球抗原）

副組織適合抗原　minor histocompatibility antigen

マウスでの皮膚移植を例にとると，移植片とレシピエントの H-2 抗原系が不適合（異なる型）であると，移植後2週間程度で移植片は脱落する．副組織適合抗原が不適合であっても H-2 系の抗原が適合していると，拒絶されるまでに半年程度かかることもある．

以上のように，組織適合抗原は多数存在することに加え，主要組織適合抗原に注目してみても，型の種類がきわめて多いため，正確に同じ抗原群を共有している二つの個体が存在する可能性は限りなくゼロに近い．しかし，実際には，ヒトの非血縁者間の移植はかなり成功している．特に近親者間でみられるように，主要組織適合抗原系のいくつかの抗原型が一致している場合の移植の成功率は，免疫抑制薬の併用によってかなり高くなっている．他方，これらがまったく一致していないときには，多量の免疫抑制薬を投与して拒絶反応を抑制しても成功する確率は低下する．

17・3　主要組織適合抗原をコードする遺伝子

組織適合抗原とそれを規定する遺伝子は，いろいろな系統のマウスを用いて研究されている．たとえば，二つの異なる系統，A系とB系のマウスの組織適合抗原を考えてみよう．ある特定の組織適合抗原を規定する遺伝子を AA と BB とすると，両系統のマウスを交配した第一代雑種 F_1 の遺伝子は AB の組合わせとなり，第二代雑種 F_2 の遺伝子は $AA:AB:BB=1:2:1$ の比で現れる（図17・1）．これらの遺伝子型をもつマウス間で移植を行うと，次のような結果が得られる．

① A系同士もしくはB系同士のように同じ系統のマウスの間の移植は成功する．
② A系マウスとB系マウスの間のように異なる系統間の移植はすべて失敗する．
③ 親から F_1 への移植は成功するが，反対に F_1 から親への移植は失敗する．
④ F_2 から F_1 への移植は成功する．
⑤ 親から F_2 への移植は 75% を超えて成功することはない．

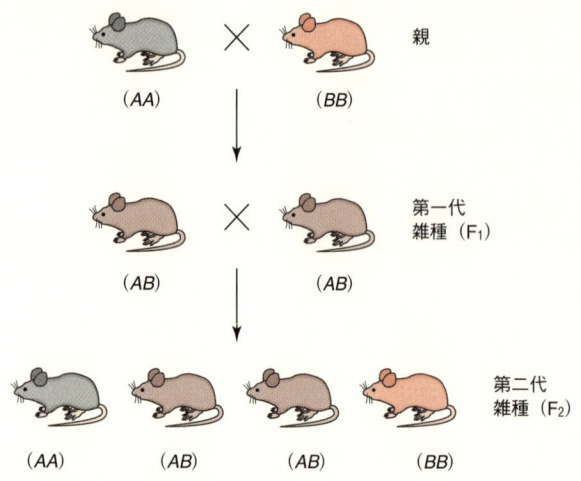

図17・1　組織適合遺伝子 *AA* と *BB* をもった二つの系統のマウスの交配による第一代，第二代雑種の遺伝子

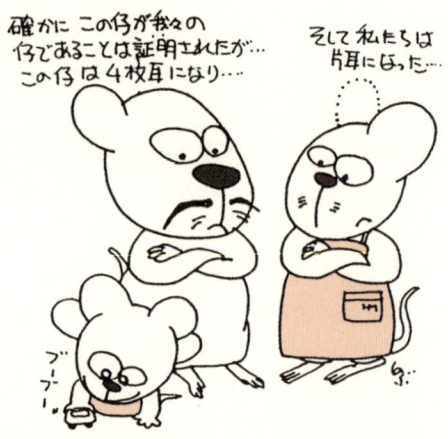

親から F_1 への移植は成功するが，F_1 から親への移植は失敗する

共優性（co-dominant）：長らく使われてきた"優性"に代わり"顕性"も使用されるようになった．

　こうして見いだされた移植の原則は，組織適合抗原を規定する遺伝子（組織適合遺伝子）には多様性（遺伝子多型）があり，古典的なメンデルの遺伝様式に従って遺伝することを示している．F_1 は両親から受継いだ遺伝子を同時に発現し，F_1 の個体にとっては両遺伝子の産物（組織適合抗原）が自己の成分と認識されるので，いずれの親からも移植片を受け入れることが可能である．言い換えれば，組織適合遺伝子は**共優性**の性質を示し，子孫の細胞には両親からの遺伝子産物が現れることを示している．前ページ⑤では，F_2 のうち，3/4 の個体は *A* 遺伝子をもつので，A系の親からの移植を受け入れるが，1/4 の個体は *A* 遺伝子をもたないため，A系の親からの移植片を非自己とみなし拒絶する．B系の親からの移植についても，F_2 の 3/4 の個体は *B* 遺伝子をもつので，75％の個体は移植を受け入れるが，25％の個体では拒絶することになる．

主要組織適合遺伝子複合体
major histocompatibility complex, MHC

＊ MHC 遺伝子の産物（タンパク質）は遺伝多型があり，拒絶反応において免疫系の標的となるため"クラスⅠ抗原"，"クラスⅡ抗原"とよばれる．同じタンパク質が"クラスⅠ分子"，"クラスⅡ分子"とよばれることもある．これらのタンパク質はT細胞への抗原提示に重要な役割を担っており（§11・5参照），その場合には"分子"が使われることが多い．

　§17・1で述べたように，1個体には，アロ抗原性を示す組織適合抗原が多数あり，それぞれに対応する多数の遺伝子が存在する．そのうち主要組織適合抗原をコードする遺伝子も複数の遺伝子から構成される遺伝子複合体をつくっている．この遺伝子複合体を**主要組織適合遺伝子複合体**（MHC）という．たとえば，ヒトのMHCであるHLA系の遺伝子群は第6染色体上に存在し，マウスのH-2系は第17染色体上に存在する．それぞれのMHCは数多くの独立した遺伝子（座）を含んでいることが明らかになっている．その大略を図17・2に示す．ヒトのMHCは，*A*, *B*, *C*, *D* の領域に加え，C2やC4，B因子などの補体成分をコードする領域に区分され，マウスのMHCは *K*, *I*, *S*, *D*, *L* の領域に区分されている．それぞれの領域は一つあるいは複数の遺伝子（座）から成り，多数の組織適合抗原（タンパク質）がコードされている．これらの抗原タンパク質は構造と機能からⅠ，Ⅱ，Ⅲの三つのクラスに分類される．これらのうち，自己と非自己の識別，すなわち拒絶反応に関わるMHCは，おもに**クラスⅠ**と**クラスⅡ**である＊．

クラスI抗原は，ヒトでは*B, C, A* 領域の遺伝子の産物であり，HLA-B, HLA-C, HLA-A 抗原とよばれる．マウスのクラスI抗原は，*K* 領域，*D* 領域，*L* 領域の遺伝子によってコードされる H-2K, H-2D, H-2L 抗原である（ヒトとマウスの系は独立に研究されてきたので，命名の仕方が異なる）．これらの抗原は，細胞膜に発現する糖タンパク質であり，赤血球を除くすべての細胞に存在する（表17・1）．クラスI抗原は個体によって著しい多型性を示す．それぞれタンパク質の構造が微妙に異なり，そのため移植の際にはアロ抗原として免疫系に認識される（表17・2）．

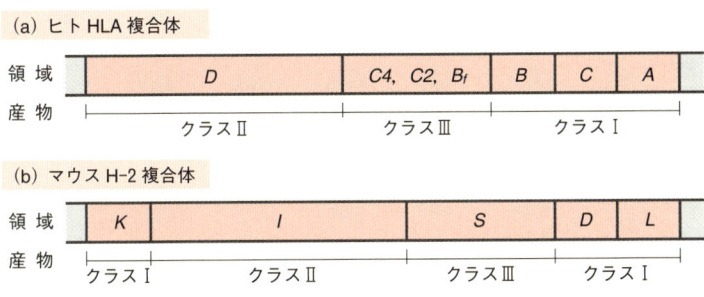

図17・2 ヒト(a) とマウス(b) の MHC ——遺伝子領域の構成と産物

表17・1 HLA 系および H-2 系の抗原の分布

領　域		遺伝子産物	抗原の分布
HLA（ヒト）	H-2（マウス）		
A, B, C	K, D, L	クラスI	ほとんどすべての細胞（赤血球を除く）
D	I	クラスII	樹状細胞, マクロファージ, B細胞, 上皮細胞 (一部)

表17・2 クラスI抗原およびクラスII抗原の作用

性　質	クラスI抗原	クラスII抗原
拒絶反応	+++	++
移植片対宿主反応	++	+++
混合リンパ球反応	+	+++
T細胞に対する抗原提示作用	+++ （キラーT細胞に対して）	+++ （ヘルパーT細胞に対して）
抗体を産生させる抗原性	+++	++

クラスII抗原は，§17・4で述べるようにクラスI抗原と異なる基本構造をもった糖タンパク質である．ヒトのクラスII抗原をコードする遺伝子は *D* 領域に存在し，*DP, DQ, DR* とよばれる亜領域の遺伝子産物である HLA-DP, HLA-DQ, HLA-DR 抗原がある．マウスでは，*I* 領域のいくつかの亜領域の遺伝子産物がクラスII抗原であり，Ia 抗原ともよばれる．クラスII抗原をもつ細胞は，免疫応答の際に抗原提示細胞として働く樹状細胞，マクロファージ，B細胞であり，クラスI抗原に比較して限られている．11章で述べたように，クラス

II抗原は免疫応答に重要な役割を果たしている．たとえば，T細胞，B細胞，マクロファージなどの免疫応答における細胞間相互作用に関与し，T細胞の抗原認識に不可欠の分子である．

17・4 クラスIおよびクラスII抗原（分子）の構造

a. クラスI抗原（クラスI分子） クラスI抗原は細胞膜糖タンパク質であり，H鎖（分子量約45,000）とL鎖（β_2ミクログロブリン，β_2m，分子量約12,000）から構成される（図17・3，図11・4参照）．H鎖はMHC遺伝子にコードされているが，β_2ミクログロブリンはMHCとは別の染色体に存在する遺伝子の産物で，血清や尿中にも存在するタンパク質である．β_2ミクログロブリンは，細胞膜の外側でH鎖と非共有結合で結合して二量体を形成する．H鎖の細胞外部分はα_1，α_2，α_3の三つのドメインから成り，それぞれのドメインは約90個のアミノ酸残基から構成される．細胞膜を貫通している部分は疎水性アミノ酸に富み，細胞膜の脂質二重層と結合する．細胞質部分は親水性アミノ酸残基を多く含んでいる．

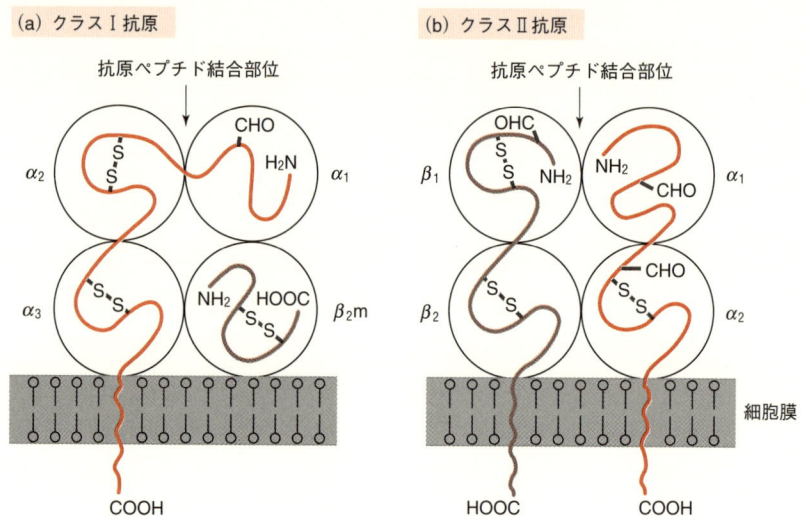

図17・3 クラスI抗原(a)およびクラスII抗原(b)の構造　抗原ペプチド結合部位については図17・4参照．β_2m：β_2ミクログロブリン，CHO：糖鎖．

クラスI抗原は，ほとんどすべての細胞に発現することから，移植片拒絶反応での標的分子となりやすい．H鎖は遺伝的な多型が著しく，HLA-A，B，Cにそれぞれ数十種類の異なる型が存在する．一次構造（アミノ酸配列）の比較から，個人によって一次構造の違いが多くみられる領域がα_1とα_2ドメインにあることがわかった．これらの領域が拒絶反応に際してアロ抗原としての特異性に関与している．一方，β_2ミクログロブリンはすべてのヒトで共通した構造をもち，クラスI抗原の特異性に関与しないが，クラスI抗原の発現には不可欠である．

b. クラスII抗原（クラスII分子）　クラスII抗原は，α鎖およびβ鎖（分子量は約 34,000 および約 29,000）から構成される細胞膜糖タンパク質である．両鎖は非共有結合で結合し，いずれも C 末端側で細胞膜を貫通している．α鎖およびβ鎖の細胞外部分は，それぞれ二つのドメイン（α_1 と α_2，β_1 と β_2）に分けられる．細胞外部分に合計4個のドメインをもつので，全体としてはクラスI抗原と似た構造になる．

クラスII抗原の場合はα鎖とβ鎖ともMHCによってコードされる．ヒトのクラスII抗原のα鎖とβ鎖は，HLA遺伝子のD領域にある *DP*, *DQ*, *DR* の三つの亜領域の遺伝子群によってコードされる．*DP*, *DQ*, *DR* のいずれも個体間での多型があり，それぞれ十から数十程度の異なる型がある．クラスII抗原の一次構造を比較すると，α鎖のα_1ドメインおよびβ鎖のβ_1ドメインに高度の多型がみられることがわかった．

以上に述べたように，一人の個人は3種類ずつのクラスIおよびクラスII抗原を両親それぞれから受け継ぐことから，合計12種類の抗原をもつことになる．これらには多くの遺伝子多型があることから，非血縁の他人が同一のHLA型をもつ確率は数百から数十万分の一であるといわれる．

17・5　クラスIおよびクラスII分子の機能

主要組織適合抗原は臓器移植の成否を規定するが，移植はあくまでも人為的なものである．この抗原系は，多細胞の動物が単細胞生物から進化する過程で，他の個体の細胞がまぎれこまないように，自分の細胞と他の個体の細胞とを識別する目印となっていたものと考えられている．しかし，それ以上に主要組織適合抗原は免疫系の働きそのものに深く関わっている．

クラスIおよびクラスII分子の重要な機能の理解の端緒となったのは次の二つの発見である．その一つは免疫応答現象とよばれる現象で，特定の合成ポリペプチドを抗原として，系統の異なるモルモットあるいはマウスを免疫すると，抗体産生量が系統によって著しく変動することがある．この変動は高応答性や低応答性を決める遺伝子の存在によると考えられたが，現在ではクラスII抗原の働きによることが証明されている．

二つ目の発見は，T細胞の抗原認識が主要組織適合抗原によって拘束されることである（11章参照）．体内に侵入したタンパク質抗原は，樹状細胞やマクロファージなどの抗原提示細胞に取込まれたのち，細胞内で処理され断片化し，生成したペプチドフラグメントが抗原提示細胞表面のクラスII分子と複合体を形成する．ヘルパーT細胞は，抗原フラグメントとクラスII分子の複合体を認識して反応する（図11・5参照）．一方，ウイルス感染細胞を破壊するキラーT細胞の場合にも，感染細胞表面のクラスI分子に結合したウイルス由来の抗原フラグメントをクラスI分子とともに認識して反応する（§13・4参照）．したがって，クラスII分子は，ヘルパーT細胞による外来性の抗原の認識に，またクラスI分子は，キラーT細胞によるウイルス抗原のように細胞内で合成された内在性

の抗原の認識に不可欠である．

a. クラスⅠおよびクラスⅡによる抗原提示　クラスⅠ分子とクラスⅡ分子が抗原フラグメントを結合して，T細胞に対する抗原提示に関わることを述べたが，この機序をもう少し詳しくみてみよう．ウイルス感染細胞では，細胞内で合成されるウイルスタンパク質の一部がプロテアーゼによって代謝されて断片化されペプチドを生じる．このペプチドが細胞内で生合成されたばかりのクラスⅠ分子に結合して細胞表面に提示される．このペプチドとクラスⅠ分子の複合体をキラーT細胞が認識して増殖・分化して活性化し，ウイルス感染細胞を傷害する（§13・4も参照）．ウイルスは自身の増殖に生きている細胞に寄生することが必須なので，ウイルス感染細胞が傷害されることにより，結果的にウイルスの増殖が抑制される．一方，外来の異物は抗原提示細胞によって細胞内に取込まれ，ファゴソーム（食胞）内でプロテアーゼによってペプチドに消化される．生じたペプチドは細胞内で合成されたクラスⅡ分子に結合して細胞膜に運ばれる．このようにして細胞表面に表出した複合体をヘルパーT細胞が認識して活性化され，抗体産生などの免疫応答を始動する．

b. クラスⅠおよびクラスⅡ分子内の抗原ペプチド結合部位　クラスⅠ分子とクラスⅡ分子の抗原ペプチド結合部位の構造も詳しく研究されている．クラスⅠおよびクラスⅡ分子とも，抗原ペプチドを結合できる溝状の構造をもち，この結合部位に抗原ペプチドがはまり込み複合体を形成する．クラスⅠ分子に結合する抗原フラグメントは8～10個のアミノ酸残基から成る．これに対してクラスⅡ分子に結合する抗原フラグメントの長さは，比較的長いものが多く，13～17個のアミノ酸残基から成るものが多い．この結合部位は，クラスⅡ分子では，α_1とβ_1の二つのドメインによってつくられ，クラスⅠ分子では，α_1とα_2の二つのドメインによってつくられている．図17・4にクラスⅠ分子のα_1ドメインと

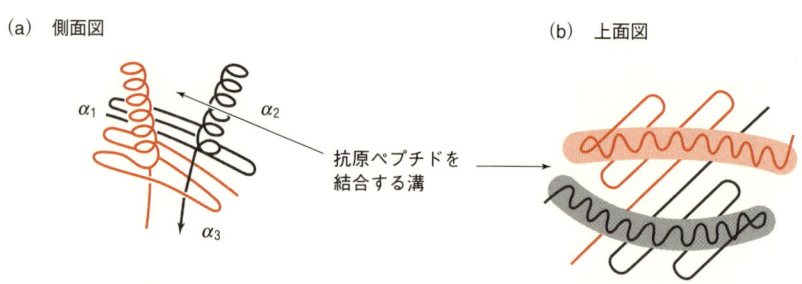

図17・4　クラスⅠ分子の抗原ペプチドを結合する部位の基本構造
───：α_1ドメイン，───：α_2ドメイン．

α_2ドメインが抗原ペプチドを結合する溝状の構造を形成する様子を示す．クラスⅡ分子では，α_1およびβ_1ドメインが同様な抗原ペプチドを結合する溝を形成している．これらのドメインの一次構造は，個人によって微妙な構造の違いがあるので，それに対応して抗原結合部位の構造も少し異なることになる．

クラスⅠおよびクラスⅡ分子中に存在する抗原ペプチド結合部位と抗原ペプチドとの結合は，抗原抗体反応の特異性ほど厳密ではないと考えられている．たと

えば,構造が類似しているが,異なる一群の抗原ペプチドが同一のクラスⅡ分子あるいはクラスⅠ分子と結合できる.一方,異なる個体のクラスⅠおよびクラスⅡ分子では,結合できる抗原ペプチド群に違いがあることも知られている.このことは,もし,ある個体が特定の抗原ペプチドを強く結合できるクラスⅠおよびクラスⅡ分子をもっていれば,その抗原に対して高応答性となるが,弱くしか結合できないクラスⅠおよびクラスⅡ分子をもつ場合には低応答性となることが考えられる.このような結合性の違いが免疫応答現象の機構である可能性が示されている.

われわれヒトのような高等動物は無数の病原微生物に囲まれて生活している.もし,ある生物種の個体が例外なく特定の病原微生物に同じ免疫応答性を示し,それが低応答あるいは無応答であるとすると,その種の絶滅につながる危険性がある.このような事態を回避して種として生き残る仕組みとして主要組織適合抗原の多様性が生み出されたのかもしれない.

18 免疫不全症とエイズ
免疫系の障害による重篤な病気

　さまざまな原因で免疫機能に障害が生じると免疫不全の状態になり，感染症にかかりやすくなる．免疫不全症は，遺伝による先天性のものと生まれてから免疫系が障害される後天性のものとに分類される．いずれの場合にも，免疫系のどこが障害されるかによって，異なる症状を呈する免疫不全症が誘発される．ヒト免疫不全ウイルス（HIV）感染により発症する後天性免疫不全症候群（エイズ）は世界的に大きな社会問題となっている．

18・1　免疫不全とは

免疫不全
immunodeficiency

免疫不全症
immunodeficiency disease

　免疫不全とは免疫系の形成と作用の複雑な過程のうちのどこかに欠陥がある状態をいう．この状態のヒトや動物では，免疫系による生体防御機能がうまく働かないので，**免疫不全症**とよばれる一群の疾患が起こる．免疫不全症の最も大きな特徴は感染症にかかりやすくなることである（易感染性）．また，悪性腫瘍（がん）の発生率が高いともいわれる．悪性腫瘍が生じやすいのは，体内で生じた腫瘍細胞を排除する免疫系の機能が働かないことや発がんウイルスに感染しやすいことによると考えられている．意外なことに，一部のアレルギー疾患や自己免疫疾患を発症しやすい．その理由としては，アレルギー疾患をひき起こすアレルゲンの侵入を効果的に防ぐことができないこと，免疫系の機能の調節がうまく働かないために異常な免疫反応が起こり組織が傷害を受けやすいこと，自己免疫の誘因となる微生物の感染を受けやすいことなどが考えられている．

先天性免疫不全症
(congenital immunodeficiency disease)：原発性免疫不全症ともいう．

後天性免疫不全症
acquired immunodeficiency disease

　免疫不全症は，遺伝的な免疫系の障害により発症する**先天性免疫不全症**および誕生後の生活で免疫系が障害を受けて発症する**後天性免疫不全症**の二つのグループに分けられる．発症の頻度は，後天性免疫不全症の方が高い．社会的に大きな問題となっているエイズ（AIDS）は後天性免疫不全症の一つである．

18・2　先天性免疫不全症

　a. 免疫不全症と免疫細胞の分化　　先天性免疫不全症は，単一または複数の免疫系に関わる構成成分が遺伝的に欠損すると発症する．発症原因となる遺伝子欠損のほとんどは劣性遺伝*であり，その遺伝子の多くがX染色体上に存在する．そのため，男性が保因者となると発症しやすく，女性の場合はホモ接合体のときにのみ発症する．免疫系の分化，成熟，作用の過程のどの段階に遺伝的欠陥があるかによって，さまざまな先天性免疫不全症が発症する．免疫系の機能は，抗体

* メンデルの遺伝法則で"優性"および"劣性"が使用されてきたが，それぞれ"顕性"および"潜性"と表記されることも多くなった（2021年より中学校の教科書で採用）．

産生を主体とする体液性免疫と活性化T細胞による細胞性免疫に大別されるので，狭義の先天性免疫不全症は体液性免疫系の欠陥か細胞性免疫系の欠陥のいずれかによる不全症と，両者の欠陥による不全症に分けられる．いずれの場合にも，主役となるリンパ球（B細胞あるいはT細胞）は造血幹細胞から発生と分化の多くのステップを経て成熟するので，そのうちの一つのステップに欠陥があれば免疫不全となる．

図18・1にB細胞とT細胞が造血幹細胞から生成する過程を示す．造血幹細胞の分化の最初の段階はリンパ系幹細胞への分化であり，ここに遺伝的欠陥があるとB細胞もT細胞も欠損してしまうので**重症複合免疫不全症（SCID）**となる．このような患者では，T細胞依存的な抗体産生も細胞性免疫も抑制され，結果として免疫記憶を誘導することができないので，きわめて重篤な易感染性をひき起こすこととなる．また，B細胞およびT細胞のそれぞれの分化過程において障害が生じる場合がある．B細胞分化に障害がある場合，抗体が産生されない，または産生が著しく低下して細菌やウイルスを排除できなくなる．これに属する免疫不全症には，B細胞の初期分化の障害による**X連鎖無γグロブリン血症（XLA）**，B細胞が成熟してもすべてのクラススイッチに障害がある**高IgM症候**

重症複合免疫不全症
severe combined immunodeficiency, SCID

X連鎖無γグロブリン血症
X-linked agammaglobulinemia, XLA

高IgM症候群
hyper-IgM syndrome

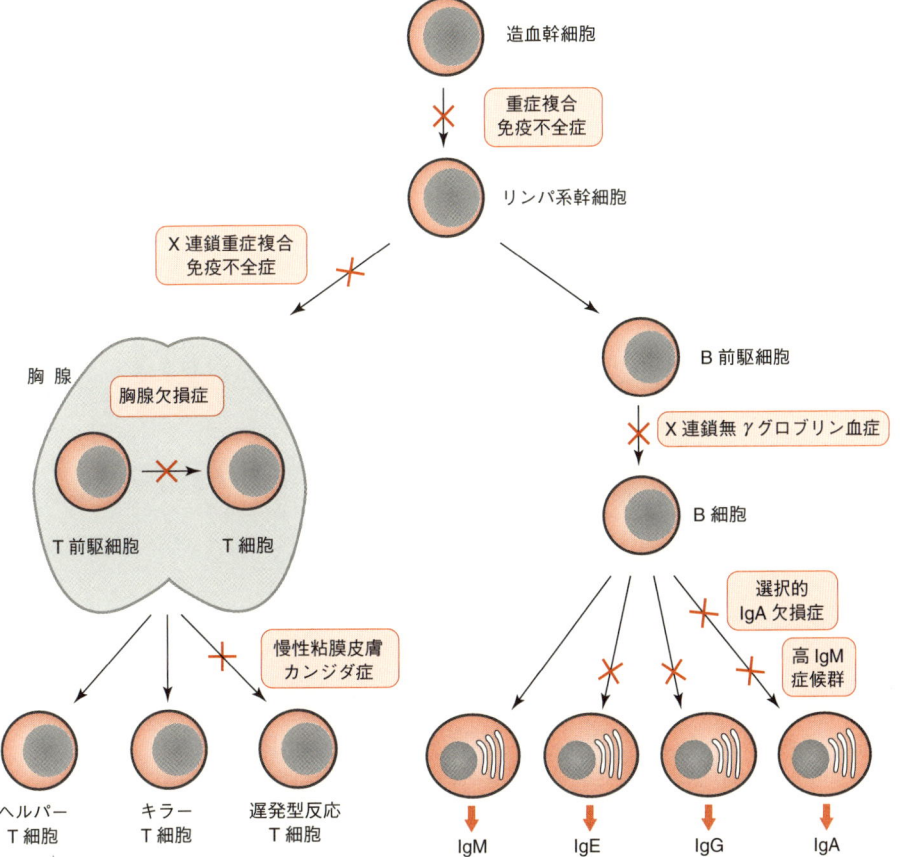

図18・1　リンパ球の分化と先天性免疫不全症　×で示した過程が障害されることにより，さまざまな免疫不全症がひき起こされる．

選択的 IgA 欠損症
selective IgA deficiency

群，および IgA のみにクラススイッチできない**選択的 IgA 欠損症**がある．IgA は粘膜の免疫に重要な免疫グロブリンであり，おもに粘膜での免疫が障害される．T 細胞の分化に障害がある場合は，易感染性となるだけでなく，免疫記憶を成立することができない SCID に類似の重篤な免疫不全症になることが多い．これに属するものには，T 細胞の初期分化の障害による **X 連鎖重症複合免疫不全症**（XSCID），胸腺形成不全による**胸腺欠損症**（胸腺無形成症），T 細胞が成熟してもサイトカイン産生ができないため重篤な真菌感染を起こす**慢性粘膜皮膚カンジダ症**がある．

X 連鎖重症複合免疫不全症
X-linked SCID，XSCID

胸腺欠損症：この欠損症は皮膚にも影響を与え，マウスでは無毛を伴うことから nude 変異ともいう．

また，顆粒球の分化が障害を受け成熟が妨げられる**好中球減少症**が知られる．この疾患では好中球の数が顕著に減少し，乳児期から繰返し感染症にかかってしまう．血液細胞の大もととなる骨髄の造血幹細胞の障害である**再生不良性貧血**や自己免疫による好中球の破壊が原因となる場合もある（コラム 24 参照）．治療には，顆粒球コロニー刺激因子（G-CSF）製剤の投与のほか，他の免疫不全症と同様に造血幹細胞移植（骨髄移植）も行われる．

b．免疫不全と感染症　免疫不全の状態では微生物に感染しやすいことは先に述べたが，不全症によって問題となる微生物の種類にある程度の相違がある．抗体産生が不全のときには，食細胞による細菌の排除や補体系による細菌の溶菌が効果的に進行しないので，化膿性細菌に感染しやすい．しかし，T 細胞の働きにより，ウイルスや細胞内寄生菌（結核菌など）による重い感染症は起こりにくい．これに対して T 細胞不全では，ウイルス感染細胞を排除できず，また，マクロファージを活性化して細胞内寄生菌を殺菌させるサイトカインを産生できない．したがってウイルスや結核菌に感染しやすく，さまざまな合併症を生じることが多い．

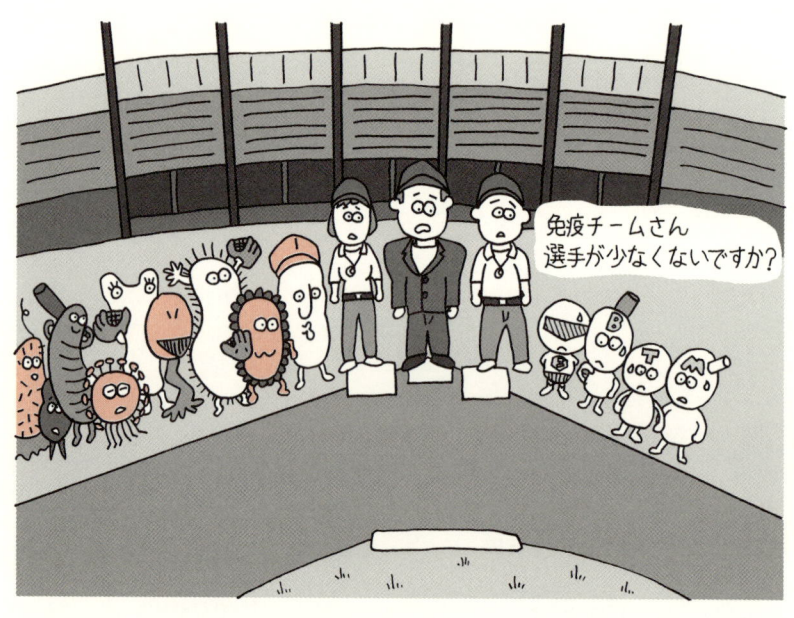

免疫系に関わる細胞や因子が欠損すると免疫不全となる．

抗体が正常につくられても，抗体と協同して抗原を排除する系に異常があれば，細菌感染を起こしやすくなる．このような免疫不全症に**先天性補体欠損症**と**先天性食細胞機能異常症**がある．先天性補体欠損症では，特定の補体成分が欠損しているため補体の活性化が不完全で，細菌の細胞膜を破壊する膜侵襲複合体（C5b6789）が形成されず，またマクロファージや好中球の貪食作用も促進できないので，細菌感染を受けやすい（§8・2参照）．このような不全症の例として，補体成分C3やC8を欠損したC3欠損症やC8欠損症が知られる．また，食細胞の機能に異常がある場合には，貪食作用不全や殺菌作用不全となり，化膿性細菌に感染しやすくなる．たとえば，**慢性肉芽腫症**とよばれる患者の好中球は，NADPHを利用して酸素分子からスーパーオキシドアニオン（O_2^-）を生成するNADPHオキシダーゼを欠損しているので，O_2^-などの活性酸素を産生できない．したがって，活性酸素を利用する殺菌能が発揮されず，繰返し重い感染症にかかる（§3・2参照）．

c．免疫不全症の治療　免疫不全症は，それぞれの病因に応じた治療法が必要である．抗体産生の不全症では，種々の抗体を含むヒト免疫グロブリン製剤を

コラム24　さまざまな原因によって免疫不全症が起こる

　§18・2で先天性好中球減少症について述べたが，後天的に，何らかの原因で血液中に好中球に対する抗体が出現し，好中球が破壊されるために起こる好中球減少症もある．これは，自己免疫性の好中球減少症といわれる．このような自己反応性の抗体には，成熟した好中球に反応するものや前駆細胞に反応するものがあるが，どのような機序で産生されるのかは不明である．

　アデノシンデアミナーゼ（adenosine deaminase, ADA）とよばれる核酸代謝酵素の欠損は重篤な免疫不全症の原因となる．この酵素は，デオキシアデノシンをデオキシイノシンへ変換する代謝酵素であり，DNAの代謝に不可欠である（下図）．ADAが欠損すると細胞内にデオキシアデノシンが蓄積し，これがリン酸化されて生成するデオキシATPが胸腺においてリンパ球機能を障害する．1995年にADA遺伝子を小児のリンパ球に導入するというわが国初の遺伝子治療が行われ成功を収めたことは，当時のニュースとなり関心をよんだ．

　白血球の機能不全症の一つに白血球接着不全症（leukocyte adhesion deficiency, LAD）とよばれる疾患がある．白血球接着不全症は三つのタイプに分類されるが，いずれも白血球細胞膜の細胞接着分子の異常が原因となっている．そのうちⅡ型（LAD-Ⅱ）では，白血球（特に好中球）の表面の糖鎖構造であるシアリルルイスXが合成されない．この糖鎖が欠損すると，血管壁に発現する細胞接着分子セレクチンとの相互作用に支障を来し，好中球が血管から感染部位に移動できなくなる（§3・5参照）．原因は，シアリルルイスX構造に含まれる単糖成分であるフコースの活性化体であるGDP-フコースのトランスポーター（輸送体）の変異と考えられている．

　以上三つの例をあげたが，さまざまな原因によって免疫系に異常を来し免疫不全症がひき起こされる．

DNA → → → デオキシアデノシン ─ADA→ デオキシイノシン ⇒ 分解／再利用

デオキシアデノシン ↓リン酸化 デオキシATP ⇒ リンパ球機能障害

アデノシンデアミナーゼ（ADA）欠損によるリンパ球機能障害

定期的に静脈注射して抗体を補充する．好中球減少症には，顆粒球を増やす作用のあるサイトカインである顆粒球コロニー刺激因子（G-CSF）を投与する．重症複合免疫不全症では，骨髄移植による正常リンパ系幹細胞の移植が，また胸腺欠損症では胎児胸腺の移植が行われる．抗菌薬などの投与による感染症への対応もきわめて重要となる．

18・3 後天性免疫不全症

正常な免疫系をもって生まれても，その後の生活で免疫系が障害を受けると後天性免疫不全症を発症する．たとえば，免疫系に影響する薬剤の投与や放射線による治療を受けると免疫不全となり，後天性免疫不全症を発症しやすくなる．また，微生物感染，栄養障害，自己免疫，腎疾患，悪性腫瘍の生成などによって免疫系が障害されても後天性免疫不全症を発症することがある．

このように後天性免疫不全症の病因や病態は種々多様である．そのうちで最も手ごわく致命的なものが**ヒト免疫不全ウイルス**（HIV）の感染によるエイズである．**エイズ**（AIDS）は後天性免疫不全症候群の略語であるが，今ではエイズといえば HIV 感染による後天性免疫不全症をさしている．

ヒト免疫不全ウイルス
human immunodeficiency virus, HIV

エイズ acquired immunodeficiency syndrome, AIDS

18・4 エイズ

米国で発熱，体重の減少，リンパ節の肥大などの不思議な症状を訴える数名の患者がほぼ同時にみつかったのは 1981 年のことである．これらの患者には，**カリニ肺炎**（ある種の真菌による肺炎）や**カポジ肉腫**（皮膚の悪性腫瘍の一種）とよばれる珍しい症状が共通して認められた．こうした症状はありふれた微生物の感染が原因となるが，普通の人では発症しない．先天性免疫不全症の患者や免疫系を抑制する薬剤を服用している人にみられる，いわゆる**日和見感染**である．そのため，この疾患は免疫系の障害に病因があると考えられてエイズと名づけられた．

日和見感染（opportunistic infection）: 宿主の免疫能の低下により，健康な状態では病気を起こさないような病原微生物の感染により病気を起こすこと．

HIV には，HIV-1 と HIV-2 の少なくとも二つのタイプが存在する．HIV は，性的接触や血液を介した曝露（輸血や注射針の誤刺）により伝播される．HIV-1 は，複製により血液中ウイルス量が高レベルに達すると，母親から胎児や新生児への感染リスクが高まる．一方，HIV-2 の伝染性はそれほど高くない．また，HIV-1 と HIV-2 による症状には大きな違いはないが，HIV-1 の方がエイズへの進行が早く発病率が高い．そのため現在世界中で流行しているエイズのほとんどは HIV-1 が原因である．

レトロウイルス
(retrovirus): もともとは reverse transcriptase-containing oncogenic virus の略称で，和訳すると"逆転写酵素をもつ腫瘍ウイルス"という意味であるが，レトロウイルス科に属するウイルスのすべてが腫瘍を誘発するわけではない．

一般に，生体内でのタンパク質の合成は，細胞の核内で DNA の遺伝情報が RNA に転写され，この RNA がメッセンジャーとして核から細胞質に移行し，翻訳されてタンパク質がつくられる．しかし，ウイルスのなかには，DNA の代わりに RNA を遺伝子とするものがあり，RNA の遺伝情報を逆転写酵素の働きによって DNA に転写して増殖する．転写の方向が DNA → RNA とは反対方向の RNA → DNA であることから，このような RNA 型ウイルスは**レトロウイルス**とよばれる．HIV はこのレトロウイルスに属する（図 18・2）．

HIV の特徴は，すべての細胞に感染するのではなくて，CD4（§2・4，§11・6 参照）をもつ細胞にのみ感染できることである．CD4 をもつ細胞はヘルパー T 細胞，マクロファージ，樹状細胞の 3 種類の細胞であるが，感染したウイルスの複製のほとんどはヘルパー T 細胞で起こる．

HIV は，外被の gp120 とよばれる糖タンパク質を介して，細胞の CD4 に結合して細胞内に侵入する．CD4 は，ケモカイン受容体[*1]と複合体を形成しており，このケモカイン受容体が HIV の侵入の補助受容体として働く．こうして HIV が細胞に結合すると，gp41 の構造が変化して HIV の外被と細胞膜が融合し，HIV 内部の RNA などの成分が細胞質内に遊離する．その結果，HIV は増殖し，感染細胞を破壊する．その増殖は次のような過程を経る．

[*1] ケモカイン（走化性因子）に対する受容体（§12・8 参照）のうち，CXCR4 および CCR5 が補助受容体として働く．

① ウイルス由来の逆転写酵素を利用してウイルス RNA から二本鎖 DNA を生成する．
② 生成した DNA は核内に移行して宿主細胞の DNA 中に組込まれる．
③ 組込まれたウイルス DNA は，**プロウイルス**として宿主細胞の DNA と行動をともにし，子孫の細胞に伝えられる．また，このプロウイルスは自己に対応する RNA をつくらせて，ウイルスの複製・増殖を開始する（図 18・3）．

プロウイルス（provirus）: ウイルス遺伝子の RNA が逆転写酵素により DNA に変換された後，宿主細胞の DNA に組込まれる．この状態のウイルスをプロウイルスとよぶ．

免疫応答に重要な役割をもつヘルパー T 細胞は CD4 をもつので（10 章参照），HIV に感染するとヘルパー T 細胞の破壊が進行する．そのために感染者は重篤な免疫不全の状態となり，さまざまな日和見感染を誘発するようになりエイズを発症する．

エイズは，HIV 感染による免疫機能の極度の低下に基づく日和見感染やカポジ肉腫などの発症を伴う疾患であることを述べた．しかし，HIV 感染後，直ちにエイズが発症するのではない．発症までの間に種々の病態が現れる．HIV はレトロウイルスの一グループの**レンチウイルス**[*2]に属する．このレンチは遅いという意味で，ヒトや動物に感染したあとで，長い期間をかけて発症するのがこのグループのウイルス感染の特徴である．

[*2] レトロウイルス科レンチウイルス属．

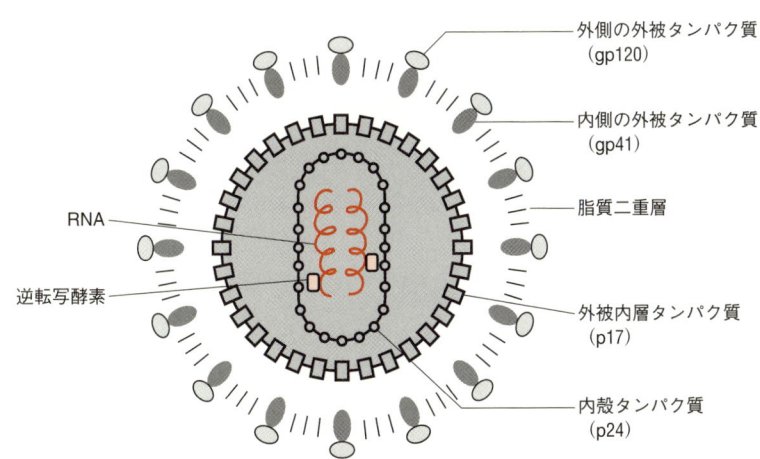

図 18・2　HIV（ヒト免疫不全ウイルス）の形態の模式図

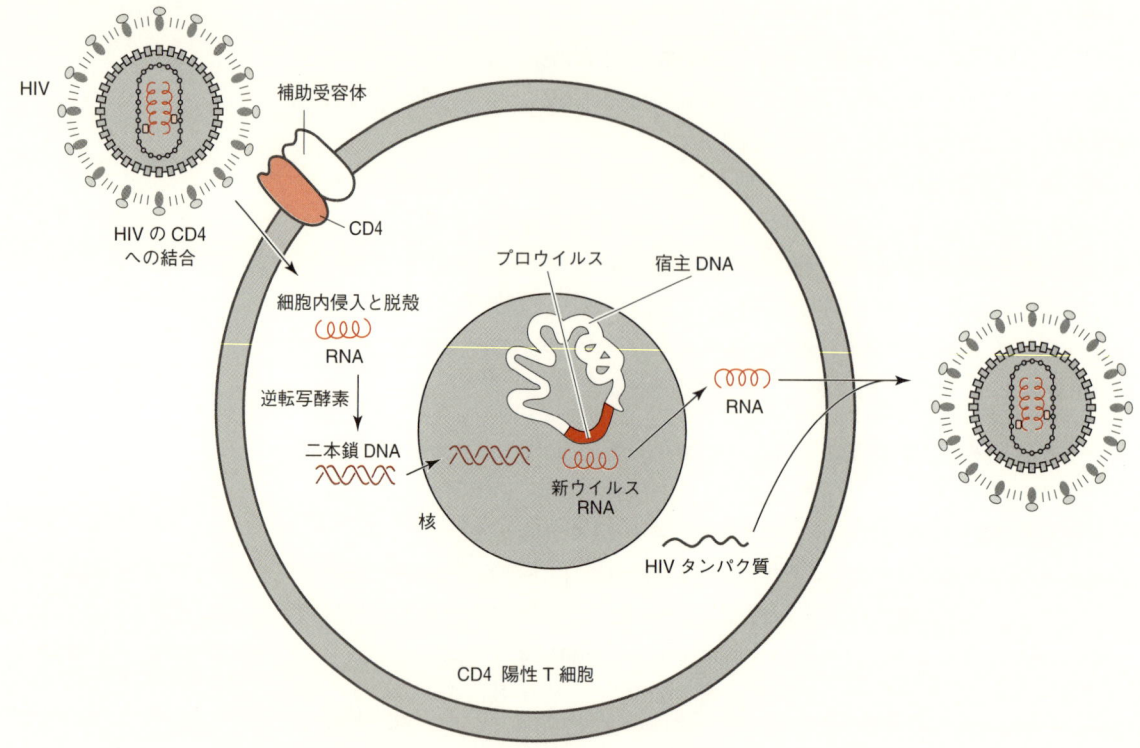

図18・3 HIVの複製と増殖の機構

HIV 感染後の臨床的特徴としては，まずほとんどの症例でインフルエンザ様症状が現れ，血液中のヘルパーT細胞数の著しい低下がみられる（急性ウイルス血症）（図18・4）．ついで，キラーT細胞の活性化が誘導されてHIV 感染細胞の破壊が進むと，体内ウイルス量が低下し，ヘルパーT細胞の回復とともにHIV に対する抗体産生が起こる（セロコンバージョン*）．これにより一時的に急性ウイルス血症の症状は治まる（無症状期）が，この無症状期にウイルスの持

* セロコンバージョン（seroconversion）: ウイルス抗原は消失するが，ウイルスに対する抗体が出現すること．

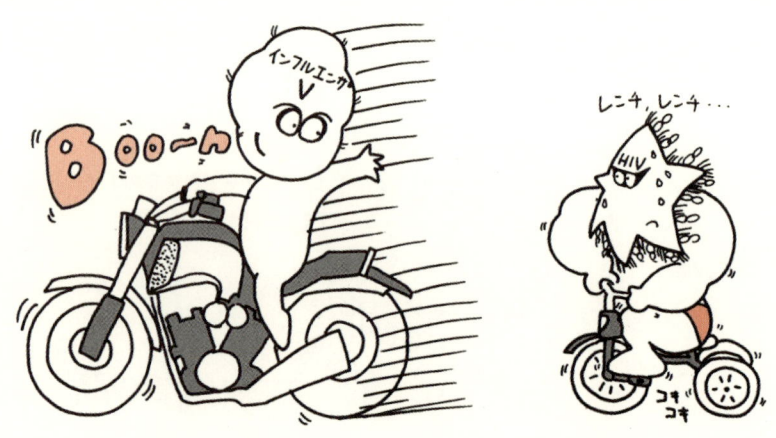

HIV はレンチウイルスに属し，感染から発症まで長い時間がかかる

続的な複製が起こっており，ヘルパーT細胞の数と機能は徐々に低下する（潜伏期）．最終的に感染後6カ月から10年後，ヘルパーT細胞はほとんど消失し，エイズが発症する（図18・4）．なお，抗HIV抗体が産生されてもHIVの増殖への影響は限られる．これはHIVの抗原性が変化しやすいことによるといわれている．実際に，抗体をもつ患者の10〜30％が3年以内にエイズを発症する．HIV感染者が100％エイズを発症するか否かは明らかでない．長い潜伏期を経て高率にエイズを発症することは確かであり，しかも死亡率は著しく高く，人類が出会った最も手ごわいウイルスの一つである．

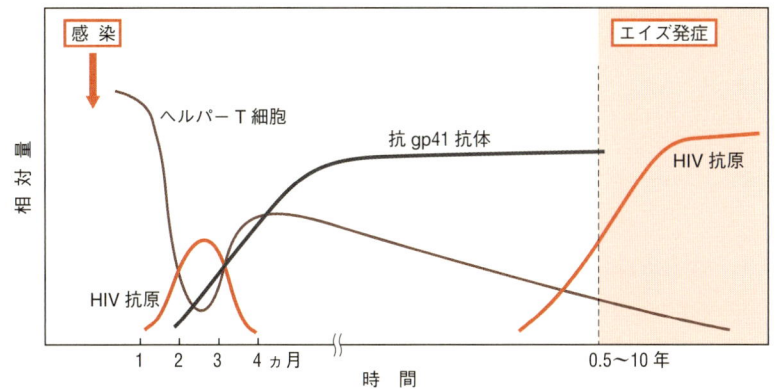

図18・4 **HIV感染後のウイルス抗原の消長と抗体の産生およびヘルパーT細胞数の変化** HIV抗原の量はHIVの数の指標となる．HIV感染後，一時的にウイルス数が増加し，ウイルスタンパク質gp41に対する抗体が産生される．同時にヘルパーT細胞数の著しい低下がみられる．その後，体内ウイルス量が低下し，ヘルパーT細胞数は回復するが，再び数が徐々に低下し，半年から10年後，ヘルパーT細胞がほとんど消失しエイズが発症する．

HIVの治療においては，潜伏期での持続的なHIV複製の阻止が着目されてきた．HIV複製阻止を目的とした薬剤のターゲットとされているのは，プロウイルス合成に必要な**逆転写酵素**，宿主遺伝子にウイルス遺伝子を組込む酵素（**インテグラーゼ**），ウイルスタンパク質の合成に関わる**プロテアーゼ**の三つである．米国でいち早く承認された抗HIV薬であるジドブジン（AZT[*1]）は**逆転写酵素阻害薬**である．AZTは未感染細胞へのさらなる感染を防ぐことはできるが，すでに感染が成立しプロウイルスが形成されるようになった細胞はウイルスを複製し続けてしまうという問題点があった．その後，**プロテアーゼ阻害薬**とAZTとの併用療法である**HAART**[*2]が頻用されるようになり，HAARTを受けた患者の多くはウイルス血症が迅速かつ劇的に改善され，HIV感染が進行した患者の死亡数および重症者数が減少した．

逆転写酵素
reverse transcriptase

インテグラーゼ integrase

プロテアーゼ protease

[*1] **AZT**：ジドブジンの別名であるアジドチミジン（azidothymidine）の略．

[*2] **HAART**: highly active antiretroviral therapy の略．

19 がんと免疫

身体の中でしばしば発生するがん細胞に対して、免疫系はいつも監視し、さまざまな免疫作用を用いて抑制・排除している．一方、がん細胞は巧妙に免疫系からの攻撃をすり抜けるいろいろな方法を身につけており、宿主の免疫系を無効化しつつ体内で増殖し生理機能を障害する．本章では、このような免疫系とがん細胞の闘いについて紹介したい．

19・1 がんの排除に免疫は有効か

がんの発生の原因は必ずしも解明されたわけではないが、少なくとも遺伝子の変異により異常な増殖性をもつ細胞が出現することは確かなようである．このようながん細胞は体内で常に発生しているが、みんながんを患うわけではない．それは、生体に備わる精巧な免疫系による**免疫監視機構**が体内を監視し、異常ながん細胞を認識して排除することによると考えられている．

免疫機構ががんの発生を防いでいることを示す証拠はいくつもある．たとえば、胸腺摘出によりT細胞を欠如させたマウスでは、化学物質やウイルスによるがん発生率が増加する．また、先天的な免疫異常の子どもに自然がん発生率の増大がみられる．さらに、免疫抑制剤の投与を受けた人、後天性免疫不全症（エイズ）患者など、免疫機能が低下した人ではがん発生率が高くなる傾向がある．高齢になるとがんにかかりやすくなるのも免疫機能の低下と関係するといわれて

免疫監視機構
immunological surveillance

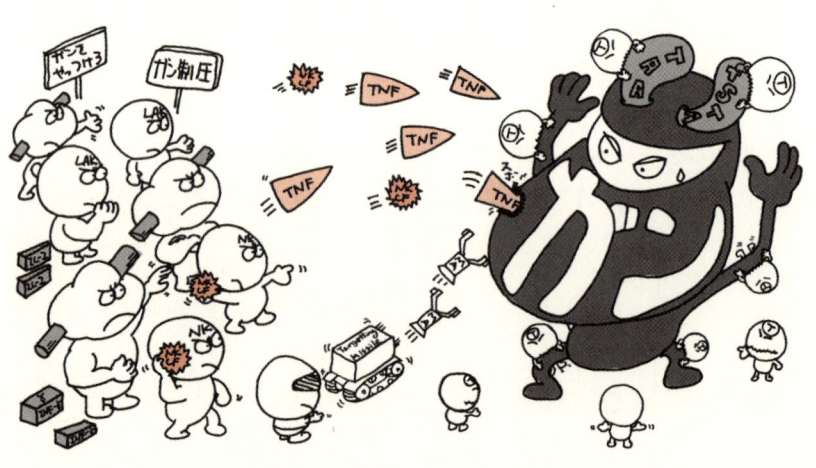

がんから生体を防御するのに、健全な免疫機能が大きな役割を果たしている．

いる．このような事実から，がんからの生体防御には健全な免疫機能が大きな役割を果たしていることが推察される．

免疫応答は血液中の抗体に依存する体液性免疫と，リンパ系細胞そのものが抵抗性を担う細胞性免疫の二つのカテゴリーから成り立っていることをすでに述べた（1章参照）．それでは，がんに対する免疫にはどちらがより大きな寄与をしているのであろうか．図19・1にマウスでの実験の例を示す．発がん物質で誘発したがん細胞を殺してからマウスに投与すると，がん細胞に対する免疫が誘導され，生きているがん細胞を移植しても，これを排除する能力を獲得する．このようにがんに対して抵抗性を獲得したマウスから，血清およびリンパ系細胞を採取し，別の同系マウスにそれぞれ移入し，抵抗性を付与できるかどうか調べた．その結果，血清の移入ではマウスは抵抗性を得ることはできないが，リンパ系細胞の移入によって抵抗性を移すことができる．したがって，がんに対する免疫では，細胞性免疫がより大きな役割を果たしているものと考えられる．

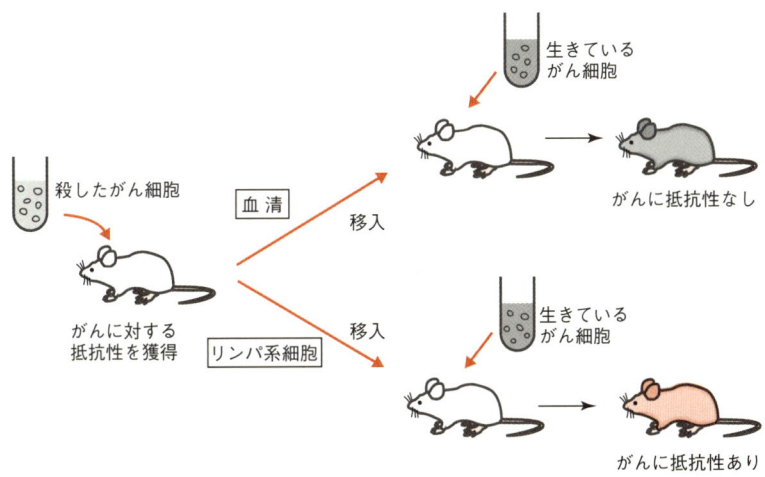

図19・1　がん細胞に対する抵抗性の誘導と伝達　がんに対する抵抗性は，リンパ系細胞の移入により他の個体に伝達できる．

このように，生体がもともともっているがんに対する抵抗性を賦活してがんを制圧しようとする試みが行われている．これまでに多くの免疫増強薬や免疫細胞を活性化するサイトカイン類（12章参照）などが試されている．このような薬剤（あるいは療法）を**生体応答調節薬**とよぶ．略称のBRMという用語がよく使用される．キノコ由来の多糖体などの免疫増強薬は代表的なBRMである．しかし後述するように，がん細胞は自らの身を守る術にたけた細胞であり，その外見も他から際立って区別しうるものではなく，正常細胞と区別しにくいものも多いから，特異的認識を特徴とするオーソドックスな免疫には手ごわい相手であるといえよう．

生体応答調節薬
biological response modifier, BRM

19・2　がんに特異的な抗原があるか

図19・1の実験のように，がん細胞に対し特異的な抵抗性が誘導されることか

がん特異抗原 tumor-specific antigen, TSA

ら，免疫系が認識する**がん特異抗原**（TSA）の存在が予想される．すなわち，正常細胞にはなくてがん細胞にのみ存在し，がん細胞であることを特徴づけるような抗原があるならば，免疫系により排除されやすいし，また医療に利用する方策も考えやすい．しかし，このような抗原の探索がずいぶん行われたにもかかわらず，上記の条件を満たすような典型的な抗原はなかなか発見されなかった．このような経験から，自然発生がんでは，宿主の免疫系に認識される特異的な抗原があっても微弱な抗原性しか示さないのではないかと考えられるようになった．その理由は，抗原性の高いがん細胞は宿主の免疫監視機構によって除去されるので，抗原性の低いがん細胞のみが残存するからというものである．

がん細胞に共通する特徴的ながん特異抗原の探索は上述のように難航した．一方で，"一部の正常細胞に発現しているが，がん細胞にはかなり広範に存在する抗原"あるいは"正常細胞にはごく微量にしか存在しないが，がん細胞には大量に認められる抗原"は見いだされている．このような抗原は**腫瘍関連抗原**（TAA）とよばれ，代表例が**がん胎児性抗原**（CEA）や**αフェトプロテイン**（AFP）である．これらの分子は胎児期につくられていた細胞成分で，その遺伝子が成人のがん細胞で再び活性化され発現すると考えられている．

腫瘍関連抗原 tumor-associated antigen, TAA

がん胎児性抗原 carcinoembryonic antigen, CEA

αフェトプロテイン α-fetoprotein

また多くのがん細胞において，細胞表面の糖タンパク質や糖脂質の糖鎖構造に変化がみられることがある．たとえば，ヒトの黒色腫（メラノーマ）細胞に糖脂質の一種である GM3 ガングリオシド[*1]が高密度に発現したり，ヒト大腸がん細胞に CA19-9 とよばれる糖鎖抗原[*2]が高発現したりする．こうした糖鎖の構造変化は，がん細胞の浸潤や転移の能力に関連していると考えられている．このようながん細胞表面の糖タンパク質や糖脂質も腫瘍関連抗原の一種である．

[*1] **GM3 ガングリオシド**：シアル酸を含む糖脂質であるガングリオシドの一種．構造は，シアル酸 ($α2 \rightarrow 3$) ガラクトース ($β1 \rightarrow 4$) グルコース-セラミドである．

[*2] **CA19-9**：大腸がん細胞を免疫原として作成されたモノクローナル抗体が認識する糖鎖構造の一つ．この抗体に対応するエピトープは，シアリル Le^a とよばれる血液型関連糖鎖構造である．

多くの系統のマウスの胸腺細胞は **TL 抗原**とよばれる抗原をもっている．この抗原は，胸腺細胞から成熟 T 細胞への分化に伴って細胞表面から消失する分化抗原の一つであるが，T 細胞ががん化すると再び発現されるようになる．しかも正常胸腺細胞に TL 抗原をもたないマウスの系統でも，白血病になると TL 抗原が現れることがある．このように一部の分化抗原も腫瘍関連抗原となる．また，移植の拒絶反応に関わる主要組織適合抗原（ヒトでは HLA，マウスでは H-2）の発現が発がんにより変化する例が知られている．たとえば，$H-2^d$ 型をもつ純系マウスに発がん物質を働かせると $H-2^k$ 型をもつがん細胞が出現することがある．本来遺伝的にもっていないはずの同種抗原が発がんにより現れることを意味する．このような抗原は **alien 抗原**とよばれている．

TL 抗原 thymus-leukemia antigen

alien 抗原 (alien antigen)：外国人，異星人を意味する"エイリアン"に由来する．

以上のように，広くがん細胞を特徴づける抗原（がん特異抗原）を見いだすことは難しいが，正常細胞に比べてがん細胞では発現が顕著に高くなるような抗原（腫瘍関連抗原）は存在する．がん胎児性抗原の場合には，胎児期の正常細胞に抗原が存在しており，自己成分に対する免疫寛容（ある特定の物質に対し免疫応答が起こらなくなる状態，16章参照）が成立しているため，これを目標とした免疫系の攻撃を期待できない可能性もある．

G.J.F.ケーラーと C.ミルスタインによるハイブリドーマ作製技術の開発以降（§6・5参照），単一のエピトープを認識するモノクローナル抗体が多数開発され

ている．そのなかで腫瘍関連抗原に対するモノクローナル抗体は，がんの診断に応用されている．がん細胞は，その細胞表面抗原を血液中に放出することが多いので，血液中の腫瘍関連抗原をモノクローナル抗体で検出するという方法が，がんの早期診断に寄与している．前述の CEA や AFP に加えて，CA19-9 が消化器系がん，PSA[*1] が前立腺がんのマーカーとして利用されている．

*1 **PSA**: prostate-specific antigen（前立腺特異抗原）の略．前立腺がんや前立腺炎などで血液中の PSA 値が上昇する．

19・3 がんを攻撃する細胞群

§19・1 に述べたように，がん免疫では細胞性免疫の役割が大きい．キラー T 細胞，ナチュラルキラー細胞（NK 細胞），マクロファージなどの細胞傷害性の免疫細胞が働くが，これらに加えて，ナチュラルキラー T 細胞（NKT 細胞）やリンホカイン活性化キラー細胞（LAK 細胞）とよばれる細胞が重要な役割を担っている．

a．キラー T 細胞 自身の体内で発生したがん細胞と同じ主要組織適合抗原を発現しているはずであるから，13 章で解説した MHC クラス I 拘束性の CD8 陽性キラー T 細胞が働いていると考えるのは自然である．しかし，抗原特異的に働くキラー T 細胞のがん細胞傷害は必ずしも万能とはいえない．その理由は，

キラー T 細胞 (killer T cell)：細胞傷害性 T 細胞 (cytotoxic T cell, CTL) ともいう．

① 一般にがん細胞では，キラー T 細胞による認識に必須なクラス I 抗原の発現が低下している．
② 多くのがん細胞ではクラス II 抗原を発現していないので，CD4 陽性ヘルパー T 細胞を直接活性化することができない．また，T 細胞の活性化に必要な B7 分子（§11・6 参照）をもっているがん細胞も多くはない．したがって，マクロファージなどの抗原提示細胞がうまくがん組織内に浸潤しないと，キラー T 細胞が誘導されない．
③ キラー T 細胞の認識する抗原が腫瘍関連抗原または類似の抗原の場合には，血液中に放出された抗原がキラー T 細胞の抗原受容体をふさぎ，キラー T 細胞のがん細胞への結合を弱める．

などがあげられる．また，キラー T 細胞の増殖はインターロイキン 2（IL-2）によって維持されるが（図 19・2 の右下），がん細胞の多くはトランスフォーミング成長因子（TGF-β[*2]，表 12・1 参照）のようなサイトカインを分泌してキラー T 細胞の増殖・分化を阻害しようとする．

*2 **TGF-β**: transforming growth factor-β

以上のように，キラー T 細胞の役割が限定的であることを示唆する説もあるが，キラー T 細胞の抗腫瘍作用への寄与は確かである．キラー T 細胞の細胞傷害機序は，13 章で述べたように，パーフォリン/グランザイム系および Fas/Fas リガンド系を介するものである．一部のキラー T 細胞では，腫瘍壊死因子（TNF-α，表 12・1 参照）が奏効分子であるという説もある．

がん細胞の抗原に特異的なキラー T 細胞に対し，NK 細胞，細胞傷害性マクロファージ，LAK 細胞は，それぞれ得意ながん細胞，不得意ながん細胞はあるが，広範囲のがん細胞に対して抗原非特異的な攻撃を仕掛ける．これらの抗原非特異

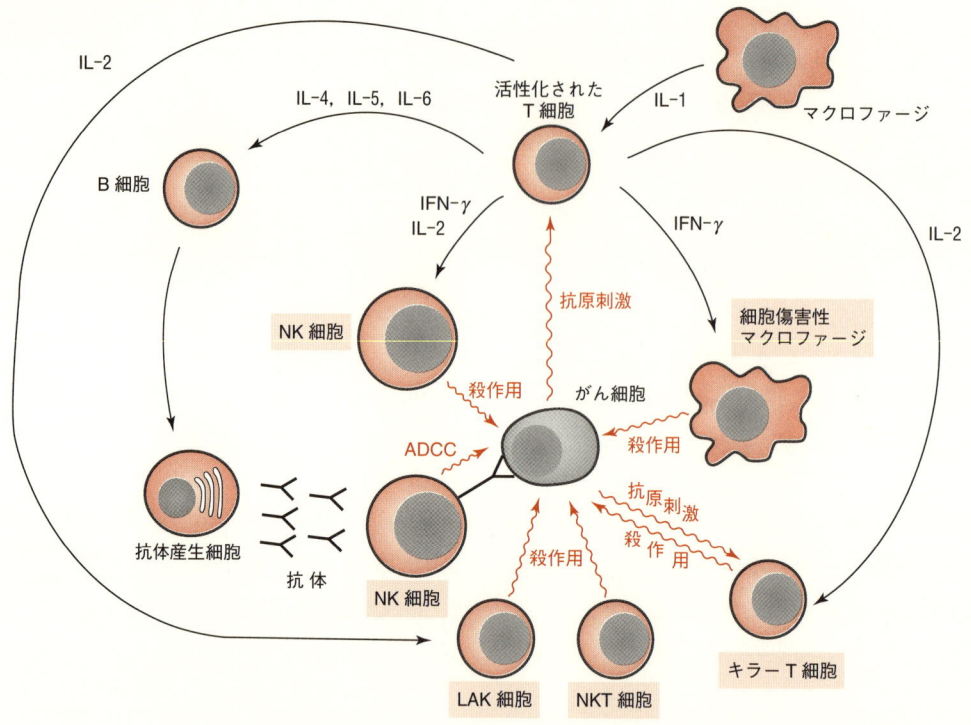

図 19・2 がん細胞を攻撃する細胞とサイトカイン 多種類の免疫細胞が協力してがん細胞を攻撃する．このような協力関係ではサイトカインが重要な役割を果たしている．

的キラー細胞が対象とする標的細胞の範囲が広い理由として，細胞表面に発現するインテグリンなどの細胞接着分子を利用したさまざまな標的細胞との接着反応の役割が考えられている．

b. ナチュラルキラー細胞（NK 細胞） T 細胞や B 細胞より大きく，細胞質に顆粒をもつので**大型顆粒リンパ球**ともよばれる．がん細胞は MHC クラス I 抗原の発現が低いことが多く，このような細胞が NK 細胞の標的となる．また，NK 細胞は**インターフェロン γ**（IFN-γ）や**インターロイキン 2**（IL-2）によってその殺作用が活性化される（図 19・2 の左上）．

また NK 細胞は，**抗体依存性細胞性細胞傷害**（ADCC）の機序でがん細胞を傷害する（図 19・2 の左下）．がん細胞に反応する抗体が，がん細胞と NK 細胞の間を橋渡しすることによって，NK 細胞の傷害作用が強く発揮されるというものである（§2・5 参照）．この機序には，抗体に対する受容体が重要な役割を担う．NK 細胞の細胞表面には Fc 受容体（FcγR III，CD16）が存在し，ADCC の機序によるがん細胞の傷害作用に寄与している．

c. ナチュラルキラー T 細胞（NKT 細胞） NKT 細胞は，NK 細胞と共通の細胞表面マーカー[*1]をもった T 細胞であるが，均一な Vα14 抗原受容体[*2]をもつことが特徴である．T 細胞は，MHC とともに提示された抗原を認識するが，NKT 細胞は，樹状細胞やマクロファージなど抗原提示細胞に発現する CD1 分子が提示する糖脂質を認識する．特に，α-ガラクトシルセラミド（α-GalCer）を

大型顆粒リンパ球 large granular lymphocyte, LGL

インターフェロン γ interferon-γ, IFN-γ

インターロイキン 2 interleukin-2, IL-2

ナチュラルキラー T 細胞 (natural killer T cell)：NKT 細胞（NKT cell）と略される．

[*1] 細胞の種類や分化段階に特徴的な分子（または分子群）を"細胞表面マーカー"とよぶ．

[*2] T 細胞レセプター（TCR）の多様性は限られ，マウス NKT 細胞では α 鎖として Vα14 をもつ．

結合した CD1 を認識すると強く活性化され，IL-4 や IFN-γ を産生するとともに細胞傷害活性を獲得してがん細胞を攻撃する（図 19・2 の中央下）．

 d．細胞傷害性マクロファージ 活性化されたマクロファージのうち殺腫瘍性を獲得したものを細胞傷害性マクロファージとよぶ（図 19・2 の右）．広範囲のがん細胞を標的細胞として攻撃するので，非特異的ながん免疫における役割が大きいものと考えられる．マクロファージにはいくつかの活性化段階がある．試験管内でヒト単球に IFN-γ および細菌由来の**リポ多糖**を作用させると細胞傷害性をもつ活性化された殺腫瘍性のマクロファージが誘導される．リソソーム酵素，活性酸素や一酸化窒素，**腫瘍壊死因子**（TNF-α）を放出してがん細胞を攻撃する．これらのうち主要な働きをするのは TNF-α と考えられるが，おそらく複数の傷害因子の協同作用で発揮されるのだろう．

 e．リンホカイン活性化キラー細胞（LAK 細胞） 1980 年代のはじめに S. A. ローゼンバーグ*らは，がん患者あるいは健常人の末梢血リンパ球を IL-2 とともに培養したところ，正常細胞は傷害せずに広範囲の抗腫瘍作用を示す細胞が誘導されることを発見し，**リンホカイン活性化キラー細胞（LAK 細胞）**と名づけた（図 19・2 の中央下）．LAK 細胞の前駆細胞は，T 細胞および NK 細胞であると考えられている．がん患者から採取したリンパ球を IL-2 と培養することにより LAK 細胞を誘導した後，静脈注射で患者に戻すがん治療法が検討されてきた．しかし，治療効果や副作用などの点からさらに改善が必要とされている．

19・4 がんによる免疫系の回避

 免疫系にはがん細胞を攻撃する機能が備わっているにもかかわらず，なぜがん細胞の増殖を完全に抑制することができないのであろうか．がん細胞には免疫系を避けるさまざまな機能が存在することが明らかにされてきた．いくつか例を図 19・3 に示す．

① がん細胞を攻撃する細胞である CD8 陽性キラー T 細胞は，がん細胞を異物として認識する際に MHC クラス I が必要であるが，がん細胞の MHC 抗原の発現は低下していることが多い．その結果，T 細胞レセプター（TCR）を介した抗原認識が難しくなる．
② キラー T 細胞などの傷害性の細胞により認識されるがん細胞表面の抗原をムチンなどの高分子物質で覆うなどの方法でステルス（潜在）化する．
③ 免疫細胞を不活性化するサイトカインである TGF-β や IL-10 およびプロスタグランジンを産生する．
④ T 細胞の自殺を制御する Fas の活性化をもたらすリガンド（FasL）を発現して，接触する T 細胞のアポトーシスを誘導する．
⑤ キラー T 細胞の細胞内に抑制シグナルを伝達する免疫チェックポイント分子を活性化し，細胞傷害作用を低下させる（後述）．

 以上のような機序によって，がん細胞はキラー T 細胞など免疫系の攻撃を巧みに回避している．そして，がん細胞の増殖が免疫細胞による攻撃機能を上回る

細胞傷害性マクロファージ
cytotoxic macrophage

リポ多糖
lipopolysaccharide，LPS

腫瘍壊死因子
tumor necrosis factor，TNF

* S. A. ローゼンバーグ
（S.A. Rosenberg, 1940〜）: 米国の免疫学者・外科医．がんの免疫療法に貢献．

リンホカイン活性化キラー細胞（lymphokine-activated killer cell）: LAK 細胞と略される．リンパ球の産生するサイトカインをリンホカインとよぶことがある（12 章参照）．

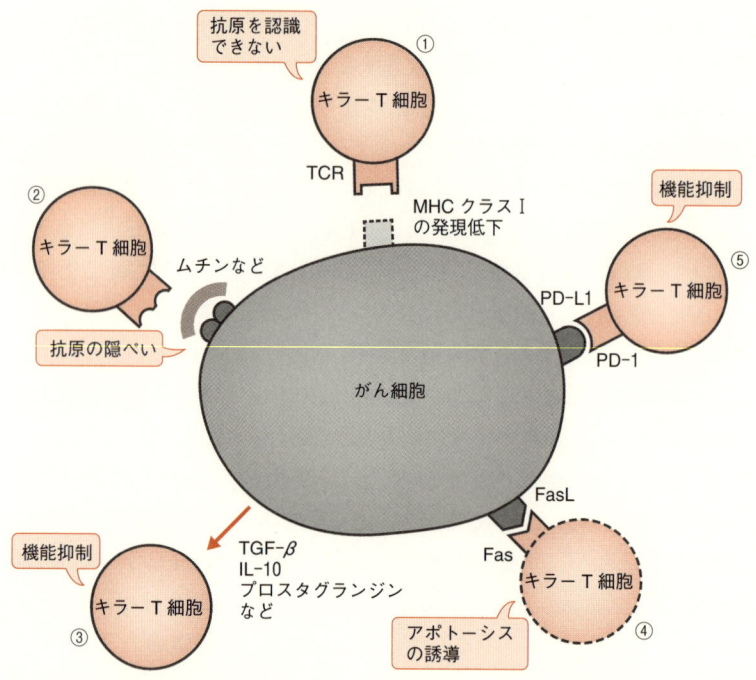

図 19・3 **がん細胞の免疫回避** がん細胞は，さまざまな機序でキラーT細胞からの攻撃を回避する．

ようになると，結果として免疫系をすり抜けて腫瘍が形成されることになる．

1990 年代になって発見された免疫を抑制する細胞群の役割も重要であると考えられている．免疫系の暴走を抑制するために免疫系を負に制御するメカニズムや細胞群があるだろうという仮説に基づき，これを抑制性（サプレッサー）T細胞とよんで研究が進められた．しかし，その実態はなかなか捉えることができなかったが，**制御性T細胞**（Treg 細胞）が発見され，性質が明らかにされた．その名のとおり Treg 細胞は，機能性T細胞に対して抑制性サイトカインを産生する，あるいは活性型サイトカインを奪うなどのメカニズムでT細胞機能を抑制する（10 章参照）．がん細胞に浸潤する抑制性細胞群には Treg 細胞以外にも M2 型*とよばれるマクロファージが存在し，IL-10 のような抑制性サイトカインを産生して腫瘍組織内の免疫系を抑制している．がん細胞の産生する TGF-β は直接免疫細胞を抑制するだけではなく，Treg 細胞の分化を促進することによりT細胞の分化を抑制型に変化させる機能ももつ（図 19・4）．

Treg 細胞による抑制メカニズムを研究する過程で抑制に関わるいくつかの重要な分子が発見された．そのなかで，免疫抑制に働く分子を**免疫チェックポイント分子**という（§20・4 参照）．次々と新しい免疫チェックポイント分子が発見されており，ここでは臨床的にも重要な二つの分子を紹介する．一つ目は，活性化T細胞および Treg 細胞に恒常的に発現している **CTLA4** である．T細胞の活性化には，MHC 分子以外に抗原提示細胞との間に共刺激といわれる B7/CD28 分子の結合が必要であるが（§11・6 参照），CTLA4 は抗原提示細胞の B7 分子と結

制御性T細胞（regulatory T cell）: Treg 細胞（Treg cell）と略される．

* マクロファージは，病原体の貪食や殺菌・炎症の促進に働く M1 型と，おもに組織修復に働く M2 型に分類することが提唱されている．

免疫チェックポイント immune checkpoint

CTLA4: cytotoxic T-lymphocyte-associated antigen-4 の略．B7（CD80/86）と結合し，CD28 と B7 によるT細胞活性化の共刺激を抑制するT細胞抑制分子．

合し，この共刺激を競合阻害的に抑制する．同時にCTLA4はB7分子を通じて抗原提示細胞の成熟化を抑制するため，二重に抗原特異的免疫活性化を抑制することになる．二つ目の分子は，同じく活性化T細胞に発現する**PD-1***である．PD-1はリガンドであるPD-L1あるいはPD-L2と結合することにより，細胞内に抑制シグナルを伝達しT細胞を機能不全にする．PD-L1/L2は，抗原提示細胞やがん細胞に発現が認められ，さらにIFN-γによりがん細胞では発現が誘導される．メカニズムを考えると，CTLA4はがん免疫の初期（プライミング相）を抑制し，PD-1は後期（エフェクター相）の抑制に関与していると考えられている．このようながん細胞による免疫系の抑制機構の研究の進展に伴い，このメカニズムを基盤としたがん免疫療法が猛烈な勢いで研究されている（20章参照）．

* PD-1（CD279）: programmed-cell death-1 の略．CD8陽性キラーT細胞に発現し，がん細胞に発現するPD-L1/PD-L2と結合することによって，細胞内にシグナルを伝え，活性化を阻害する免疫チェックポイント分子．

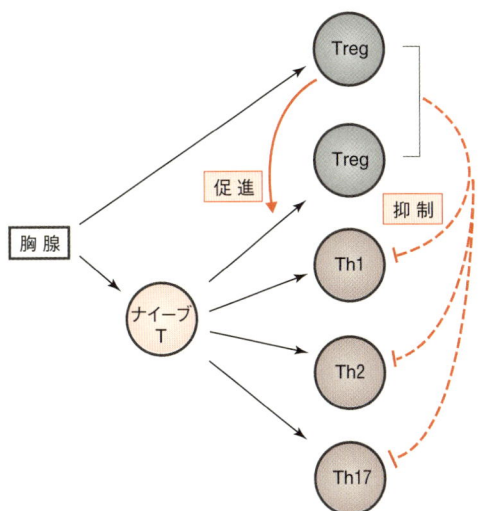

図19・4 制御性T細胞（Treg細胞）
Treg細胞は，抑制性サイトカインを産生することにより，ヘルパーT細胞（Th1, Th2, Th17）の機能を抑制する．

コラム25　ジキルとハイド？　Th17細胞と誘導型Treg細胞

　制御性T細胞（Treg細胞）は，その由来によって2種類に分けられる．すなわち胸腺で分化した胸腺由来のもの（naturally occurring Treg, nTreg）と末梢血のナイーブT細胞（胸腺は卒業したが，まだ抗原刺激を受けていないT細胞）から分化した誘導型タイプ（induced Treg, iTreg）である（図19・4参照）．ナイーブT細胞は，外部刺激の種類によって分化する細胞が変わる．

　2005年に発見されたTh17細胞はIL-17を産生し，おもに顆粒球の遊走を刺激して免疫反応を促進するヘルパー細胞の一種である．この細胞は，さまざまな自己免疫性の炎症疾患（髄膜炎，腸炎，関節炎など）に関わることが知られ，現在では独立した細胞種に分類されている．実は，ナイーブT細胞が免疫反応を促進するTh17細胞に分化するか，あるいは免疫の暴走を抑制し自己免疫疾患の発症を抑制するTreg細胞に分化するかは紙一重の刺激の違いにかかっている．ナイーブT細胞が抑制性サイトカインであるトランスフォーミング成長因子（TGF-β）にさらされた場合はTreg細胞に分化するが，この刺激に炎症性サイトカインであるIL-6が加わると，本来Treg細胞になる細胞がTh17細胞になってしまうのである．

　たった一つのサイトカインが，細胞の性質を正反対に誘導してしまう．これもまた免疫の不思議といえるだろう．

20 抗体医薬と免疫療法

免疫学の基礎研究が進むにつれて，その成果が医療に応用されてきた．特に，モノクローナル抗体の開発およびそれに続くマウス抗体をヒト化する技術によって"抗体医薬"という革命的な医薬品が出現した．免疫チェックポイント分子に対する抗体医薬と新規創生細胞であるCAR-T細胞は，がんに対する免疫療法を劇的に進歩させた．本章では，悪性腫瘍を含む各種疾患治療に革命的な進歩をもたらした抗体医薬と免疫療法について解説する．

20・1 抗体医薬とは

　血液中に含まれる抗体は，これまでも抗血清というかたちで医薬品として使用されてきた．しかし，異種動物の血清を用いる療法は一度きりの使用に限られるうえ，品質も安定したものではなく，おもに緊急用として使用されていた．抗体が医薬品として医療の広い分野に使用されるためには二つの大きな問題をクリアする必要があった．すなわち，① 特定の抗原に対して大量の抗体を調製できること，② 動物由来ではなくヒトの抗体であることである．① の問題は1970年代に確立された**モノクローナル抗体**の技術によって解決されることになる（6章参照）．モノクローナル抗体の作製技術はまさに革命であり，その後のすべての生物学研究を劇的に変えた．マウスを用いた薬理研究の結果からも，モノクローナル抗体は医薬に革新をもたらすものであると予想された．しかし，② の問題が解決され，抗体が医薬品として登場するまでには約半世紀の時間が必要であった．それはなぜだろうか．6章で述べたように，モノクローナル抗体作製の際には，リンパ球と融合させる骨髄腫（ミエローマ）細胞を必要とする．骨髄腫細胞に関しては，マウスの抗体をつくるときはマウスの細胞株，ヒトの抗体を作製するためにはヒトの細胞株がそれぞれ必要となる（異種細胞間の融合では染色体の脱落などのため抗体産生が安定しない）．しかしながら，長年にわたり多大のリソースが投じられたにもかかわらず，使用に耐えるヒトの骨髄腫細胞をみつけることができなかった．実際のところ，マウスやラット以外の種では，実用的なモノクローナル抗体作製のための細胞融合のパートナーとして適当な骨髄腫細胞がほとんどみつかっていないので，マウスを用いたモノクローナル抗体作製技術はまさに幸運の産物であったともいえるだろう．その後さまざまな方法を用いてヒト-ヒト間のハイブリドーマ細胞の作製が工夫されたが，細胞融合技術を用いたヒトモノクローナル抗体の作製は実用化されていない．

モノクローナル抗体
monoclonal antibody

20・2 抗体医薬はどのように実現したか

　多くの研究者が細胞融合技術によるヒト型モノクローナル抗体の作製を目指している間に，遺伝子工学技術が目覚ましい進歩を遂げ，細胞融合技術との競争の結果，遺伝子工学の技術を用いて最初のヒト型モノクローナル抗体が作製された．

　その方法を図20・1で紹介しよう．まず細胞融合技術で作製したマウスモノクローナル抗体遺伝子のヌクレオチド配列を決定する．抗原認識に必要な可変部（H鎖，L鎖）の配列は保存しておき，両鎖の定常部の配列をヒト抗体遺伝子に置き換える．このように作成した組換え遺伝子を発現細胞に導入することによって抗体タンパク質を得る．得られる抗体は，可変部領域がマウスの配列，定常部領域がヒトの配列なので**キメラ抗体**とよぶ．初期の**抗体医薬**はこのタイプであった．マウス可変部の配列（分子全体の約30％）が残っているので，頻回投与により体内にマウス免疫グロブリンに対する抗体が生成してしまう．そのため効果が徐々に低下することが欠点であった．したがって，キメラ抗体を用いる場合には，抗マウス免疫グロブリン抗体の産生を抑制するために，免疫抑制薬であるメトトレキサートが併用される．現在ではもう一歩改良が進み，可変部領域のうちエピトープ認識に必要な最小限の配列である**相補性決定領域（CDR）**（§5・4参照）だけを残し，その他の配列をすべてヒト型に入れ換えた**ヒト化抗体**（マウス配列5〜10％）が作製されている．このタイプは，ヒトに対しほぼ抗原性をもたないため，頻回投与にも免疫抑制薬を必要としない．

　その後さらに技術が進歩し，さまざまな方法で完全な**ヒト型抗体**（ヒト配列100％）が作製されている．たとえば，ヒトの抗体遺伝子を含む染色体をマウスの対応する染色体の替わりに導入した**遺伝子改変マウス**は，産生する抗体がヒト

キメラ抗体
(chimeric antibody): 由来が異なる複数の部分が組合わさってできる分子をキメラ分子という．ギリシア神話に登場する怪獣（頭はライオン，胴体はヤギ，尾はヘビ）であるキメラ（キマイラともいう）に由来する．

抗体医薬　antibody drug

相補性決定領域
complementarity determining region, CDR

ヒト化抗体
humanized antibody

遺伝子改変マウス
(transgenic mouse): トランスジェニックマウスともいう．

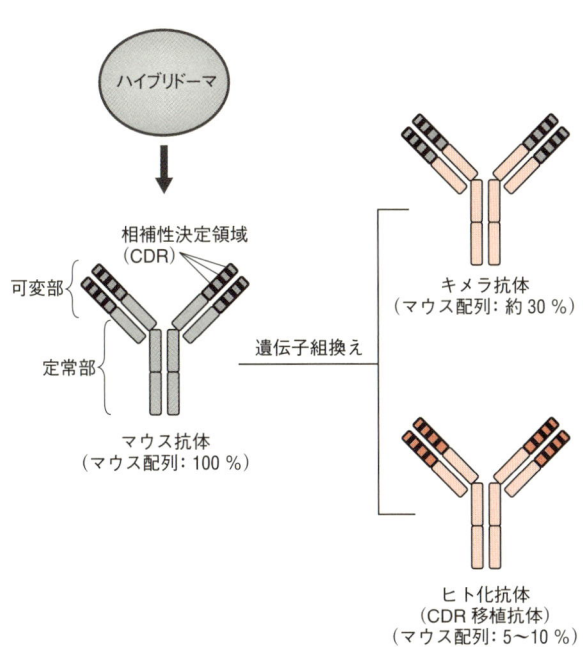

図20・1　キメラ抗体とヒト化抗体

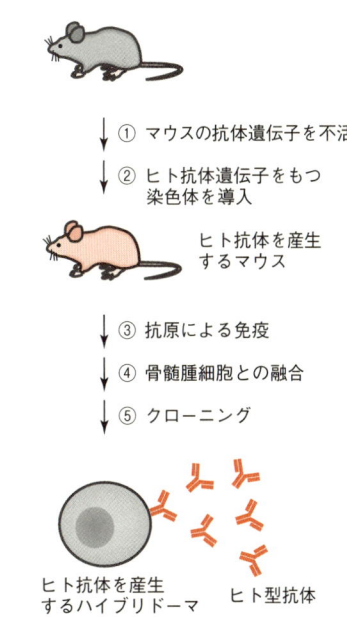

図20・2　ヒト型抗体を産生する遺伝子改変マウス

型であるため,細胞融合で作製したモノクローナル抗体をそのまま使用することができる(図20・2).また,抗体の可変部遺伝子を組込んだ発現ファージライブラリーから任意の抗原に結合する配列のみを取出すことも可能であり,ヒト抗体作製技術は著しく進歩し,現在ではさまざまな抗体医薬品が臨床で用いられている.免疫の領域でも,サイトカイン(TNF-αやIL-6など)やその受容体に対する抗体製剤が関節リウマチや炎症性腸疾患など自己免疫性疾患の治療薬として貢献している.さらに膨大な種類の抗体医薬品が現在も開発中である.

20・3 次世代抗体医薬

マウスのモノクローナル抗体しかない時代から将来への応用を目指して,抗体機能の改良や応用技術が研究されてきた.現在ではこれらの基礎研究がヒト型抗体へと応用され臨床で使用されるまでになってきており,次世代抗体医薬とよばれる.ここではいくつかの例をあげて概説する.

a. 抗体薬物複合体　昔から研究されている応用例に,抗体に薬物を結合させ,ある特定の細胞や臓器に薬物を運搬するためのキャリアーとして使用する**抗体薬物複合体**(ADC)がある(図20・3).たとえば,がん細胞に対する抗体に毒素や抗がん薬を結合させることにより,がん組織に高濃度に薬物を集積させることができ,また他の臓器への拡散が最小限に抑えられるため副作用の軽減が期待される.**誘導ミサイル療法***ともよばれ,概念としては昔からあったものの,ヒト型抗体の開発,抗体-薬物間の結合方法の改良,生体内での安定性の向上など,解決するべき問題が山積みであった.21世紀に入ってからこれらの問題が解決されてきたことにより,悪性腫瘍(がん)の治療薬をはじめ,さまざまな目的の抗体薬物複合体が開発されている.

> 抗体薬物複合体
> antibody-drug conjugate, ADC
>
> * 単に**ミサイル療法**ということもある.

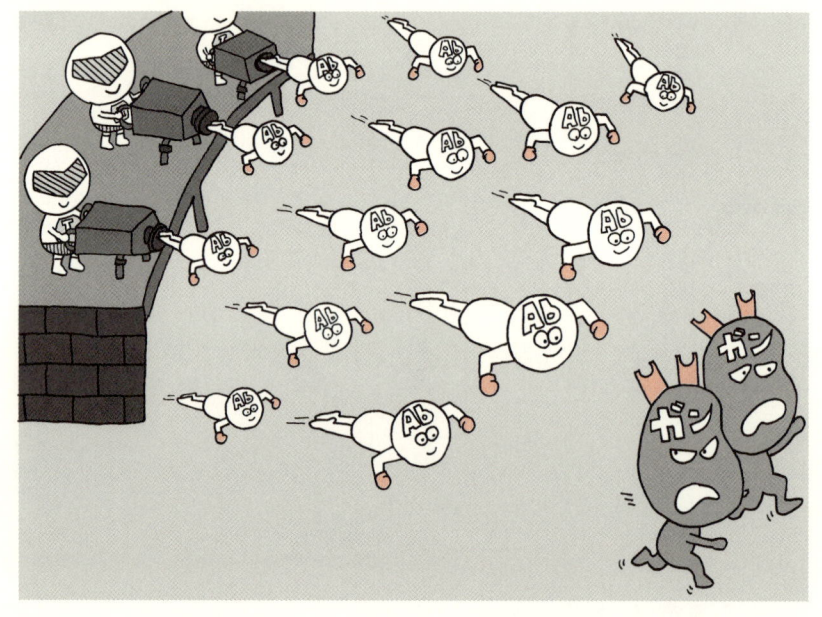

がん細胞を標的とした誘導ミサイル療法が開発されている

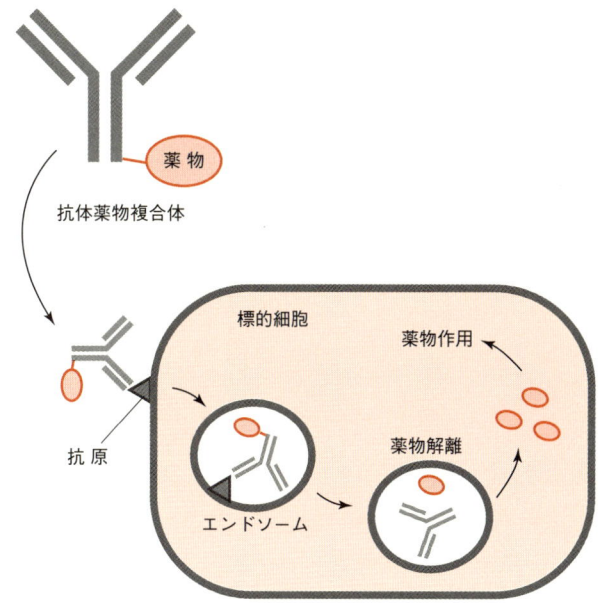
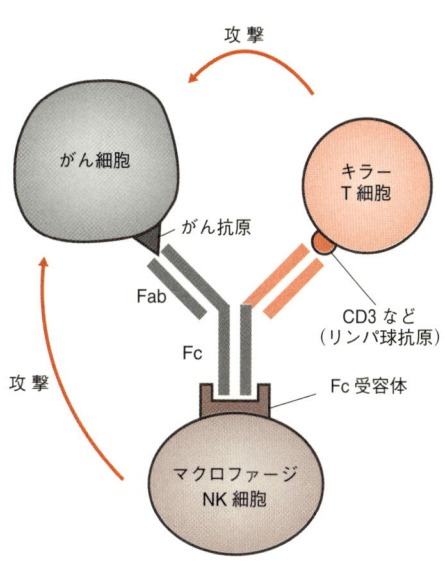

図 20・3 **抗体薬物複合体**　抗体に薬物を結合させることにより，特定の組織・細胞への薬物の送達が可能となる．

図 20・4 **キラー T 細胞とがん細胞を認識する二重特異性抗体**　中央の抗体は，左右の Fab が異なる抗原を認識する．

b. 二重特異性抗体　一つの抗体分子が異なる二つのエピトープを認識する**二重特異性抗体**の開発が進んでいる．通常は抗体の可変部を含む二つの Fab 領域は同じ構造であり，同じエピトープを認識する抗原結合部位をもつが，二重特異性抗体では，両 Fab 領域が異なるエピトープを認識するように作製されている．この抗体は 2 種類の分子や細胞を近接させる目的で使用される．たとえば，基質と酵素に同時に結合する二重特異性抗体は酵素反応を劇的に促進させる．また，抗がん療法において，がん細胞と免疫系のエフェクター細胞を橋渡しする二重特異性抗体はエフェクター細胞の抗腫瘍効果を増大させる（図 20・4）．

c. 高い ADCC 機能をもつ抗体　**抗体依存性細胞性細胞傷害**（ADCC）機能を高めるための改良例をあげておこう．抗体医薬に使われる抗体は，医薬品として大量に使用するために培養細胞で生産されるが，なぜか ADCC 活性を示さないことがあった．このような抗体は，抗原との結合や受容体の阻害には使用が可能としても，がん細胞を標的とした ADCC を期待する医薬品には使用できない．ADCC 活性の低下の原因を調べてみたところ，細胞培養で生産された抗体の定常部から成る Fc 領域に結合している糖鎖の構造が変化していることがわかった．ADCC は，標的細胞に結合した抗体の Fc 部分をエフェクター細胞が認識して結合し，抗体が結合した標的細胞を殺傷する機序で起こる（§2・5 および §19・3 参照）．このとき，抗体の Fc 領域に存在する糖鎖にフコース*という単糖が含まれていると，エフェクターである NK 細胞の Fc 受容体への結合親和性が低下し，ADCC 活性が抑制されてしまう．そこで，このフコースが糖鎖に付加できないように遺伝子改良を施した細胞を用いて，フコースを含まない構造の糖鎖が合成されるように改良したところ，抗体の ADCC 活性が飛躍的に増強した（図 20・

二重特異性抗体（bispecific antibody）: バイスペシフィック抗体ともいう．

抗体依存性細胞性細胞傷害 antibody-dependent cell-mediated cytotoxicity

* L-フコース

5).このように抗体のもつ機能を向上させた改良型抗体も次世代型抗体として実現している．今後も次々と新しい応用技術が開発されることと思われる．

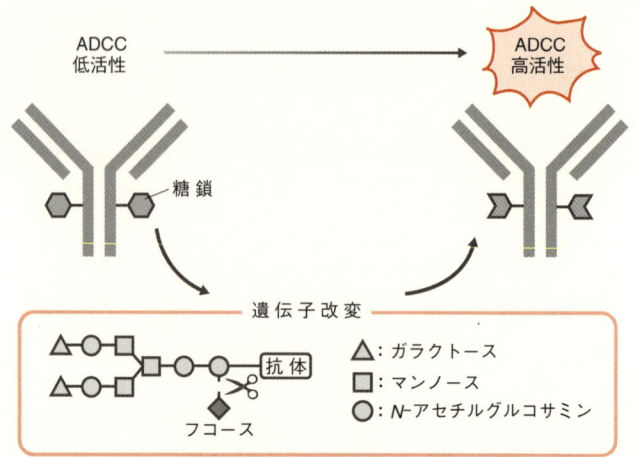

図20・5　抗体の糖鎖の改変による抗体依存性細胞性細胞傷害（ADCC）活性の増強　IgG 抗体に存在する糖鎖のフコースを除去することにより，がん細胞に対する ADCC 活性が増強される．

20・4　抗体医薬により激変した免疫療法

a．免疫チェックポイント阻害　これまで免疫細胞をサイトカインなどで賦活化することによりがん細胞を殺傷するというアイデアに基づき，さまざまな免疫療法が試みられた（表20・1）．動物実験では多くの良好な結果を残したもの

表20・1　がんを攻撃する細胞とそれを活性化するサイトカイン

がん攻撃細胞	活性化に働くサイトカイン[†]	放出される殺腫瘍因子[†]
キラー T 細胞（CTL）	IL-2	パーフォリン，TNF-α
ナチュラルキラー（NK）細胞	IFN-γ，IL-2	TNF-α，パーフォリン
細胞傷害性マクロファージ	IFN-γ	TNF-α，一酸化窒素
リンホカイン活性化キラー（LAK）細胞	IL-2	パーフォリン

[†]　IL-2: インターロイキン 2，IFN-γ: インターフェロンγ，TNF-α: 腫瘍壊死因子α

の，いわゆる細胞賦活療法による臨床応用可能な結果はほとんど得られておらず，長い間臨床現場では免疫療法は治療法として評価の高いものではなかった．
　この状況を劇的に変えたのが，19章で述べた免疫チェックポイントの発見である．免疫チェックポイント発見以前の免疫療法は，免疫細胞の活性化をブースト（強化）する，いわば自動車のアクセルを踏む方法であったが，その方法ではがん細胞による免疫系の抑制を打ち破ることができなかった．スピードが出過ぎないように常にブレーキがかかった状態では，アクセルを踏んでも効果は現れにくい．しかし，ブレーキ役である免疫チェックポイントの発見により，これまで

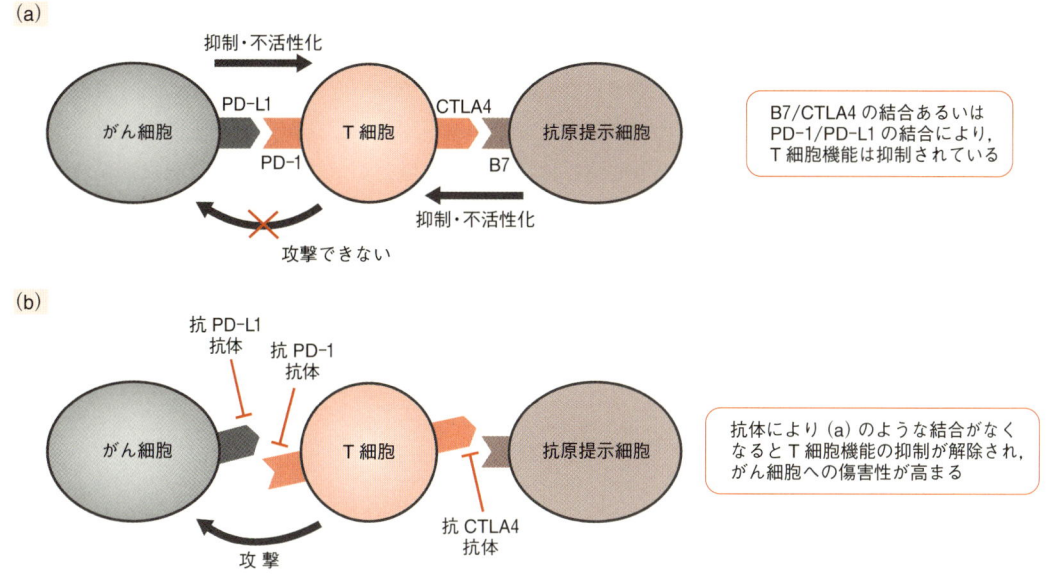

図 20・6　免疫チェックポイント阻害による抗腫瘍作用

免疫細胞を抑制してきた抑制機能を取払うことが可能になった．実際に，免疫チェックポイント阻害抗体である抗 CTLA4 抗体[*1]や抗 PD-1/PD-L1 抗体[*2]は目覚ましい効果を発揮し，免疫療法の代表的治療法となった．はじめは一部のがん治療に限られていたが，いろいろな種類のがんに対して適用が広がっている．しかし，免疫系活性化を抑制するブレーキである免疫チェックポイントを阻害することにより，副作用として自己免疫疾患や**サイトカインストーム**とよばれる免疫の暴走による臓器障害がひき起こされる可能性があり，使用には細心の注意が必要である（図 20・6）．

b．サイトカインおよびその受容体　抗体医薬による免疫療法はがん領域にとどまらない．たとえば，§20・2 で述べたように，IL-6 や TNF-α などの炎症性サイトカインに対する抗体やその受容体に対する抗体が，関節リウマチや潰瘍性大腸炎などの炎症性疾患の治療に用いられるようになった．これらの疾患では，炎症性サイトカインが病態の形成に深く関わっていることから，抗サイトカイン抗体や抗サイトカイン受容体抗体により，そのシグナルを遮断することで病態が改善するものと考えられる．また，これまでコントロールが難しかった重度のアトピー性皮膚炎なども，その原因サイトカインである IL-4 や IL-5，さらに IgE に対する抗体医薬により顕著な効果が報告されている．これまでの免疫科学の基礎研究と抗体医薬が結びつくことで，臨床現場における免疫療法が様変わりしたのである．

c．CAR-T 細胞　細胞を用いた免疫療法にも革新的な進歩があった．現在白血病治療において驚異的な成果を上げている **CAR-T 細胞** の開発である．19 章で述べたように，がん細胞はさまざまな方法を用いて免疫系からの攻撃を回避する．その一つに，がん細胞は自己細胞由来であるため抗原性が弱く，免疫細

[*1] **抗 CTLA4 抗体**: T 細胞の CTLA4 と抗原提示細胞の B7（CD80/86）とが結合することにより発生する T 細胞活性化抑制シグナルを遮断する（§19・4 参照）．

[*2] **抗 PD-1/PD-L1 抗体**: キラー T 細胞に発現する PD-1 が，がん細胞に発現する PD-L1 と結合すると，キラー T 細胞の機能を抑制するシグナルが伝わる（§19・4 参照）．抗 PD-1 抗体および抗 PD-L1 抗体は両者の結合を阻害し機能抑制を解除する．

サイトカインストーム (cytokine storm): 感染症や薬物投与などの原因により免疫系が異常に刺激され，種々のサイトカイン産生が"嵐（ストーム）"のように著しく亢進し，全身が混乱状態（免疫暴走）に陥ること．

CAR-T 細胞（chimeric antigen receptor-T cell）: 和訳では"キメラ抗原受容体（CAR）を用いた遺伝子改変 T 細胞"という用語が使われている．

に認識されにくいという特徴をもつ．特に，T細胞による細胞性免疫を誘導するためには強い抗原性が必要である．これはワクチンの場合でも同様で，細胞性免疫を誘導するためには，しばしば生ワクチンのような強い抗原性を必要とする．すなわち，がん細胞に対しては，ある程度の抗体産生は可能であるが，がん細胞を殺傷するための細胞性免疫の誘導は難しい．また，がん細胞に高頻度に発現している**がん関連抗原**（腫瘍関連抗原）が存在するが，自己抗原である場合には，反応するT細胞は通常は存在しない．がん細胞を攻撃できるT細胞がいないのであれば，そうでないT細胞に特異性もしくは選択性を付与することによって，がん細胞を殺傷するT細胞に変えてしまおうという視点で作製されたのがCAR-T細胞である．

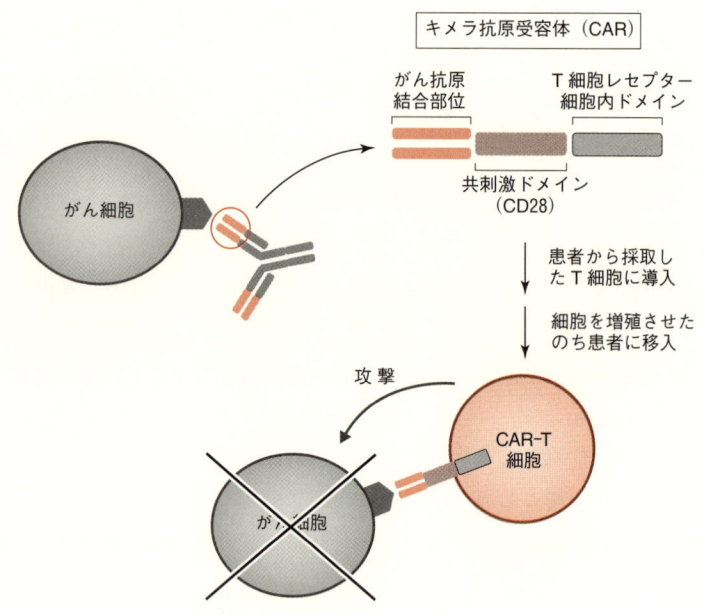

図20・7　CAR-T細胞によるがん細胞の攻撃

CAR-T細胞は，遺伝子工学的手法により，T細胞レセプターの細胞外ドメインをがん細胞に反応する抗体の可変部に入れ替えたT細胞である（図20・7）．共刺激シグナル（§10・2, 11・6参照）を細胞内に送るためにCD28の膜貫通ドメインを融合させている．このようなキメラ分子をT細胞に発現させることにより，がん細胞に結合したT細胞がT細胞レセプターの細胞内ドメインを介して活性化し，標的細胞を殺傷することを期待するものである．2019年にわが国でもCAR-T細胞療法が認可された．白血病などの血液腫瘍に対して劇的な効果を示すものの，がん特異抗原を用いているわけではないので，自己細胞を攻撃したりサイトカインストームをひき起こしたりするなど副作用もあり，今後の改良に期待したい．

d. ワクチン　ワクチンにおいても大きな改良が認められる．新型コロナウイルス感染症（COVID-19）＊の予防に用いられるRNAワクチンは，これまでの抗原そのものを投与するワクチンとはコンセプトが異なり，抗原をコードする

＊ COVID-19（coronavirus disease 2019）: コラム9 (p.56) 参照．

mRNA を体細胞に打込み，体細胞で発現させた抗原を抗原提示細胞や T 細胞に認識させるという方法をとる（6 章参照）．

これまで用いられてきた伝統的ワクチンも，感染症だけでなく，がんの予防への適用拡大が始まっている．たとえば子宮頸がんは，そのほとんどが**ヒトパピローマウイルス（HPV）**の感染が原因と考えられており，HPV ワクチンの改良が重ねられ，2021 年には日本でも 9 種類の亜株に対するワクチンが承認されている．

がん細胞は，多くの遺伝子変異が積み重なって発生する．そのなかにはタンパク質機能には影響しないが，アミノ酸配列の変化が生じ，タンパク質に新たな抗原性を付与するような変異がある．このような抗原はネオアンチゲン[*1]とよばれ，ワクチンの標的として注目されている．

このように，免疫療法はさまざまな分野で新時代に入ったと言えるだろう．一方で，これらは身体の免疫反応を修飾するので，免疫系の正常なバランスを崩す結果，副作用[*2]につながることにも注意を払うことが肝要である．今後ますます多様な手法が臨床応用されていくことが期待される．

> ヒトパピローマウイルス
> human papillomavirus, HPV
>
> [*1] **ネオアンチゲン**
> （neoantigen）：新生抗原ともよばれる．患者ごとに適した抗原ペプチドを選択する個別化ワクチンの開発も進められている．
>
> [*2] **免疫関連有害事象**
> （immune-related adverse event, irAE）とよばれる．

コラム 26　動物抗体：ダチョウ抗体とラクダ抗体（ナノ抗体）

　現在抗体医薬として医薬品に用いられている抗体はマウス由来抗体をヒト化したものである．しかしながら特殊な抗体を産生する動物種もあり，現在いくつかの抗体が実用化されていたり，開発中であったりする．

　たとえば，鳥類は IgM や IgA をヒトやマウスと共通の抗体クラスとしてもつが，IgY という特徴的なクラスの抗体も産生する．IgY は哺乳類の IgG に相当する機能をもち，鳥類の体液性免疫の主要機能を担っているが，哺乳類の Fc 受容体に結合しないなど IgG とは異なる性質も有している．IgY の最大の特徴は卵の卵黄内に移行することであり，動物を傷つけることなく卵から抗体の採取が可能である．この性質は，抗体の確保の点から大きな利点である．ダチョウの卵は鶏卵の約 25 倍の大きさをもつ．また，モノクローナル抗体の作製にも成功している．読者の中にも，花粉やインフルエンザに対する抗体を含有したマスクや抗体スプレーが市販されていることをご存知の方もいるだろう．これらは，ダチョウの卵から採取された IgY を用いて作製されている．医薬品として用いられる抗体でこのようなマスクを作製すれば，1 枚数十万円にもなってしまうだろう．

　さらに注目されているのはラクダの抗体である．ラマ，アルパカ，ラクダなどのラクダ科の動物の抗体は L 鎖がなく，分子量 12,000〜15,000 の H 鎖のみの比較的小型の抗体である．ナノボディ，単鎖抗体，単一ドメイン抗体ともよばれる．通常の抗体と同様の抗原特異性を有しており，耐酸性および耐熱性に優れ，変性してももとの高次構造に戻り活性を回復しやすい（リフォールディングしやすい）．分子量が小さいため，大腸菌を使用した遺伝子組換え型タンパク質の産生も可能であり，加工しやすく薬物との複合体の作製も容易である．次世代抗体医薬として注目されており，すでに承認実用化された医薬品もある．今後もこのタイプの抗体が増えていくであろう．

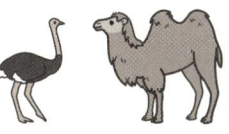

参 考 図 書

やさしい免疫学の入門書

1) "免疫――からだを護る不思議なしくみ（第6版）"
矢田純一著，東京化学同人（2020）［全般にわたり擬人化した免疫細胞のイラストが用いられ，親しみながら基礎から学べる入門書］

2) "休み時間の免疫学（第3版）"
齋藤紀先著，講談社（2018）［"1テーマ10分"で95のテーマについて"必要最低限の知識"をわかりやすく解説した参考書］

3) "スタンダード免疫学（第5版）"
小林芳郎，笠原 忠編，丸善出版（2018）［"免疫学の面白さをやさしく伝えること"を目指したコンパクトな教科書］

4) "初めの一歩は絵で学ぶ 免疫学"
田中稔之著，じほう（2016）［"はかせ"と"わたし"が対話しながら，イラストとともに免疫についてやさしく解説するタイトルのどおりの入門書］

5) "免疫系のしくみ――免疫学入門（第4版）"
L. Sompayrac 著，桑田啓貴，岡橋暢夫訳，東京化学同人（2015）［複雑な免疫系がどのように機能するのかを平易な言葉で説明しているシンプルな教科書］

6) "もっとよくわかる！ 免疫学（実験医学別冊）"
河本 宏著，羊土社（2011）［イラストが多く，情報量を絞った読みやすい入門用の教科書］

より詳しく免疫学を勉強したい人のための専門書

7) "免疫生物学（原書第9版）"
K. Murphy, C. Weaver 著，笹月健彦，吉開泰信監訳，南江堂（2019）［分子生物学的な基礎から臨床医学的に重要な病態まで，免疫学の膨大な知識が体系的に解説されている］

8) "分子細胞免疫学（第5版）"
A.K. Abbas, A.H. Lichtman, S. Pillai 著，中尾篤人監訳，エルゼビア・ジャパン（2018）［免疫学全般にわたり詳しく解説．イラストもきれいである．量が多いので読破するのは大変．辞書的に使うか，免疫学が大好きな人向け］

9) "標準免疫学（第4版）"
宮坂昌之監修，医学書院（2021）［最新の免疫学について，免疫の総論・各論，さらに免疫疾患の三つに分けてわかりやすく記載した教科書．新型コロナウイルス感染症（COVID-19）と免疫に関する章もある．ある程度免疫学に詳しい人向け］

10) "免疫学――基礎と臨床"
G. MacPherson, J. Austyn 著，稲葉カヨ訳，東京化学同人（2014）［タイトルのとおり，免疫学の基礎から臨床までを解説した中規模の教科書．臨床的視点が特徴の一つで，免疫関連疾患についての"症例検討"も20項目以上掲載されている］

11) "医系免疫学（改訂16版）"
矢田純一著，中外医学社（2021）［1989年の初版刊行後，ほぼ2年ごとに新たな情報を加え改訂されてきた千ページを超える専門書］

12) "ヒトの免疫学（原書第3版）――基本から疾患理解につなげる"
M. Helbert 著，松島綱治，山田幸宏訳，南江堂（2019）［免疫学の基礎を，疾患や治療法などの臨床医学的な知識と結びつけて学ぶことを重視して解説した教科書］

13) "免疫学コア講義（改訂4版）"
熊ノ郷 淳，阪口薫雄，竹田 潔，吉田裕樹編，南山堂（2017）．［臨床医学的な解説も含めてわかりやすくまとめられている．免疫の全体像がある程度わかっている人向き］

14) "イラストレイテッド免疫学（原書2版）"
T. Doan, R. Melvold, S. Viselli, C. Waltenbaugh 著，矢田純一，高橋秀実監訳，丸善出版（2013）［免疫学の考え方から始まり，臨床医学からの視点が重要視されている教科書］

15) "感染と免疫（第4版）"
J. Playfair, G. Bancroft 著，入村達郎，伝田香里監訳，東京化学同人（2017）［感染性生物の特性と，それらに対する防御反応である免疫系の仕組みを感連づけて解説．感染免疫学と公衆衛生学を融和させた教科書］

16) "ベーシック薬学教科書シリーズ10 免疫学（第2版）"
山元 弘編，化学同人（2017）［薬学生向けの教科書として刊行されたが，それほど分厚くはなく，取組みやすい中規模の教科書］

気軽に読める免疫学に関連した読み物

17)"精神と物質——分子生物学はどこまで生命の謎を解けるか"
利根川 進,立花 隆著,(対談集),文春文庫 (1990)
[免疫・抗体遺伝子の基本的な説明や科学者としての心構えなど,一流の研究者の考えを知ることができる良著.科学に携わりたい人,基本的な免疫学・抗体学などを知りたい人にお勧め]

18)"現代免疫物語"(2007),
"新・現代免疫物語——'抗体医薬'と'自然免疫'の驚異"(2009),
"現代免疫物語 beyond ——免疫が挑むがんと難病"(2016),
ブルーバックス(新書),岸本忠三,中嶋 彰著,講談社
[日本免疫学の基礎を築いた第一人者による読み物三連作.研究者たちの裏の苦闘とともに免疫の流れ,基礎知識がよくわかる.一般向け新書なのでわかりやすいにもかかわらず,専門的な説明もなされており,免疫学全体がよく理解できるように書かれている]

19)"免疫学はやっぱりおもしろい"
小安重夫著,羊土社(2008) [歴史的な事柄を多く取入れており,教科書というよりも読み物として免疫学に触れられる]

20)"新型コロナワクチン 本当の'真実'"
宮坂昌之著,講談社現代新書(2021) [新型コロナウイルス(COVID-19)感染症に対して開発されたワクチンについて,免疫学に基づいた啓蒙書]

21)"はたらく細胞"シリーズ(シリウスコミック)
清水 茜著,講談社(2015〜) [漫画と思って侮ってはいけない.医学部の授業でもひき合いに出されるほど専門家にも高評価を受ける内容.免疫に関わる細胞群が擬人化して描かれており,基礎から病態との関連までわかる.細胞のみならず恒常的な生理現象を知るにもうってつけ.アニメ化もされており,気軽に免疫学を学習できる]

免疫学とその周辺領域についての辞典・用語解説集

22)"免疫学辞典(第2版)"
大沢利昭,奥田研爾,小山次郎,矢田純一編,東京化学同人(2001) [免疫学の用語を網羅した辞典.刊行から時間が経っているので最新の用語の掲載はないが,現在でも信頼できる辞典である]

23)"免疫ペディア"
熊ノ郷 淳編,羊土社(2017) [序章に続き,基礎から臨床医学に至るまで免疫に関連する99のキーワードについて解説されている]

索　　引

あ

I因子　74, 78
Ia抗原　107, 161
IFN（インターフェロン）　118
IFN-α　113, 134
IFN-β　113, 134
IFN-γ　110, 113, 114, 124, 132, 133, 143, 178, 186
IL（インターロイキン）　100, 111
IL-1　113, 106
IL-2　100, 113, 124, 178, 186
IL-3　113, 117, 117
IL-4　101, 113, 114
IL-5　101, 113, 117
IL-6　101, 113, 136
IL-7　113, 117
IL-8　12, 30, 113, 116
IL-10　103, 113
IL-12　113, 114, 124
IL-13　113, 114
IL-17　113
IL-18　113
IL-22　113
アイザックス，A.　118
ICAM-1　31, 129
Ig→免疫グロブリン
IgA　21, 47, 48, 52, 64
IgA1　47, 49
IgA2　47, 49
IgD　47, 49, 64
IgE　47, 48, 52, 64, 137, 138
IgG　47, 47, 52, 64, 139
IgG1　47, 49, 64
IgG2　47, 49
IgG2a　64
IgG2b　64
IgG3　47, 49, 64
IgG4　47, 49
IgM　47, 47, 52, 62, 64, 139
IgY　189
iTreg　181

IPEX症候群　103, 151
I領域　161
悪性貧血　149, 154
アジドチミジン　173
アジュバント　52, 53, 152
アセチルコリン受容体　141, 154
N-アセチルムラミル-L-アラニル-D-イソグルタミン　54
アダプタータンパク質　29
アデノイド　20, 22
アデノシンデアミナーゼ　169
アナジー　149
アナフィラキシー　138, 146
アナフィラキシーショック　139
アナフィラトキシン　80, 141, 142
アネキシンV　123
アポトーシス　149
RIG-I様受容体　27
RAG-1　67
RAG-2　67
RSS（組換えシグナル配列）　67
Rh血液型　50
Rh抗原　140
RNAスプライシング　66
RNAプロセシング　66
RNAワクチン　188
アルサス，N.M.　141
アルサス反応　138, 141
アルパカ　189
α鎖　163
α_1ドメイン　164
α_2ドメイン　164
αフェトプロテイン　176
アルブミン　136
アルミニウム（塩）　53
アレルギー　9, 19, 48, 121, 137〜146
　——の分類　138
　食物——　138, 139, 146
アレルゲン　137, 146
アロ抗原　39, 122, 124
アロ抗原性　159
アロ抗原特異的キラーT細胞　122

い，う

ELISA　88, 96
易感染性　166
EGF　120
異種移植　156
移植　156〜165
移植片　156
移植片対宿主病　158
I型アレルギー反応　137
I型インターフェロン　134
I型受容体　119
一次免疫応答　51
一次リンパ器官　19
一酸化窒素　23, 186
一酸化窒素合成酵素　25, 133
遺伝子
　抗体を生み出す——　61〜71
遺伝子改変マウス　183
遺伝子多型　160
遺伝子の組換え　63
遺伝子の再構成　65, 65
遺伝子ノックアウトマウス　133
イヌリン　97
EBウイルス　97
EPO　113, 117
異物排除　23
イムノクロマトグラフィー　89
イムノクロマト法　89
イムノブロット法　90
インゲンマメレクチン　105
インターフェロン→IFN
インターフェロンγ遊離試験　135
インターロイキン→IL
インテグラーゼ　173
インテグリン　30, 32, 129
インテグリンファミリー　32
イントロン　67
インフルエンザ　55
インフルエンザウイルス　89, 126
インフルエンザ菌b型　55

ウイルス　168, 175
ウイルス感染　125
ウェスタンブロット　90
ウシ血清アルブミン　95
膿　12
ウリジン　56
ウルシ　145

え，お

AID　70
エイズ　170
AFP　176
A型糖鎖　86
エキソン　67
A群レンサ球菌　150
SIRS　136
SRBC　104
SLE　142, 149, 151
SLO　97
SCID→重症複合免疫不全症
SCF　113, 116, 117
scurfyマウス　151
SDS-PAGE　90
STAT　119
AZT　173
XSCID→X連鎖重症複合免疫不全症
XLA→X連鎖無γグロブリン血症
X連鎖重症複合免疫不全症　168
X連鎖無γグロブリン血症　167
HIV-1　170
HIV-2　170
HEV　21
H因子　74, 78
HAART　173
HAT培地　59
HLA　159, 176
HLA系　161
HLA-DR抗原　107
H型糖鎖　86
H鎖　36, 62, 63, 162
H鎖遺伝子　65

HGG 152
H-2 159, 176
H-2系 161
H-2抗原 107, 125
H-2ハプロタイプ 125
HVJ 58
ADA→アデノシンデアミナーゼ
ATL 120
ADC→抗体薬物複合体
ADCC→抗体依存性細胞性細胞傷害
エーデルマン, G.M. 57
NADPHオキシダーゼ 25, 169
NF-κB 29
NOD様受容体 27
NK細胞→ナチュラルキラー細胞
NKT細胞→ナチュラルキラーT細胞
NZBマウス 151
nTreg 181
エビ 146
ABO血液型 87
ABO血液型物質 86, 159
エピトープ 34, 57, 82, 83
エピペン® 146
FITC 92
Fas 129
Fasリガンド(FasL) 129
エフェクター細胞 145, 185
エフェクター作用 34, 42, 46
エフェクターT細胞 143
FACS 93
Fab断片 43
F(ab′)$_2$断片 44
Foxp3 103, 151
Fc 43
FGF 120
Fc受容体 40, 140, 153, 186
Fcε受容体 138, 139
Fc断片 43
エベロリムス 158
MIRL 74, 81
mRNAワクチン 56
MRL/1マウス 151
MASP→MBL関連セリンプロテアーゼ
MASP-1 74
MASP-2 74
MAF 143
MAC→膜侵襲複合体
MHC 107, 125, 148, 160
MHC拘束性 109, 126
MLR 158
M-CSF 113, 117
mTOR 158
mTOR阻害薬 158

MBL→マンノース結合レクチン
MBL関連セリンプロテアーゼ 79
ELISA 88, 96
alien抗原 176
エリスロポエチン 117
LAF 106
LAK細胞 179
LAD 169
LFA-1 129
L鎖 36, 63, 162
L鎖遺伝子 67
LGL 178
LPS 97, 179
L領域 107
塩化ピクリル 121, 145
エンザイムイムノアッセイ 88, 96
炎症 114
炎症性ケモカイン 115
炎症性サイトカイン 111, 114, 136
炎症反応 41
エンドクリン 112
エンドサイトーシス 47
エンドソーム 29

オーウェン, R. 147
黄疸症状 140
大型顆粒リンパ球 18, 178
Ouchterlony法 85
おたふくかぜ 147
オートクリン 112
オプソニン 28, 80
オプソニン化 40, 139
オプソニン効果 40
オプソニン作用 6

か

介助性T細胞→ヘルパーT細胞
外分泌性抗体 48
外来抗原 150
解離定数 112
鍵と鍵穴 34
隔絶抗原 147
獲得免疫 3, 132
角膜移植 158
過酸化亜硝酸 25, 133
過酸化水素 25
カスケード反応 41
カスパーゼ 129
カタラーゼ 25, 131
活性化誘導デアミナーゼ 70
活性酸素 23, 25, 131

κ型 37, 44
κ鎖 63
カドヘリン 32
カドヘリンファミリー 31
カニ 146
化膿性細菌 168
過敏症 9, 121, 137
花粉アレルギー 48, 138
可変部 37, 44
カポジ肉腫 170
鎌状赤血球貧血症 86
カリコ, K. 56
カリニ肺炎 170
顆粒球 10, 11, 144, 145
顆粒球コロニー刺激因子 116, 117, 169
顆粒球マクロファージコロニー刺激因子 116, 117
顆粒球単球前駆細胞 117
カルシニューリン阻害薬 158
がん 174～181
がん関連抗原 188
ガングリオシド 177
幹細胞 62
がん細胞 184
──の免疫回避 180
──を攻撃する細胞 178
幹細胞因子 116
カンジダ症 168
間接同種認識 157
関節リウマチ 149, 153, 154
感染症 168
がん胎児性抗原 176
がん特異抗原 176
γグロブリン 35, 47

き

記憶細胞 5
記憶T細胞 143
危険信号 30
北里柴三郎 1
キナーゼ内蔵型受容体 120
キメラ抗体 183
逆転写酵素 170, 173
逆転写酵素阻害薬 173
キャリアー 95, 150
急性炎症タンパク質 115
急性灰白髄炎 52
急性拒絶反応 156
牛痘 2
狂犬病 55
共刺激分子 98
共刺激シグナル 98, 110
凝集反応 39, 84
胸腺 14, 19, 167

胸腺欠損症 168
胸腺細胞 122
胸腺上皮細胞 113
胸腺無形成症 168
共優性 160
巨核球 117
巨核球前駆細胞 117
拒絶反応 124, 148, 156～165, 156, 158
キラーT細胞(細胞傷害性T細胞) 15, 121, 122, 177, 186
菌血症 136
金コロイド標識抗体 89
禁止クローン 147

く

クォンティフェロン検査 135
グッドパスチャー症候群 141
グッドパスチャー腎炎 141
クッパー細胞 13
組換えシグナル配列 67
クームス, R. 137
クラス 35, 47
クラスⅠ抗原 108, 127, 161, 162
クラスⅠ分子 108, 162
クラススイッチ 52, 62, 63, 70
クラスⅡ抗原 108, 161, 163
クラスⅡ分子 108, 163
グラム陰性細菌 26
グラム陽性細菌 26
グランザイム 40, 129
グレーブス病 149, 155
グロブリン 36
クロム^{51}Cr放出法 123
クローン 7
クローン欠失 147
クローン選択説 7, 57, 61
訓練免疫 9

け

蛍光活性化セルソーター 60, 93
蛍光顕微鏡 92
蛍光標識抗体 92
軽鎖→L鎖
形質細胞 15
血液型物質 87
血液型不適合 50, 138
血液型不適合輸血反応 140

結核菌　55, 122, 131, 132, 132, 135, 144
血管外遊走
　　好中球の―　31
血管内皮細胞　113
結合定数　82
血小板　117
血小板減少性紫斑病　149
血　清　35, 121, 132
血清病　138, 141
血清療法　1, 142
ケモカイン　115
ケモカイン受容体　120
ケーラー, G.J.F.　58
K領域　107
ゲル, P.　137
ゲル内沈降反応　85
限界希釈法　59
検査試薬　82〜93
顕　性　160, 166
原　虫　144
原発性免疫不全症→先天性免疫不全症

こ

高IgM症候群　167
抗Rh抗体　140
抗A抗体　140
好塩基球　10, 11, 48, 117, 138, 139
抗炎症性サイトカイン　110
硬　結　145
抗血清　35, 142
抗血清療法　1, 41
抗　原　3
　　―と抗体の結合反応　82〜93
抗原結合部位　34, 45
抗原結合部位数　83
抗原決定基　34, 57
抗原抗体複合体　35, 84, 153
抗原受容体　3, 15, 62
抗原提示　164
抗原提示細胞　105
抗原特異性　34
抗原フラグメント　164
抗原ペプチド　99, 164
抗原ペプチド結合部位　164
抗原レセプター→抗原受容体
交差反応　84
交差反応性　150
好酸球　10, 11, 117
抗酸菌　132
抗CTLA4抗体　187

抗CD25モノクローナル抗体　158
抗CD28抗体製剤　110
恒常性ケモカイン　116
甲状腺機能亢進症　138, 141, 155
甲状腺機能低下症　149
甲状腺刺激ホルモン　141, 155
酵素結合免疫吸着法　88
酵素免疫測定法　88
抗　体　4, 61, 121
　　―と抗原の結合反応　82〜93
　　―の構造と機能　42〜50
　　―の生合成　61〜71
　　―の働き　34〜41
　　―を得る方法　51〜60
抗体依存性細胞性細胞傷害　7, 19, 40, 120, 153, 178, 185
抗体遺伝子　63
抗体医薬　182〜189
抗体産生　52, 94
　　―とマクロファージ・樹状細胞　104〜110
抗体産生細胞　15, 34, 61, 94
抗体スプレー　189
抗体薬物複合体　184
好中球　5, 10, 11, 12, 23, 34, 117, 141
　　―の血管外遊走　31
好中球減少症　168, 169
抗チログロブリン抗体　153
抗DNP抗体　38, 53
後天性免疫→獲得免疫
後天性免疫不全症　170
高内皮細静脈　21
抗B抗体　140
抗PD-1/PD-L1抗体　187
小島保彦　118
骨　髄　19
骨髄移植　157, 169
骨髄系前駆細胞　117
骨髄細胞　122
骨髄腫　57
骨髄腫グロブリン　57
骨髄腫タンパク質　44, 57
コッホ, R.　142
コッホ現象　142
古典経路　74
小　麦　146
五量体構造　47
ゴルジ体　71
コレラ菌　72
コロニー刺激因子　12, 116
コンカナバリンA　29, 105
混合リンパ球反応　158
コンドロイチン硫酸　139
コンポーネントワクチン　56

さ

細　菌　144, 168
再生不良性貧血　157, 168
サイトカイン　7, 98, 100, 111, 178
サイトカインカスケード　115
サイトカイン受容体　119
サイトカインストーム　110, 111, 136, 187
サイトカインネットワーク　114
細胞外基質　33
細胞外マトリックス　33
細胞間接着分子1　129
細胞死誘導受容体　129, 129
細胞傷害　153
細胞傷害性T細胞（キラーT細胞）　15, 121, 122, 177, 186
細胞傷害性マクロファージ　179, 186
細胞傷害反応　122
細胞性自己免疫　125
細胞性免疫　5, 34, 121〜136
細胞接着分子　13, 30, 31, 169
細胞内寄生(細)菌　130, 168
細胞表面抗原　18, 126
細胞表面マーカー　178
細胞分取装置　60
細胞膜結合型抗体　62
細胞膜結合型免疫グロブリン　15
細胞融合法　58
サザンブロット法　91
殺　菌　73
雑種融合細胞　58
サブクラス　47, 52
サルコイドーシス　145
サルベージ経路　58
サルモネラ　130
III型アレルギー反応　141
III型受容体　120
サンドイッチ法　89
サンドイッチELISA法　88

し, す

C1　74, 77
C1q　74
C1r　74
C1s　74
C2　74, 79
C3　74, 77

C3a　141, 142
C3b　153
C4　74, 77, 79
C4a　142
C5　74
C5a　141, 142, 153
C6　74
C7　74
C8　74
C9　74
次亜塩素酸　25
JAK　119
シアリルルイスX　30, 169
CRP　115
CEA　176
C1インヒビター　74, 81
CARS　136
CAR-T細胞　187
JAK　119
J_H遺伝子断片　63
J_κ遺伝子断片　65
シェーグレン症候群　149
J 鎖　48
CA19-9　176
CSF　116
CXCR4　171
CXCL8　116
C_H　44
C_H遺伝子群　63
GM3ガングリオシド　176
GM-CSF　113, 117
J_λ遺伝子断片　65
C_L→定常部
ジェンナー, E.　1, 2
Con A　29, 105
COVID-19　55, 56, 188
C型レクチン　26
C型レクチン受容体　26
C_κ遺伝子　65
糸球体腎炎　138, 141
シグナルペプチド　70
シクロスポリン　158
自家移植　156
自　己　156
自己抗体　151
C5転換酵素　76
自己反応性クローン　149, 150
自己分泌　112
自己免疫疾患　9, 147〜155
自己免疫性萎縮性胃炎　149
自己免疫性溶血性貧血　149
C3Hマウス　125
C3欠損症　169
C3転換酵素　75
CCR5　171
G-CSF　113, 117
ジスルフィド結合　43
次世代抗体医薬　184

自然免疫　3, 27
実験的アレルギー性脳脊髄炎
　　　　151
湿　疹　145
CD1　178
CD2　17, 32
CD4　17, 32, 98, 99, 109, 124, 171
CD8　17, 32, 124, 181
CD25　17, 103, 158
CD28　17, 32, 98, 109, 110, 188
CD40　17, 99
CD54　32
CD55　74, 81
CD58　32
CD59　74, 81
CD279　181
CDR→相補性決定領域
cDNA　60
CTL→キラーT細胞
CTLA4　180
CD抗原　17
CDC　153
CD8陽性T細胞　181
CD分類　16, 17
ジドブジン　173
2,4-ジニトロアニリン　95
2,4-ジニトロフェニル基　38, 82
ジニトロフルオロベンゼン
　　　　38, 121, 145
C8欠損症　169
C反応性タンパク質　115
gp41　171
gp120　171
GVHD→移植片対宿主病
ジフテリア　55, 142
C_μ遺伝子　65
重金属　145
住血吸虫症　145
重鎖→H鎖
重症筋無力症　141, 149, 154
重症複合免疫不全症　67, 167
樹状細胞　11, 23, 104, 171
腫　脹　121, 143, 145
シュードウリジン　56
腫瘍壊死因子　179
腫瘍壊死因子α　143
腫瘍関連抗原　176
受容者→レシピエント
主要組織適合遺伝子複合体
　　　　107, 148, 160
主要組織適合抗原　3, 107, 122, 159, 176
主要組織適合抗原系　125
上皮細胞　113
上皮成長因子　120
初期C3転換酵素　78

食細胞　13, 23, 34, 121
食作用　23, 73
食　胞　23, 131
食物アレルギー　138, 139, 146
ショットミューラー, H.　136
C4b結合タンパク質　74, 81
C_λ遺伝子　65
新型コロナウイルス　56, 188
シングルポジティブ細胞　17
新生児溶血性疾患　140
新生児溶血性貧血　50
じん麻疹　48, 138, 139, 142
親和性成熟　70
水酸化アルミニウム　53
水痘・帯状疱疹　55
スクアレン　53
スタインマン, R.　27
STAT　119
ストレプトリシンO　97
ストローマ細胞　113
スーパーオキシドアニオン
　　　　24, 169
スーパーオキシドジスムターゼ
　　　　25, 131
スプライシング　66

せ, そ

制御性T細胞　15, 103, 151, 180, 181
成人T細胞白血病リンパ腫
　　　　120
生体応答調節薬　175
正の選択　149
成分ワクチン　56
赤芽球　117
赤芽球症　140
赤芽球前駆細胞　117
脊髄性小児麻痺　52
赤脾髄　20
赤血球　77, 117
赤血球凝集反応　84
接触過敏症　138, 145
接触皮膚炎　121
接着細胞　104
セルソーター　60
セレクチン　30, 32, 169
セロコンバージョン　172
線維芽細胞　113
線維芽細胞増殖因子　120
全身性エリテマトーデス　142, 149, 151
全身性炎症反応症候群　136
潜　性　166
センダイウイルス　58

選択的IgA欠損症　168
前単球　117
先天性食細胞機能異常症　169
先天性補体欠損症　169
先天性免疫不全症　166
走化性因子　12
臓器移植　124, 156
造血因子　12
造血幹細胞　12, 117, 167
造血幹細胞移植　157
相互作用
　T細胞とB細胞の―
　　　　94〜103
増幅C3転換酵素　78
相補性決定領域　46, 183
相補的DNA　60
即時型過敏症　139
組織適合抗原　3, 159
ソ　バ　146
粗面小胞体　70

た〜つ

体液性免疫　5, 34, 121
体細胞変異　68
胎児赤芽球症　140
代謝拮抗薬　158
代償性抗炎症反応症候群　136
大食細胞　13
第二経路　74, 76
胎　盤　140
胎盤通過能　47, 50
対立遺伝子排除　68
タクロリムス　158
多形核白血球　11
ダチョウ抗体　189
脱顆粒反応　24, 49
多能性造血幹細胞　12, 117
多発性硬化症　149
ダブルネガティブ細胞　17
ダブルポジティブ細胞　17
卵　146
多量体免疫グロブリン受容体
　　　　71
単一細胞分離法　60
単一ドメイン抗体　189
単芽球　117
単核食細胞　11, 113
単　球　10, 11, 117, 135
単鎖抗体　189
チェイス, M.W.　121, 142
遅延型過敏症　122, 135, 143
チオエステル結合　77
中和反応　39

超可変部　45
超急性拒絶反応　156
直接同種認識　157
チログロブリン　153
沈降反応　84
ツインカーナーゲル, R.M.
　　　　125
ツベルクリン　142, 145
ツベルクリン型反応　144
ツベルクリン反応　122, 132, 135, 138

て, と

TIR　29
Treg細胞→制御性T細胞
D因子　74, 78
TAA　176
DAF　74, 81
TSA　176
TSH　141, 155
Th0細胞　114
Th1細胞　101, 114, 124, 133, 181
Th2細胞　101, 114, 181
Th17細胞　102, 154, 181, 181
D_H遺伝子断片　63
Thy-1抗原　16, 124
TNF　179
TNF-α　113, 135, 136, 143, 186
TNF受容体ファミリー　120
DNP　38
DNP基　82
DNP-BSA　95
TAP　128
TLR→Toll様受容体
TL抗原　176
Toll様受容体　27, 54, 134
提供者→ドナー
T細胞　5, 11, 14, 94, 113, 117
　　―とB細胞の相互作用
　　　　94〜103
T細胞抗原受容体→T細胞レセプター
T細胞バイパス　150
T細胞非依存性抗原　97
T細胞レセプター　15, 99, 128
TCR→T細胞レセプター
TGF-β　101, 103, 113, 177
定常部　37, 44
T前駆細胞　117
TPO　113, 117
D領域　107, 161
Treg細胞→制御性T細胞

デオキシアデノシン 169
デオキシイノシン 169
適応免疫→獲得免疫
デキストラン 97
デクチン1 26
デクチン2 26
デス受容体 129
デ・ノボ合成経路 58
テラトカルシノーマ 127
電気泳動 36
天然痘 1
天然痘ワクチン 2

糖鎖 86
同種異系移植 156
同種移植 124
同種抗原 39
同種同系移植 156
等電点 106
等電点電気泳動 36
動物抗体 189
トキソイド 55
ドデシル硫酸ナトリウム-ポリアクリルアミドゲル電気泳動法 90
ドナー 157
利根川 進 62
ドハーティ, P.C. 125
ドメイン 42, 44, 46
トランスジェニックマウス 183
トランスフォーミング成長因子 101, 103, 177
トリプターゼ 139
Toll様受容体 27, 54
トロンボポエチン 117
貪食細胞 23, 34

な 行

内因子 155
ナイーブT細胞 143, 181
内分泌 112
長野泰一 118
ナチュラルキラー細胞 7, 11, 18, 40, 113, 122, 178, 186
ナチュラルキラーT細胞 177, 178
ナノ抗体 189
ナノボディ 189
生ワクチン 54, 188
II型アレルギー 139
II型受容体 120
肉芽腫 134

肉芽腫形成 138, 145
肉芽腫形成型反応 145
二次免疫応答 51
二重特異性抗体 185
二次リンパ器官 20, 104
p-ニトロフェノール 89
日本脳炎 55
乳 146
二量体構造 48
nude変異 168
ヌードマウス 18

熱帯リーシュマニア 144
粘膜 48, 52, 71, 169
粘膜関連リンパ組織 20
ノカルジア水溶性マイトジェン 97
ノーザンブロット法 91
ノーベル賞 27

は

パイエル板 20, 22
肺炎球菌 55
敗血症 136
バイスペシフィック抗体 185
胚中心 20
パイフェル, R.F.J. 72
ハイブリドーマ 58, 183
肺胞マクロファージ 13
白脾髄 20
破骨細胞 14
はしか 55
橋本病 149, 153
破傷風 55, 142
パスツール, L. 1
バセドウ病 149, 155
バーソン, S.A. 87
パターン認識受容体 26
白血球 5, 11, 116
白血球機能関連抗原 129
白血球接着不全症 169
白血病 157
発赤 121, 143, 145
パッセンジャー細胞 157
バーネット, F.M. 2, 61, 147
パパイン 43
パーフォリン 40, 129, 186
ハプテン 38, 82, 88, 95, 139, 150
ハプロタイプ 125
パラクリン 112
ハンセン病 145

ひ

B7 32, 98, 109, 181
p17 171
p24 171
pI 106
pIgR 71
PRR→パターン認識受容体
BRM 175
B因子 74, 77
PAMPs 134
PSA 177
BSF-1 101
B型肝炎ウイルス 55
B型糖鎖 86
非凝集γグロブリン 152
B細胞 5, 11, 14, 34, 61, 94, 113, 117
——とT細胞の相互作用 94〜103
脾細胞 122
B細胞刺激因子1 101
B細胞増殖因子I 101
B細胞マイトジェン 150
PGE$_2$ 115
非自己 156
BCG 135
BCGF-I 101
ヒスタミン 35, 138, 139
微生物 168
B前駆細胞 117
脾臓 20, 104
BW/F$_1$マウス 151
ビタミンK$_1$ 46
PD-1 181
ヒトHLA複合体 161
ヒト化抗体 183
ヒト型モノクローナル抗体 183
ヒト白血球抗原 159
ヒトパピローマウイルス 55
ヒト免疫不全ウイルス 170
ヒドロキシルラジカル 25
HIV-1 170
HIV-2 170
肥満細胞→マスト細胞
百日咳 55
病原体関連パターン分子 134
日和見感染 136, 170
ヒンジ部 43, 62, 67

ふ

ファゴソーム 23, 131, 133

ファゴリソソーム 23
ファブリキウス嚢 14
V(D)Jリコンビナーゼ 67
Vα14抗原受容体 178
V$_H$ 44
V$_H$遺伝子断片 63
V$_L$→可変部
V$_\kappa$遺伝子断片 65
VCAM-1 31
VDJ連結 65
フィブリノーゲン 143
フィブリン形成 143
V$_\lambda$遺伝子断片 65
風疹 55
不応答状態 149
フォン・ピルケー, C.F. 137
不活化ワクチン 55
不完全アジュバント 53
副腎皮質ステロイド 155, 158
副組織適合抗原 159
フコース 185
負の選択 148
プラウスニッツ-キュストナー反応 139
フラジェリンポリマー 97
フルオレセインチオシアネート 92
ブルセラ 144
プレドニゾロン 158
フロイント完全アジュバント 53
プロウイルス 171
フローサイトメーター 92, 92
プロスタグランジン 139
プロスタグランジンE$_2$ 115
プロセシング 66
ブロット法 91
プロテアーゼ 74, 173
プロテアーゼ前駆体 74
プロテアーゼ阻害薬 173
プロテアソーム 128
プロペルジン 74, 78
分化抗原 17
分子擬態 150
分泌型IgA 71
分泌成分 48, 71
分裂促進因子 150

へ, ほ

平衡透析 83
β鎖 163
β$_2$ミクログロブリン (β$_2$m) 108, 162
ヘビ毒 41
ペプシン 43, 44

ヘモグロビン　86
ベーリング, E.　1
ペルオキシナイトライト　25, 133
ヘルパーT細胞　15, 98, 112, 124, 130, 171
　　──の分極化　114
ベンス・ジョーンズタンパク質　57
扁　桃　20, 22
ボイトラー, B.A　27
放射性免疫測定法　87
傍分泌　112
ポークウィードマイトジェン　97
ホスファチジルセリン　123
補　体　40, 73, 124
補体依存性細胞傷害　153
補体活性化
　古典経路による──　74
　第二経路による──　76
補体系　34, 72～81, 121, 140
補体受容体　80
補体制御タンパク質　74, 81
補体成分　73
哺乳類ラパマイシン標的タンパク質　158
ホファールツ, A.　122
ホフマン, J.A.　27
ホーミング　21
ポリエチレングリコール　58
ポリオ　52, 55
ポリクローナル抗体　51, 57
ポリソーム　70
ポリリボソーム　70
ボルデ, J.　72
ホルミルペプチド　27

ま～む

マイクロプレート　88
マイトジェン　105, 152
マイトマイシンC　124
マウスH-2複合体　161
マウス抗体　183
膜結合型抗体　62
膜攻撃複合体→膜侵襲複合体
膜侵襲複合体　76, 169
マクロファージ　5, 11, 13, 23, 34, 104, 114, 117, 130, 171
　　──の活性化　133

マクロファージ活性化因子　143
マクロファージコロニー刺激因子　116, 117
麻　疹　55
マスター転写因子　151
マスト細胞　11, 19, 34, 138, 139
マトリックスメタロプロテイナーゼ　31
マムシ　41
慢性拒絶反応　156
慢性肉芽腫症　169
慢性粘膜皮膚カンジダ症　168
マンノース結合レクチン　74, 79
マンノース結合レクチン結合セリンプロテアーゼ　79
ミエロペルオキシダーゼ　25
ミオグロビン　38
ミクログリア　13
ミコフェノール酸モフェチル　158
ミサイル療法　184
ミゾリビン　158
μ　鎖　62
μ_m　鎖　69
μ_s　鎖　69
ミラー, J.F.A.P.　14
ミルスタイン, C.　58
無症状期　172
ムラミルジペプチド　53, 54

め, も

メダワー, P.B.　148
Medawarの実験　148
メチニコフ, I.　13
1-メチルシュードウリジン　56
メトトレキサート　183
メモリーT細胞　143
免疫学
　　──のあらまし　1～9
免疫学的記憶　51
免疫監視機構　2, 174
免疫寛容　68, 147, 148
　　──の誘導　152
免疫記憶　5, 51
免疫グロブリン　35, 47, 62, 121
免疫グロブリンスーパーファミリー　30, 31

免疫原　38
免疫原性　38
免疫シナプス　129
免疫増強剤　52
免疫担当細胞　147
　　──間のネットワーク　111～120
免疫チェックポイント　180, 186
免疫特権　147, 158
免疫不応答　149
免疫複合体　141, 153
免疫不全症　9, 166～173
免疫補助剤　52
免疫麻痺　136
免疫抑制薬　158
免疫療法　182～189
モノカイン　111
モノクローナル抗体　16, 51, 57, 176, 182

や　行

薬剤アレルギー　48
Janusキナーゼ（JAK）　119
ヤロー, R.S.　87
優　性　160, 166
誘導型Treg細胞　181
誘導ミサイル療法　184
輸　血　140, 157
輸送小胞　71
溶　血　138
溶血斑　96
溶血反応　139
要組織適合遺伝子複合体　3
Ⅳ型アレルギー反応　142
Ⅳ型受容体　120

ら　行

らい→ハンセン病
らい菌　131, 144
ラクダ抗体　189
ラジオイムノアッセイ　87
落花生　146
ラ　マ　189
λ　型　37, 44
λ　鎖　63

ランゲルハンス細胞　14, 143
ランドシュタイナー, K.　121, 142
リウマチ熱　150
リーシュマニア症　145
リステリア　130, 132, 144
リステリア症　145
リソソーム　23, 131, 133
リポ多糖　26, 77, 97, 150, 179
リポテイコ酸　26
流行性耳下腺炎　54, 147
リン酸アルミニウム　53
リンデンマン, J.　118
リンパ球　10, 11, 14
リンパ球活性化因子　106
リンパ球系前駆細胞　117
リンパ球混合培養　124
リンパ球再循環　21
リンパ球性脈絡髄膜炎ウイルス　126
リンパ球ホーミング　21
リンパ節　20, 104
リンパ組織　20
リンホカイン　111
リンホカイン活性化キラー細胞　179, 186
リンホトキシン　143
類上皮細胞肉芽腫　145
レクチン　26, 29
レクチン経路　74, 79
レジオネラ　130
レシピエント　157
劣　性　166
劣性遺伝　166
レトロウイルス　170
レバン　97
レンチウイルス　171
ロイコトリエン　139
ロイコトリエンB_4　12, 30
ロゼット　16
ローゼンバーグ, S.A.　179
ロタウイルス　55
濾胞ヘルパーT細胞　102
ローリング　116

わ

枠組み配列　45
ワクチン　1, 52, 54, 188

監 修	編 著
入村 達郎（いりむら たつろう）	辻 勉（つじ つとむ）
1949年 神奈川県に生まれる	1953年 神奈川県に生まれる
1971年 東京大学薬学部 卒	1976年 東京大学薬学部 卒
現 順天堂大学医学部 客員教授	元 城西大学薬学部 特任教授
東京大学名誉教授	星薬科大学名誉教授
専門 糖鎖生物学, 腫瘍生物学, 免疫学	専門 免疫学, 微生物学, 生化学
薬学博士	薬学博士

第1版 第1刷 1989年 3月15日 発行
第5版 第1刷 2022年11月11日 発行
　　　第2刷 2024年 5月29日 発行

免疫学の基礎（第5版）

© 2 0 2 2

監修者　入 村 達 郎
編著者　辻　　　勉
発行者　石 田 勝 彦
発　行　株式会社 東京化学同人
東京都文京区千石3丁目36-7(〒112-0011)
電話 (03)3946-5311・FAX (03)3946-5317
URL：https://www.tkd-pbl.com/

印刷・製本　日本ハイコム株式会社

ISBN978-4-8079-2033-4
Printed in Japan
無断転載および複製物（コピー，電子データなど）の無断配布，配信を禁じます．

感染症理解の両輪である微生物学と免疫学を同時に学べる

感染と免疫
第4版

J. Playfair・G. Bancroft 著
入村達郎・伝田香里 監訳
加藤健太郎・佐藤佳代子・築地 信 訳

B5判 カラー 264ページ 定価4070円(本体3700円+税)

微生物学と免疫学の知識を必要とする大学生を対象とした標準的教科書．読み手のレベルを問わず，感染症の複雑な世界を事実に基づき理解できる．疾患の感染に関わる寄生体側(感染性生物)と生体側(免疫系)について述べ，両者の闘い(均衡)を解説する．

2024年5月現在(定価は10％税込)